妇产科疾病诊疗研究

李淑红　蒋鸿晶　杜超　刘春艳　葛瑾　张立娜　张晓娜　主编

U0334740

吉林科学技术出版社

图书在版编目（CIP）数据

妇产科疾病诊疗研究 / 李淑红等主编 . -- 长春：
吉林科学技术出版社，2023.3
ISBN 978-7-5744-0220-1

Ⅰ．①妇… Ⅱ．①李… Ⅲ ①妇产科病－诊疗－研究

Ⅳ．① R71

中国国家版本馆 CIP 数据核字 (2023) 第 059550 号

妇产科疾病诊疗研究

主　　编	李淑红等
出 版 人	宛　霞
责任编辑	史明忠
封面设计	树人教育
制　　版	树人教育
幅面尺寸	185mm×260mm
开　　本	16
字　　数	324 千字
印　　张	15
印　　数	1－1500 册
版　　次	2023年3月第1版
印　　次	2024年1月第1次印刷

出　　版	吉林科学技术出版社
发　　行	吉林科学技术出版社
地　　址	长春市福祉大路5788号
邮　　编	130118
发行部电话/传真	0431-81629529 81629530 81629531
	81629532 81629533 81629534
储运部电话	0431-86059116
编辑部电话	0431-81629518
印　　刷	廊坊市印艺阁数字科技有限公司

书　　号	ISBN 978-7-5744-0220-1
定　　价	78.00元

前　言

妇女作为特殊群体，其健康问题受到全社会高度关注。随着我国社会的进步，医疗保障水平的不断提高，妇产科专业的诊疗任务将更加繁重，这也对妇产科学科建设、医务人员的技术能力提出了更高的要求。制订科学、合理、可操作的妇产科疾病诊疗流程，进一步提高医务人员的诊疗能力与水平，规范临床诊疗行为，无疑是保障医疗质量与安全的重要措施。

本书省略了系统理论的叙述，从临床新进展的角度介绍了妇产科一般检查、子宫疾病、出生缺陷的筛查和预防、产前出血、产后出血、产科重症、妇产科微创手术中腹腔镜的发展与应用和妇产科微创手术中宫腔镜的发展与应用等内容。本书内容丰富，文字精练，层次分明，浅显易懂，具有很强的临床实用性和指导作用。

由于作者水平有限，加上编写时间仓促，故书中难免有错误及不足之处，望广大读者批评指正。

前言

目 录

第一章 妇产科一般检查

第一节 生殖道细胞学检查

女性生殖道细胞包括来自阴道、宫颈、子宫和输卵管的上皮细胞。生殖道脱落细胞包括阴道上段、宫颈阴道部、子宫、输卵管及腹腔的上皮细胞，其中以阴道上段、宫颈阴道部的上皮细胞为主。临床上常通过生殖道脱落细胞检查来反映其生理及病理变化。生殖道上皮细胞受性激素的影响出现周期性变化，因此，检查生殖道脱落细胞可反映体内性激素水平。此外，此项检查还可协助诊断生殖器不同部位的恶性肿瘤及观察其治疗效果，既简便又经济实用。但是，生殖道脱落细胞检查找到恶性细胞只能作为初步筛选，不能定位，还需要进一步检查才能确诊。

一、生殖道细胞学检查取材、制片及相关技术

（一）涂片种类及标本采集

采取标本前 24 小时内禁止性生活、阴道检查、灌洗及阴道用药，取材用具必须清洁干燥。

1. 阴道涂片

主要目的是了解卵巢或胎盘功能。对已婚妇女，一般在阴道侧壁上 1/3 处用小刮板轻轻刮取浅层细胞（避免将深层细胞混入影响诊断），薄而均匀地涂于玻片上；对未婚阴道分泌物极少的女性，可将卷紧的已消毒棉签先经生理盐水浸湿，然后伸入阴道，在其侧壁上 1/3 处轻轻卷取细胞，取出棉签，在玻片上向一个方向涂片。涂片置固定液内固定后显微镜下观察。值得注意的是，因棉签接触阴道口可能影响涂片的正确性。

2. 宫颈刮片

是筛查早期宫颈癌的重要方法。取材应在宫颈外口鳞柱状上皮交接处，以宫颈外口为圆心，将木质铲形小刮板轻轻刮取一周，取出刮板，在玻片上向一个方向涂片，涂片经固定液固定后显微镜下观察。注意应避免损伤组织引起出血而影响检查结果。若白带过多，应先用无菌干棉球轻轻擦净黏液，再刮取标本。该取材方法获取细胞数目较少，制片也较粗劣，故目前应用已逐渐减少。

1996 年，美国 FDA 批准了改善的制片技术——薄层液基细胞学技术，以期改善由于传统巴氏涂片上存在着大量的红细胞、白细胞、黏液及脱落坏死组织等而造成的 50%～60% 假阴性。目前有 Thinprep 和 AutoCytePrep 两种方法，两者原理类似。液基细胞学与常规涂片的操作方法不同在于，它利用特制小刷子刷取宫颈细胞，标本取出后立

即洗入有细胞保存液的小瓶中，通过高精密度过滤膜过滤，将标本中的杂质分离，并使滤后的上皮细胞呈单层均匀地分布在玻片上。这种制片方法几乎保存了取材器上所有的细胞，且去除了标本中杂质的干扰，避免了细胞的过度重叠，使不正常细胞更容易被识别。利用薄层液基细胞学技术可将识别宫颈高度病变的灵敏度和特异度提高至85%和90%左右。此外，该技术一次取样可多次重复制片并可供作 HPVDNA 检测和自动阅片。

3. 宫颈管涂片

疑为宫颈管癌，或绝经后的妇女由于宫颈鳞一柱交接处退缩到宫颈管内，为了解宫颈管情况，可行此项检查。先将宫颈表面分泌物拭净，用小型刮板进入宫颈管内，轻刮一周做涂片。此外，使用特制"细胞刷"获取宫颈管上皮细胞的效果更好。将"细胞刷"置于宫颈管内，达宫颈外口上方 10mm 左右，在宫颈管内旋转 360° 取出，旋转"细胞刷"将附着于其上的细胞均匀地涂于玻片上，立即固定。小刷子取材效果优于棉拭子，而且其刮取的细胞被宫颈管内的黏液所保护，不会因空气干燥造成细胞变性。

4. 宫腔吸片

怀疑宫腔内有恶性病变时，可采用官腔吸片检查，较阴道涂片及诊刮阳性率高。选择直径 1～5mm 不同型号塑料管，一端连于干燥消毒的注射器，另一端用大镊子送入宫腔内达宫底部，上下左右转动方向，轻轻抽吸注射器，将吸出物涂片、固定、染色。应注意的是，取出吸管时停止抽吸，以免将宫颈管内容物吸入。宫腔吸片标本中可能含有输卵管、卵巢或盆腹腔上皮细胞成分。另外，还可通过官腔灌洗获取细胞。用注射器将 10mL 无菌生理盐水注入宫腔，轻轻抽吸洗涤内膜面，然后收集洗涤液，离心后取沉渣涂片。此项检查既简单、取材效果好，且与诊刮相比，患者痛苦小，易于接受，特别适合于绝经后出血妇女。

5. 局部印片

用清洁玻片直接贴按病灶处做印片，经固定、染色、镜检。常用于外阴及阴道的可疑病灶。

(二) 染色方法

细胞学染色方法有多种，如巴氏染色法、邵氏染色法及其他改良染色法。常用的为巴氏染色法，该法既可用于检查雌激素水平，也可用于查找癌细胞。

(三) 辅助诊断技术

辅助诊断技术包括免疫细胞化学、原位杂交技术、影像分析、流式细胞测量及自动筛选或人工智能系统等。

二、正常生殖道脱落细胞的形态特征

(一) 鳞状上皮细胞

阴道及宫颈阴道部被覆的鳞状上皮相仿，均为非角化性的分层鳞状上皮。上皮细胞分为表层、中层及底层，其生长与成熟受雌激素影响。因而女性一生中不同时期及月经周期中不同时间，各层细胞比例均不相同，细胞由底层向表层逐渐成熟。鳞状细胞的成熟过程是：细胞由小逐渐变大；细胞形态由圆形变为舟形、多边形；胞质染色由蓝染变为粉染；胞质由厚变薄；胞核由大变小，由疏松变为致密。

1. 底层细胞

相当于组织学的深棘层，又分为内底层细胞和外底层细胞。

(1) 内底层细胞：又称生发层，只含一层基底细胞，是鳞状上皮再生的基础。其细胞学表现为：细胞小，为中性多核白细胞的 4～5 倍，呈圆形或椭圆形，巴氏染色胞质蓝染，核大而圆。育龄妇女的阴道细胞学涂片中无内底层细胞。

(2) 外底层细胞：细胞 3～7 层，圆形，比内底层细胞大，为中性多核白细胞的 8～10 倍，巴氏染色胞质淡蓝，核为圆形或椭圆形，核浆比例 1:4～1:2。卵巢功能正常时，涂片中很少出现。

2. 中层细胞

相当于组织学的浅棘层，是鳞状上皮中最厚的一层。根据其脱落的层次不同，形态各异。接近底层者细胞呈舟状，接近表层者细胞大小与形状接近表层细胞；胞质巴氏染色淡蓝，根据储存的糖原多寡，可有多量的嗜碱性染色或半透明胞质；核小，呈圆形或卵圆形，淡染，核浆比例低，约 1:10。

3. 表层细胞

相当于组织学的表层。细胞大，为多边形，胞质薄，透明；胞质粉染或淡蓝，核小固缩。核固缩是鳞状细胞成熟的最后阶段。表层细胞是育龄妇女宫颈涂片中最常见的细胞。

（二）柱状上皮细胞

柱状上皮细胞又分为宫颈黏膜细胞及子宫内膜细胞。

1. 宫颈黏膜细胞

有黏液细胞和带纤毛细胞两种。在宫颈刮片及宫颈管吸取物涂片中均可找到。黏液细胞呈高柱状或立方状，核在底部，呈圆形或卵圆形，染色质分布均匀，胞质内有空泡，易分解而留下裸核。带纤毛细胞呈立方形或矮柱状，带有纤毛，核为圆形或卵圆形，位于细胞底部，胞质易退化融合成多核，多见于绝经后。

2. 子宫内膜细胞

较宫颈黏膜细胞小，细胞为低柱状，为中性多核白细胞的 1～3 倍；核呈圆形，核大小、形状一致，多成堆出现；胞质少，呈淡灰色或淡红色，边界不清。

（三）非上皮成分

如吞噬细胞、白细胞、淋巴细胞、红细胞等。

三、生殖道脱落细胞在内分泌检查方面的应用

阴道鳞状上皮细胞的成熟程度与体内雌激素水平成正比，雌激素水平越高，阴道上

皮细胞分化越成熟。因此，阴道鳞状上皮细胞各层细胞的比例可反映体内雌激素水平。临床上常用四种指数代表体内雌激素水平，即成熟指数、致密核细胞指数、嗜伊红细胞指数和角化指数。

（一）成熟指数（MI）

成熟指数是阴道细胞学卵巢功能检查最常用的一种。计算方法是在低倍显微镜下观察计算 300 个鳞状上皮细胞。求得各层细胞的百分率，并按底层，中层／表层顺序写出，如底层 5、中层 60、表层 35、MI 应写成 5/60/35。若底层细胞百分率高称左移，提示不成熟细胞增多，即雌激素水平下降；若表层细胞百分率高称右移，表示雌激素水平升高。一般有雌激素影响的涂片，基本上无底层细胞；轻度影响者表层细胞＜20%；高度影响者表层细胞＞60%。在卵巢功能低落时则出现底层细胞；轻度低落底层细胞＜20%；中度低落底层细胞占 20%～40%；高度低落底层细胞＞40%。

（二）致密核细胞指数（KI）

即鳞状上皮细胞中表层致密核细胞的百分率。计算方法为从视野中数 100 个表层细胞及其中致密核细胞数目，从而计算百分率。例如其中有 40 个致密核细胞，则 XI 为 40%。XI 越高，表示上皮细胞越成熟。

（三）嗜伊红细胞指数（EI）

即鳞状上皮细胞中表层红染细胞的百分率。通常红染表层细胞在雌激素影响下出现，所以此指数可以反映雌激素水平，指数越高，提示上皮细胞越成熟。

（四）角化指数（CI）

角化指数是指鳞状上皮细胞中的表层（最成熟的细胞层）嗜伊红性致密核细胞的百分率，用以表示雌激素的水平。

四、阴道涂片在妇科疾病诊断中的应用

（一）闭经

阴道涂片可协助了解卵巢功能状况和雌激素水平。若涂片检查有正常周期性变化，提示闭经原因在子宫及其以下部位，如子宫内膜结核、宫颈或宫腔粘连等；若涂片中中层和底层细胞多，表层细胞极少或无，无周期性变化。提示病变在卵巢，如卵巢早衰；若涂片表现不同程度雌激素低落，或持续雌激素轻度影响，提示垂体或以上或其他全身性疾病引起的闭经。

（二）功血

1.无排卵型功血

涂片表现中至高度雌激素影响，但也有较长期处于低至中度雌激素影响。雌激素水平高时右移显著，雌激素水平下降时，出现阴道流血。

2. 排卵性功血

涂片表现周期性变化，MI 明显右移，中期出现高度雌激素影响，EI 可达 90% 左右。但排卵后，细胞堆积和皱褶较差或持续时间短，EI 虽有下降但仍偏高。

（三）流产

1. 先兆流产

由于黄体功能不足引起的先兆流产表现为 EI 于早孕期增高，经治疗后 EI 下降提示好转。若再度 EI 增高，细胞开始分散，流产可能性大。若先兆流产而涂片正常，表明流产非黄体功能不足引起，用孕激素治疗无效。

2. 过期流产

EI 升高，出现圆形致密核细胞，细胞分散，舟形细胞少，较大的多边形细胞增多。

（四）生殖道感染性疾病

1. 细菌性阴道病

常见的病原体有阴道嗜酸杆菌、球菌、加德纳尔菌和放线菌等。涂片中炎性阴道细胞表现为：细胞核呈豆状，核破碎和核溶解，上皮细胞核周有空晕，胞质内有空泡。

2. 衣原体性宫颈炎

涂片上可见化生的细胞胞质内有球菌样物及嗜碱性包涵体，感染细胞肥大多核。

3. 病毒性感染

常见的有单纯疱疹病毒Ⅱ型 (HSV-Ⅱ) 和人乳头状瘤病毒 (HPV)。

(1) HSV 感染：①早期表现为：感染细胞的核增大，染色质结构呈 " 水肿样 " 退变，染色质变得很细，散布在整个胞核中。呈淡的嗜碱性染色，均匀，有如毛玻璃状，细胞多呈集结状，有许多胞核。②晚期可见嗜伊红染色的核内包涵体，周围可见一清亮晕环。

(2) HPV 感染：鳞状上皮细胞被 HPV 感染后具有典型的细胞学改变。在涂片标本中见挖空细胞、不典型角化不全细胞及反应性外底层细胞。典型的挖空细胞表现为上皮细胞内有 1～2 个增大的核，核周有透亮空晕环或壁致密的透亮区，提示有 HPV 感染。

五、生殖道脱落细胞在妇科肿瘤诊断上的应用

（一）癌细胞特征

主要表现在细胞核、细胞及细胞间关系的改变。

1. 细胞核的改变

表现为核增大，核浆比例失常；核大小不等，形态不规则；核深染且深浅不一；核膜明显增厚、不规则，染色质分布不均，颗粒变粗或凝聚成团；因核分裂异常，可见双核及多核；核畸形，如分叶、出芽、核边内凹等不规则形态；核仁增大变多以及出现畸形裸核。

2. 细胞的改变

细胞大小不等，形态各异。胞质减少，染色较浓，若变性则内有空泡或出现畸形。

3. 细胞间关系的改变

癌细胞可单独或成群出现，排列紊乱。早期癌涂片背景干净清晰，晚期癌涂片背景较脏，见成片坏死细胞、红细胞及白细胞等。

(二) 宫颈/阴道细胞学诊断的报告形式

主要为分级诊断及描述性诊断两种。目前我国多数医院仍采用分级诊断，临床常用巴氏5级分类法。

1. 巴氏分类法

(1) 阴道细胞学诊断标准。

1) 巴氏Ⅰ级：正常。为正常阴道细胞涂片。

2) 巴氏Ⅱ级：炎症。细胞核普遍增大，淡染或有双核，也可见核周晕或胞质内空泡。一般属良性改变或炎症。临床分为ⅡA及ⅡB。ⅡB是指个别细胞核异质明显，但又不支持恶性；其余为ⅡA。

3) 巴氏Ⅲ级：可疑癌。主要是核异质，表现为核大深染，核形不规则或双核。对不典型细胞，性质尚难肯定。

4) 巴氏Ⅳ级：高度可疑癌。细胞有恶性特征，但在涂片中恶性细胞较少。

5) 巴氏Ⅴ级：癌。具有典型的多量癌细胞。

(2) 巴氏分类法的缺点。

1) 以级别来表示细胞学改变的程度易造成假象，似乎每个级别之间有严格的区别，使临床医生仅根据分类级别来处理患者。实际上Ⅰ、Ⅱ、Ⅲ、Ⅳ级之间的区别并无严格的客观标准，主观因素较多。

2) 对癌前病变也无明确规定，可疑癌是指可疑浸润癌还是 CIN 不明确，不典型细胞全部作为良性细胞学改变也欠妥，因为偶然也见到 CIN Ⅰ 伴微小浸润癌的病例。

3) 未能与组织病理学诊断名词相对应，也未包括非癌的诊断，因此巴氏分类法正逐步被新的分类法所取代。

2. TBS 分类法及其描述性诊断内容

为了使妇科生殖道细胞学的诊断报告与组织病理学术语一致，使细胞学报告与临床处理密切结合，1988 年，美国制定宫颈/阴道细胞学 TBS 命名系统。国际癌症协会于1991 年对宫颈/阴道细胞学的诊断报告正式采用了 TBS 分类法。TBS 分类法改良了以下三方面：将涂片制作的质量作为细胞学检查结果报告的一部分；对病变的必要描述；给予细胞病理学诊断并提出治疗建议。这些改良加强了细胞病理学医师与妇科医师间的沟通。TBS 描述性诊断报告主要包括以下内容。

(1) 感染。

1) 原虫：滴虫或阿米巴原虫阴道炎。

2) 细菌：A. 球杆菌占优势，发现线索细胞，提示细菌性阴道炎。B. 杆菌形态提示放线菌感染。C. 衣原体感染：形态提示衣原体感染，建议临床进一步证实。D. 其他。

3) 真菌：A. 形态提示念珠菌感染。B. 形态提示纤毛菌（真菌样菌）。C. 其他。

4) 病毒：A. 形态提示疱疹病毒感染。B. 形态提示巨细胞病毒感染。C. 形态提示 HPV 感染（HPV 感染包括鳞状上皮轻度不典型增生，应建议临床进一步证实）。D. 其他。

(2) 反应性细胞的改变：①细胞对炎症的反应性改变（包括化生细胞）。②细胞对损伤（包括活组织检查、激光、冷冻和电灼治疗等）的反应性改变。③细胞对放疗和化疗的反应性改变。④宫内节育器（IUD）引起上皮细胞的反应性改变。⑤萎缩性阴道炎。⑥激素治疗的反应性改变。⑦其他。前 3 种情况下亦可出现修复细胞或不典型修复细胞。

(3) 鳞状上皮细胞异常：①不明确诊断意义的不典型鳞状上皮细胞（ASCUS）。②鳞状上皮细胞轻度不典型增生（LSIL），宫颈上皮内瘤变（CIN）Ⅰ级。③鳞状上皮细胞中度不典型增生，CIN Ⅱ。④鳞状上皮细胞重度不典型增生（HSIL），CIN Ⅲ。⑤可疑鳞癌细胞。⑥肯定癌细胞，若能明确组织类型，则按下述报告：角化型鳞癌；非角化型鳞癌；小细胞型鳞癌。

(4) 腺上皮细胞异常：①子宫内膜细胞团 - 基质球。②子宫内膜基质细胞。③未明确诊断意义的不典型宫颈管柱状上皮细胞。④宫颈管柱状上皮细胞轻度不典型增生。⑤宫颈管柱状上皮细胞重度不典型增生。⑥可疑腺癌细胞。⑦腺癌细胞（高分子腺癌或低分化腺癌）。若可能，则判断来源：颈管、子宫内膜或子宫外。

(5) 不能分类的癌细胞。

(6) 其他恶性肿瘤细胞。

(7) 激素水平的评估（阴道涂片）。

TBS 报告方式中提出了一个重要概念 —— 不明确诊断意义的不典型鳞状上皮细胞（ASCUS），即既不能诊断为感染、炎症、反应性改变，也不能诊断为癌前病变和恶变的鳞状上皮细胞。ASCUS 包括不典型化生细胞、不典型修复细胞、与萎缩有关的不典型鳞状上皮细胞、角化不良细胞以及诊断 HPV 证据不足，又不除外者。ASCUS 术语因不同的细胞病理学家可能标准亦不够一致，但其诊断比例不应超过低度鳞状上皮内病变的 2～3 倍。TBS 报告方式要求诊断 ASCUS，指出可能为炎症等反应性或可能为癌前病变，并同时提出建议。若与炎症、刺激、宫内节育器等反应性有关者，应于 3～6 个月复查；若可能有癌前病变或癌存在，但异常细胞程度不够诊断标准者，应行阴道镜活检。

（三）PAPNET 电脑涂片系统

近年来，PAPNET 电脑涂片系统，即计算机辅助细胞检测系统（CCT），在宫颈癌早期诊断中得到广泛应用。PAPNET 电脑涂片系统装置包括三部分，即自动涂片系统、存储识别系统和打印系统，是利用电脑及神经网络软件对涂片进行自动扫描、读片、自动筛查，最后由细胞学专职人员做出最后诊断的一种新技术，其原理是基于神经网络系统在自动细胞学检测这一领域的运用。

PAPNET 可通过经验来鉴别正常与不正常的巴氏涂片。具体步骤为：在检测中心，经过上机处理的细胞涂片每百张装入片盒送入计算机房；计算机先将涂片分为3000～5000 个区域不等，再对涂片上 30 万～50 万个细胞按区域进行扫描，最后筛选出128 个最可疑细胞通过数字照相机进行自动对焦录制到光盘上，整个过程需 8～10 分钟；然后将光盘送往中间细胞室，经过一套与检测中心配套的专业高分辨率解像设备，由细胞学家复验。如有异议或不明确图像，可在显示器帮助下，显微镜自动找到所需观察位置，细胞学家再用肉眼观察核实。最后，采用 1991 年 TBS 分类法做出诊断报告及治疗意见，并附有阳性图片供临床医生参考。PAPNET 方法具有高度敏感性和准确性，并能克服直接显微镜下读片因视觉疲劳造成的漏诊，省时省力，适用于大量人工涂片检测的筛选工作。

第二节　生殖器官活组织检查

活组织检查是指在机体的可疑病变部位或病变部位取出少量组织进行冰冻或常规病理检查，简称为活检。在多数情况下，活检结果可以作为最可靠的术前诊断依据，是诊断的金标准。妇科常用的活组织检查主要包括外阴活检、阴道活检、子宫颈活检、子宫内膜活检、诊断性子宫颈锥形切除及诊断性刮宫。有时出于术中诊断的需要也可进行卵巢组织活检、盆腔淋巴结活检、大网膜组织活检以及盆腔病灶组织活检等。

一、外阴活组织检查

(一) 适应证

(1) 外阴部赘生物或溃疡需明确病变性质，尤其是需排除恶变者。

(2) 外阴色素减退性疾病需明确其类型或排除恶变。

(3) 疑为外阴结核、外阴尖锐湿疣及外阴阿米巴病等外阴特异性感染需明确诊断者。

(4) 外阴局部淋巴结肿大原因不明。

(二) 禁忌证

(1) 外阴急性炎症，尤其是化脓性炎。

(2) 疑为恶性黑色素瘤。

(3) 疑为恶性滋养细胞疾病外阴转移。

(4) 尽可能避免在月经期实施活检。

（三）方法

患者取膀胱截石位，常规外阴消毒，铺无菌孔巾，准备活检区域组织可用 0.5% 利多卡因做局部浸润麻醉。根据需要选取活检部位，以刀片或剪刀剪取或切取适当大小的组织块，有蒂的赘生物可以剪刀自蒂部剪下，小赘生物也可以活检钳钳取。一般只需局部压迫止血，出血多者可电凝止血或缝扎止血，标本根据需要做冰冻切片检查或以 10% 甲醛或 95% 酒精固定后做常规组织病理检查。

（四）注意事项

(1) 所取组织须有足够大小，一般要求须达到直径 5mm 以上。
(2) 表面有坏死溃疡的病灶，取材须达到足够深度以达到新鲜有活性的组织。
(3) 有时需做多点活检。
(4) 所取组织最好包含部分正常组织，即在病变组织与正常组织交界处活检。

二、阴道活组织检查

（一）适应证

(1) 阴道壁赘生物或溃疡需明确病变性质。
(2) 疑为阴道尖锐湿疣等特异性感染需明确诊断。

（二）禁忌证

(1) 外阴阴道或宫颈急性炎症。
(2) 疑为恶性黑色素瘤。
(3) 疑为恶性滋养细胞疾病阴道转移。
(4) 月经期。

（三）方法

患者取膀胱截石位，常规外阴消毒，铺无菌孔巾，阴道窥器暴露取材部位并再次消毒，剪取或钳取适当大小的组织块，有蒂的赘生物可以剪刀自蒂部剪下，小赘生物可以活检钳钳取。局部压迫止血、电凝止血或缝扎止血，必要时阴道内需填塞无菌纱布卷以压迫止血。标本根据需要做冷冻切片检查或以 10% 甲醛或 95% 乙醇固定后做常规组织病理检查。

（四）注意事项

阴道内填塞的无菌纱布卷须在术后 24 ～ 48 小时取出，切勿遗忘；其余同外阴活检。

三、宫颈活组织检查

（一）适应证

(1) 宫颈糜烂接触性出血，疑有宫颈癌需确定病变性质。

(2) 宫颈细胞学涂片 TBS 诊断为鳞状细胞异常者。

(3) 宫颈脱落细胞涂片检查巴氏III级或以上。

(4) 宫颈脱落细胞涂片检查巴氏II级，经抗感染治疗后反复复查仍为巴氏II级。

(5) 肿瘤固有荧光检查或阴道镜检查反复可疑阳性或阳性。

(6) 宫颈赘生物或溃疡需明确病变性质。

(7) 疑为宫颈尖锐湿疣等特异性感染需明确诊断。

（二）禁忌证

(1) 外阴阴道急性炎症。

(2) 月经期、妊娠期。

（三）方法

(1) 患者取膀胱截石位，常规外阴消毒，铺无菌孔巾。

(2) 阴道窥器暴露宫颈，拭净宫颈表面黏液及分泌物后行局部消毒。

(3) 根据需要选取取材部位，剪取或钳取适当大小的组织块。有蒂的赘生物可以剪刀自蒂部剪下；小赘生物可以活检钳钳取；有糜烂溃疡的可于肉眼所见的糜烂溃疡较明显处或病变较深处以活检钳取材；无明显特殊病变或必要时以活检钳在宫颈外口鳞状上皮与柱状上皮交界部位选 3，6，9，12 点处取材；为提高取材的准确性，可在宫颈阴道部涂以复方碘溶液，选择不着色区取材；也可在阴道镜或肿瘤固有荧光诊断仪的指引下进行定位活检。

(4) 局部压迫止血、出血多时可电凝止血或缝扎止血，手术结束后以长纱布卷压迫止血。

(5) 标本根据需要做冰冻切片检查或以 10% 甲醛或 95% 乙醇固定后做常规组织病理检查。

（四）注意事项

(1) 阴道内填塞的长纱布卷须在术后 12 小时取出，切勿遗忘。

(2) 外阴阴道炎症可于治愈后再做活检。

(3) 妊娠期原则上不做活检，以避免流产、早产，但临床高度怀疑宫颈恶性病变者仍应检察，做好预防和处理流产与早产的前提下做活检，同时须向患者及其家属讲明活检的必要性以及可能后果，取得理解和同意后方可施行。

(4) 月经前期不宜做活检，以免与活检处出血相混淆，且月经来潮时创口不易愈合，并增加内膜在切口种植的机会。

四、诊断性刮宫与子宫内膜活检

诊断性刮宫简称诊刮，其目的是刮取宫腔内容物（子宫内膜及宫腔内其他组织）做病理组织检查以协助诊断。若要同时除外宫颈管病变，则需依次刮取宫颈管内容物及宫腔内容物进行病理组织学检查，称为分段诊断性刮宫（简称"分段诊刮"）。有时仅需从宫腔内吸取少量子宫内膜组织做检查，称为子宫内膜活检。子宫内膜活组织检查不仅能判断有无排卵和分泌期子宫内膜的发育程度，而且能间接反映卵巢的黄体功能，并有助于子宫内膜疾患的诊断。

（一）适应证

(1) 月经失调或闭经，需了解子宫内膜变化及其对性激素的反应或需要紧急止血。

(2) 子宫异常出血或绝经后阴道流血，需明确诊断。

(3) 阴道异常排液，需检查子宫腔脱落细胞或明确有无子宫内膜病变。

(4) 不孕症，需了解有无排卵或疑有子宫内膜结核。

(5) 影像检查提示宫腔内有组织残留，需证实或排除子宫内膜癌、子宫内膜息肉或流产等疾病。

（二）禁忌证

(1) 外阴阴道及宫颈急性炎症，急性或亚急性盆腔炎。

(2) 可疑妊娠。

(3) 急性或严重全身性疾病，不能耐受小手术者。

(4) 手术前体温＞37.5℃。

（三）方法

1. 取材时间

不同的疾病应有不同的取材时间。

(1) 需了解卵巢功能：月经周期正常前 1 ～ 2 日或月经来潮 12 小时内取材。

(2) 闭经：随时可取材。

(3) 功血：如疑为子宫内膜增生过长，应于月经前 1 ～ 2 日或月经来潮 24 小时内取材；如疑为子宫内膜剥脱不全，则应于月经第 5 ～ 7 日取材。

(4) 不孕症需了解有无排卵：于月经期前 1 ～ 2 日取材。

(5) 疑有子宫内膜癌：随时可取材。

(6) 疑有子宫内膜结核：于月经期前 1 周或月经来潮 12 小时内取材，取材前 3 日及取材后 3 日每日肌内注射链霉素 0.75g 并口服异烟肼 0.3g，以防引起结核扩散。

2. 取材部位

一般于子宫前、后壁各取一条内膜，如疑有子宫内膜癌，另于宫底再取一条内膜。

（四）手术步骤

(1) 排尿后取膀胱截石位，外阴、阴道常规消毒。

(2) 做双合诊，了解子宫大小、位置及宫旁组织情况。

(3) 用阴道窥器暴露宫颈，再次消毒宫颈与宫颈管，钳夹宫颈，子宫探针缓缓进入，探明子宫方向及宫腔深度。若宫颈口过紧，可根据所需要取得的组织块大小用宫颈扩张器扩张至小号刮匙或中、大号刮匙能进入为止。

(4) 阴道后穹隆处置盐水纱布一块，以收集刮出的内膜碎块。用刮匙由内向外沿官腔四壁及两侧宫角有次序地将内膜刮除，并注意官腔有无变形及高低不平。

(5) 取下纱布上的全部组织固定于 10% 甲醛溶液或 95% 乙醇中，送病理检查。检查申请单上注明末次月经时间。

（五）注意事项

(1) 阴道及宫颈、盆腔的急性炎症者应治愈后再做活检。

(2) 出血、子宫穿孔、感染是最主要的并发症，术中术后应注意预防液体。有些疾病可能导致术中大出血，应于术前建立通路，并做好输血准备，必要时还需做好开腹手术准备；哺乳期、产后、剖宫产术后、绝经后、子宫严重后屈等特殊情况下尤应注意避免子宫穿孔的发生；术中严格无菌操作，术前、术后可给予抗生素预防感染，一般术后 2 周内禁止性生活及盆浴，以免感染。

(3) 若刮出物肉眼观察高度怀疑为癌组织时，不应继续刮宫，以防出血及癌扩散；若肉眼观在未见明显癌组织时，应全面刮宫，以防漏诊及术后因宫腔组织残留而出血不止。

(4) 应注意避免术者在操作时唯恐不彻底，反复刮宫而伤及子宫内膜基底层，甚至刮出肌纤维组织，造成子宫内膜炎或宫腔粘连，导致闭经的情况。

五、诊断性子宫颈锥切

宫颈锥切术是指锥形切除部分宫颈组织，包括宫颈移形带，以及部分或全部宫颈管组织。宫颈锥切术包括诊断性宫颈锥切术和治疗性宫颈锥切术，临床主要用于宫颈病变的明确诊断以及保守性治疗。近年，随着宫颈癌三级预防的不断推行，宫颈上皮内瘤样病变 (CIN) 患者日趋年轻化，致使宫颈病变治疗趋向保守。宫颈锥切术作为一种能够保留生育功能的治疗方法而被临床广泛应用。同时，宫颈锥切术在诊断宫颈病变方面也显示出其特有的临床价值。

（一）适应证

(1) 诊断性宫颈锥切的主要指征。

1) 发现宫颈上皮细胞异常，尤其是细胞学诊断为重度鳞状上皮内病变 (HSIL) 或轻度鳞状上皮内病变 (LSIL)，而宫颈上来见肉眼病灶或是阴道镜检查无明显异常。

2) 阴道镜无法看到宫颈病变的边界，或主要病灶位于宫颈管内，超出阴道镜能检查到的范围。

3) 对于细胞学异常的患者，阴道镜检查不满意，主要是无法看清整个宫颈移形带，包括鳞柱交接区域。

4) 有细胞学或是组织学证据表明宫颈腺上皮存在癌前病变或是癌变。

5) 宫颈管诊刮术所得标本病理报告为异常或不能肯定。

6) 细胞学、阴道镜或活检可疑宫颈浸润癌。

7) 宫颈活检病理诊断为 CIN，但无法明确排除宫颈微小浸润癌或浸润癌。

8) 宫颈管诊刮发现 CIN 或宫颈微小浸润癌。只要有以上任何一种状况，都应做宫颈锥切以做进一步诊断。

(2) 治疗性宫颈锥切的指征。

1) CINI 伴阴道镜检查不满意、CINII 或 CIN11I。

2) 宫颈原位鳞癌。

3) 宫颈原位腺癌。

4) 有生育要求的 Ⅰ A 期宫颈浸润癌。

2. 禁忌证

(1) 生殖器官急慢性炎症。

(2) 有出血倾向者。

3. 方法

目前应用的锥切方法多种多样，有冷刀法、激光法和环行电切法。

(1) 暴露术野，宫颈涂碘。

(2) 12，3，6，9 点丝线缝合做牵引。

(3) 切缘周边注射 1:2000 肾－上腺素生理盐水。

(4) 海格式棒逐步扩宫口至 8 号，可做颈勺搔刮。

(5) 在病灶外 0.5cm 处用冷刀环切宫颈口，按 $300 \sim 500$ 角度向内侧做宫颈锥形切除。深度根据不同的病变可选择 $1 \sim 2.5cm$。

(6) 宫颈锥切标本在 12 点处做标记，送病理。

(7) 电凝止血创面，可吸收缝线左右两个八字缝合宫颈。

(8) 阴道内置入长纱条一根。留置导尿管。

（四）注意事项

(1) 宫颈锥切手术最好在月经干净后 $3 \sim 7$ 天内实施，以免术后经血污染手术创面。

(2) 手术后 $4 \sim 6$ 周应探查宫颈管有无狭窄。

(3) 诊断性宫颈锥切可用冷刀或 LEEP 刀，最好避免用电刀，以免破坏组织切缘，从而影响诊断。

第二章　子宫疾病

第一节　宫颈癌

　　宫颈癌是女性最常见的生殖道恶性肿瘤，在发展中国家占妇女癌症的 24%，严重威胁妇女的健康和生命。我国是宫颈癌的高发国家，有计划地开展防癌筛查，是降低宫颈癌发病率及死亡率的有效措施。近年来，液基涂片、Bethesda 系统及 HPV 检测等技术相继应用于临床，极大地提高了宫颈癌的筛查水平。这些新技术的应用，在降低宫颈癌发病率的同时，大量的癌前病变和早期宫颈癌患者被及时诊断。这些癌前病变和早期宫颈癌患者在临床上呈现出一些新特点，如年轻患者明显增多。相应的在治疗决策上要更多地考虑保留其生殖内分泌功能问题。

一、概述

（一）组织解剖学

　　宫颈为子宫的下 1/3，大致呈圆柱形，突向阴道上端前壁，通过宫颈外口与阴道相通。宫颈暴露于阴道的部分称为外宫颈或宫颈阴道部，表层黏膜为复层鳞状上皮；宫颈管长 2～3cm，被覆黏膜为可分泌黏液的柱状上皮。两种上皮交界处常随体内激素变化影响而发生位置转移，称为转化带，是最易发生鳞状上皮癌的部位。在学龄前期、妊娠或口服避孕药时，柱状上皮可从宫颈管内延伸至外宫颈，称为外翻。绝经后，转化带通常完全退至宫颈管内。

　　1. 原发部位

　　宫颈癌可起源于宫颈阴道部表面，也可来自宫颈管内。宫颈癌早期在局部生长，可向宫旁组织和盆腔脏器扩展、蔓延，经淋巴管到区域淋巴结，晚期可出现远处脏器的转移。鳞状细胞癌和腺癌是最常见的组织类型。

　　2. 淋巴引流

　　外阴和阴道下端引流至腹股沟浅、深淋巴结，有时直接引流至髂淋巴结（沿阴蒂背侧静脉）和对侧。宫颈和阴道上段向外侧引流至宫旁、闭孔和髂外淋巴结，向后沿宫骶韧带引流至骶淋巴结。这些初级淋巴结群和来自卵巢、输卵管的淋巴一样，沿骨盆漏斗韧带引流至主动脉旁淋巴结。宫体下段的引流方式与宫颈相似，在极少数情况下，淋巴液沿圆韧带引流至腹股沟淋巴结。

　　盆腔淋巴结一般沿着盆腔大血管的走行成群或成串分布，并根据所伴行的血管而命名。位于脏器附近的小淋巴结通常以器官命名。盆腔淋巴结的数量及确切位置变异较大，但有些淋巴结位置相对恒定。

(1) 闭孔淋巴结位于闭孔内，靠近闭孔血管和神经。

(2) 髂内和髂外静脉交汇处的淋巴结。

(3) 阔韧带内的输尿管淋巴结靠近宫颈，子宫动脉在此处越过输尿管。

(4) Cloquet 或 Rosenmuller 淋巴结是腹股沟深淋巴结中最高的一组，位于股管的开口处。

宫旁、髂内、闭孔、髂外、骶前及髂总淋巴结为宫颈癌的第一站淋巴结组。腹主动脉旁淋巴结为第二站淋巴结组，若受累则认为是转移。由于盆腔淋巴管和淋巴结之间存在广泛的相互交通，使得淋巴引流途径通常不止一条，淋巴液可引流向对侧或交叉引流，有时甚至可以越过整群淋巴结而引流至更近端的淋巴管。区域淋巴结有无转移是制定宫颈癌后续治疗方案和判断预后的重要因素之一，盆腔淋巴清扫则是宫颈癌手术治疗的重要组成部分。

3. 转移部位

最常见的远处扩散部位包括腹主动脉旁淋巴结和纵隔淋巴结、肺及骨骼等组织器官。

（二）病因学

近年来研究发现，宫颈癌的发生发展与人乳头瘤病毒 (HPV) 感染密切相关。Munoz 综合世界卫生组织 (WHO) 和国际癌症研究中心 (IARC) 的最新研究结果显示，HPV 的检出率与子宫颈癌发病率相一致，99.7% 的宫颈癌中都可以检测到 HPV DNA，其中约 80% 为 HPV16、18，而且各国间无显著差异。这是迄今所报道人类肿瘤致病因素中的最高检出百分数，同时表明 HPV 感染与宫颈癌的相关性具有普遍意义，提示 HPV 可能是子宫颈癌发生的必需病因。WHO 和 IARC 已将 HPV 确定为是宫颈癌的主要病因。2001 年 9 月，欧洲妇产科传染病协会将 HPV 的检测作为宫颈涂片的替代项目进行宫颈癌普查；并用于对宫颈涂片细胞学检查结果为轻度异常的患者的随诊及宫颈癌前病变治疗后的随访检查。

HPV 基因组是双链环状 DNA，以共价闭合的超螺旋结构、开放的环状结构、线性分子 3 种形式存在。基因组的一个共同特点为所有的开放读码框架 (ORF) 均位于同一条 DNA 链上，即只有 1 条 DNA 链可作为模板。HPV 基因组编码为 9 个开放读码框架，分为 3 个功能区即早期蛋白编码区 (ER)、晚期蛋白编码区 (LR) 和长控制区 (LCR) 或上游调控区 (URR)。早期转录区又称为 E 区，由 4500 个碱基对组成，分别编码为 E1、E2、E3、E4、E5、E6、E7、E8 等 8 个早期蛋白，具有参与病毒 DNA 的复制、转录、翻译调控和诱导宿主细胞发生转化等功能。E1 涉及病毒 DNA 复制，主要存在于非感染期或病毒诱导的转化细胞中，在病毒开始复制中起关键作用。E2 是一种特异性的 DNA 束缚蛋白，可以调节病毒 mRNA 的转录和 DNA 的复制，并有减量调节 E6、E7 表达的作用，还可以通过结合病毒启动子附近的基因序列而抑制转录起始。是一种反式激活蛋白，涉及病毒 DNA 转录的反式激活。E3 功能不清。E4 与病毒成熟胞质蛋白有关，仅在病毒感染期表达，而且在病毒的复制和突变中起重要作用。E5 蛋白是一种最小的转化蛋白，与细胞转化有关；也是一种细胞膜或内膜整合蛋白，由 2 个功能域组成：一个是氨基端疏水域，与 E5 蛋白在转化细胞膜或内膜上的插入位置有关；另一个是羧基端的亲水域，若将羧基端部分注射休止细胞中，能够诱导细胞 DNA 合成；此外，E5 蛋白可能是对人细胞永生化和转化的潜在介质，但其本身不能使人细胞永生化。E5 蛋白还能诱导多种癌基因的表达。E6 和 E7 主要与病毒细胞转化功能及致癌性有关。E6 蛋白是一种多功能蛋白，在 HPV 感染的细胞中，E6 蛋白定位于核基质及非核膜片段上；体外表达的 E6 蛋白，含有 151 个氨基酸；E6 蛋白的主要结构特征是 2 个锌指结构，每个锌指结构的基础是两个 cys-x-x-cys，这种结构是所有 HPVE6 所共有，其结构根据功能不同可分为 5 个区，分别是：①C 端，1 ~ 29 个氨基酸；②锌指 1 区，30 ~ 66 个氨基酸；③中央区（连接区），67 ~ 102 个氨基酸；④锌指 2 区，103 ~ 139 个氨基酸；⑤C 端。140 ~ 151 个氨基酸。E7 蛋白是 HPV 的主要转化蛋白质，是一种仅有 98 个氨基酸小的酸性蛋白，定位于核内或附着于核基质上。E7 蛋白分为：1 区，1 ~ 15 个氨基酸；2 区，16 ~ 37 个氨基酸；3 区，38 ~ 98 个氨基酸；锌指及 C 端区。E6 和 E7 蛋白可影响细胞周期的调控等，被认为在细胞转化及在肿瘤形成中起着关键作用。E6 还能激活端粒酶，使细胞不能正常调亡。E6 和 E7 蛋白不仅具有转化和致癌作用，而且还具有对病毒基因和细胞基因转录的反式激活活性。晚期转录区又称为 L 区，由 2500 个碱基对组成，编码 2 个衣壳蛋白即主要衣壳蛋白 L1 和次要衣壳蛋白 L2，组成病毒的衣壳，存在于病毒复制引起后即增殖性感染的细胞中，其主要功能组装和稳定病毒颗粒，且与病毒的增殖有关。非转录区又称为上游调节区、非编码区或长调控区，由 1000 个碱基对组成，位于 E8 和 L1 之间，为最不稳定区，与病毒基因起始表达和复制有关，也与潜伏感染有关。该区含有 HPV 基因组 DNA 的复制起点和 HPV 基因表达所必需的调控元件，以调控病毒的转录与复制。

HPV 阳性妇女能否进展到宫颈上皮内高度病变和癌症，与 HPV 的型别有很大联系。已鉴定 80 种以上的 HPV 型别，大约 35 种型别可感染妇女生殖道，仅约 13 种亚型与肿瘤相关，称高危型 (hrHPV)。Munoz 总结了 IARC 病例对照研究的结果。不同亚型 HPV 的 OR 分别为 150(16)，182(18)，60(31)，78(33)，35(35)，151(45)，43(51)，146(52)。79(58)，347(59)。除 16 和 18 外，HPV31、33、35、45、51、52、58 和 59 也是新近被认为主要高危亚型。

虽然 hrHPV 是子宫颈癌发生的主要因子，但多数 hrHPV 感染是一过性的，80% 的初次感染者可通过机体自身免疫力清除病毒，只有持续感染才会造成宫颈病变。年轻妇女中 HPV 阳性平均持续时间为 8 个月，1 年后 30%、2 年后 9% 持续感染，仅约 3% 感染 HPV 的妇女在她们的一生中会发展为宫颈癌，平均潜伏期为 20 ~ 50 年。此外，近年的病因学研究表明 HPV DNA 整合到宿主基因组中也是致癌的一个主要步骤。因此，若仅仅因为 hrHPV 检测阳性即给予干预，易造成过度治疗。

子宫颈 HPV 急性感染后可有 3 种临床过程：①隐匿感染：病毒基因组呈稳定状态，不整合人上皮但仍寄宿于宿主细胞，子宫颈鳞状上皮无临床和形态学可见的改变。无临床和形态学的感染证据，但 DNA 技术显示有 HPV 的感染。②活性感染：表现为 HPV 的持续复制使鳞状上皮增生成为良性肿瘤。③致癌基因病毒 HPV：HPV 基因整合人宿主基因组，干扰控制增生的癌基因和抑癌基因的表达，临床上表现为高分级病变，即 CIN- Ⅱ以上病变。

已有的研究显示，hrHPV 通过与宿主染色体的整合不仅可以使致癌基因得以长期存在，而且病毒编码蛋白还可与宿主蛋白的相互作用引发细胞转化。从 HPV16 阳性的人肿瘤细胞分离出来的 DNA 片段，含有 HPV16E6 启动子、E6、E7、E1 基因以及部分宿主细胞 DNA 序列，该序列可以完全转化 NIH3T3 细胞，而且在转化细胞内检测到大量 E6、E7 转录产物。但是从人肿瘤细胞基因组中分离出来的 HPVE6、E7 只有当连接到宿主细胞 DNA 序列中才具有转化细胞的潜力。来源于整合型病毒癌基因转录产物的编码 E6、E7 蛋白的 cDNA 可以表达比来源于游离型者更强的转化原始细胞的能力，其原因可能是整合型 HPV DNA 转录产物 3' 端序列融合导致转录产物半衰期延长。

HPVDNA 整合到宿主基因组中是致癌的一个主要步骤。研究发现 HPVDNA 这种整合是随机克隆性整合，常常以单拷贝、多拷贝形式被整合到宿主的染色体脆弱区中，并且这种整合具有相同的位点，也相当固定。HPV 的 DNA 链通常在 E1 或 E2 的开放读码框内断裂，造成 E1 和 (或)E2 基因删除或断裂。E2 基因产物在正常转录中起抑制 E6/E7 表达的作用，E2 的正常调控作用缺损。导致 E6 和 E7 过度表达。高危型 HPVE6/E7 已被证实为转化基因，其编码的 E6，E7 蛋白与细胞转化和病毒复制的调控有关，在宫颈癌细胞系和组织内持续表达，在维持转化组织恶性表型的过程中起至关重要的作用。E6 蛋白能与细胞内 E6 相关蛋白 (E6-AP) 形成复合物，特异性地结合抑癌基因 p53 的产物，使 p53 降解失活，野生型 p53 是一种核蛋白，负向调节细胞的生长和分化，p53 的降解失活阻碍细胞对 DNA 损伤的反应，由此导致遗传性状改变的累积，进而产生恶变的基因型，导致细胞周期失控；作为一种多功能蛋白，它还可通过激活端粒酶使正常细胞永生化；新近研究发现 E6 的功能与其他蛋白 (如靶蛋白 1、干扰素调控因子 3、p21 等) 的相互作用和凋亡有关。E7 蛋白是 HPV 的主要转化蛋白，与肿瘤抑制蛋白视网膜母细胞瘤蛋白 (Rb1) 亲和力极高，Rb 是重要的抑癌基因，直接参与细胞周期的调控。高危型 HPV(如 HPV16) 的 E7 蛋白与 pRB 结合后导致 Rb 蛋白功能失活降解，改变了细胞生长周期的调控机制，使细胞周期失控而发生永生化对恶性变的防御进一步受到影响。E6 和 E7 还具有促进和维持整合状态的功能。因此，E6、E7 基因片段的表达活性与肿瘤细胞的恶性增殖能力密切相关，将 E6/E7 蛋白视作肿瘤特异性标志物，是目前研究开发高特异性新筛查方法的热点之一。

多项研究显示，感染 HPV 高病毒载量 (VL) 的患者患宫颈癌的风险增加。有观点认为位于一个细胞内或一个解剖学位置的致癌 HPV 类型的拷贝数与 HPV 相关的疾病形成之间可能有直接的关系，不过对于病毒载量的研究目前尚缺乏临床研究验证。对 hrHPV 感染状态、病毒载量和基因整合状态进行连续的综合检测，有望揭示 hrHPV 对宫颈上皮细胞恶性转化的进程，寻找高特异性的筛查指标，预测向高度病变或宫颈癌的转变趋势，提高可发展为癌的高危人群的检出率。HPV 的检测不仅有利于指导细胞学检查的进一步处理，还可能对宫颈癌的预后有预测作用。有研究指出 HPV DNA 检测阴性的宫颈癌，其累计无瘤生存率为 100%；HPVDNA 阳性者仅 56%。HPV 是否阳性及其 HPV 类型还与宫颈癌盆腔淋巴结转移相关，HPV 阳性及 HPV18 型者更多见盆腔淋巴结转移。

（三）流行病学

世界范围内，宫颈癌是仅次于乳腺癌导致女性发病和死亡最常见的恶性肿瘤。超过 80% 新诊断病例发生在经济情况比较差的妇女。宫颈癌的平均发病年龄是 47 岁，病例呈双峰分布，分别在 35～39 岁和 60～64 岁两个年龄段。

宫颈癌的发生有很多危险因素，包括初次性交年龄小（＜16 岁）、多个性伴侣、吸烟、种族、多产以及社会经济条件低下等。有学者认为使用口服避孕药有可能会增加宫颈腺癌发生的风险，但是该假说还没有得到公认。上述危险因素中，大多数都与性行为以及性传播疾病的暴露相关联。曾经认为疱疹病毒感染是导致宫颈癌发病的初始事件，但现在普遍认为人乳头瘤病毒（HPV）感染才是宫颈癌发病的致病原，疱疹病毒和沙眼衣原体很可能起协同作用。目前认为人类免疫缺陷病毒（HIV）在宫颈癌发病过程中通过免疫抑制起作用。美国疾病预防和控制中心把宫颈癌定义为一种获得性免疫缺陷综合征（AIDS），后者是 HIV 感染患者所发生的疾病。

（四）宫颈癌筛查

20 世纪 40 年代 George Papanicolau 首先提出子宫颈和阴道细胞学检查，多年实践证明，宫颈癌普查是降低发病率及死亡率的有效方法，具有明显的社会效应和经济效应。但传统的巴氏涂片筛检的敏感性为 58%，特异性为 69%，假阴性率为 20%，其中 62% 是由于标本原因，这在发展中国家尤为明显。近年已有一些进展以改善单独巴氏涂片的临床价值，如新的子宫颈涂片报告系统 -Bethesda 系统的应用、子宫颈拍摄、计算机辅助的阴道镜检和自动细胞学检查系统等。尚存在的问题是宫颈细胞学检查（Pap-smear）常常得出以下的诊断结果：未明确诊断意义的非典型鳞状细胞（ASCUS）或非典型腺细胞（AGUS）、低度鳞状上皮内病变（LSIL）和高度鳞状上皮内病变（HSIL），但是 ASCUS 或 LSIL 患者中仅 5%～20% 经活检证实为 CIN，且 CIN Ⅰ～Ⅱ可以自然转归为正常上皮。临床上遇到上述诊断时应当如何处理，常常困惑着医生和患者。因此，尚待进一步研究开发出更为特异、直接、易操作的新筛查手段。

由于仅在高危型 HPV 持续感染，且 HPV DNA 整合到宿主基因组内的人群才发展为子宫颈癌，目前对高危型 HPV 感染和基因整合状态的综合检测已成为最受瞩目的研究热点。HPV 的分型检测有利于指导细胞学检查的进一步处理，可以利用 HPV 检测筛查 ASCUS 或 CINI 的妇女中的高危患者，如果 HPV 检测为高危型，则应进行进一步的检查治疗，如阴道镜检查和活检，必要时，行阴道镜下电环切等。

HPV 迄今尚不能在组织细胞中培养，不能通过分离病毒来确定 HPV 的型别，目前 HPV 分型主要是依靠克隆基因的 DNA 杂交试验即核酸杂交及酶谱分析等方法来确定。原位杂交 (ISH)、多链酶聚反应 (PCR) 和杂交捕获系统 (HCS) 是 3 种目前临床和基础研究中最常使用的核酸水平的 HPV 及其亚型的检测方法。但这些方法分别存在着特异性低 (人选范围过大须进一步筛选)、工作强度大、成本高、操作复杂，不易大规模推广应用等问题。

现代分子生物学技术的进步为建立特异性高、经济、简便、易操作的宫颈癌高危人群的新筛查方法提供了可能。高危型 HPVE6/E7 已被证实为转化基因，其编码的 E6、E7 蛋白与细胞转化和病毒复制的调控有关，在宫颈癌细胞系和组织内持续表达，在维持转化组织恶性表型的过程中起至关重要的作用。因此，将 E6、E7 蛋白视作肿瘤特异性标志物是研究开发高特异性新筛查方法的新方向。

1. 筛查注意事项

(1) 筛查原则：

1) 宫颈细胞学筛查计划的目的是降低宫颈癌的发病率和病死率。

2) 宫颈癌筛查应该覆盖大部分的人群 (目的是覆盖 80% 以上的人群)。

3) 宫颈涂片细胞学检查是最常用的筛查手段。

(2) 筛查起止年龄及间隔：根据宫颈癌病因学及宫颈癌发病规律，一般建议年轻女性开始性生活后 3 年开始筛查，1 ～ 2 年筛查 1 次，70 岁后可以终止筛查。美国 2 个学术团体推荐的宫颈癌筛查指南如下。

(3) 掌握筛查流程：宫颈癌筛查涉及众多诊断方法，包括细胞学涂片检查、HPV 测定、阴道镜检查、宫颈活检甚至宫颈锥切等，应科学地分级实施，原则上由无创到有创，由简单到复杂。一般不应互相替代及越级检查，具体流程如下。

2. 细胞病理学分类系统比较

半个多世纪以来，传统的巴氏涂片和分级系统对宫颈癌的筛查、早期诊断及治疗后随访作出了重要贡献。为进一步提高细胞病理学筛查的敏感性和特异性，近年来细胞病理学家不断改进宫颈细胞学涂片技术及宫颈细胞病理学分级诊断系统。目前，液基涂片逐步替代传统的巴氏涂片，巴氏分级法已由 Bethesda 系统取代。Bethesda 系统、巴氏分级及相应病理学诊断对比如下。

3. Bethesda 系统

1988 年美国国立癌症研究所 (NCI) 在 Bethesda 制定了全新的阴道细胞学描述性诊断系统，称为 Bethesda 系统或 TBS。

以后经过多次修订完善，并由世界卫生组织推荐在世界范围内广泛应用，取代了古老的巴氏分级诊断法。

4.宫颈细胞学涂片检查后处理方案

细胞学涂片检查正常的人群，按常规时间进行下次筛查。涂片细胞不够者，3个月后复查涂片。轻度核异常或交界性核改变，6个月后复查涂片或HPV检查。3次涂片轻度核异常或交界性核改变，推荐阴道镜检查。中度或重度的核异常，或怀疑浸润性病变或怀疑腺癌者，直接阴道镜检查。

二、宫颈上皮内瘤变

宫颈浸润癌前期疾病的概念最早于1947年提出。1968年Richard提出了宫颈上皮内瘤变(CIN)的概念，指出所有异型性增生部有进展的潜能。上皮内瘤变常发生于宫颈、阴道和外阴，也可以在这些部位同时存在。这3种病变的病因和流行病学基本相同，典型的治疗是物理治疗和非手术治疗。早期诊断和处理CIN，对于防止病变进展为浸润癌十分重要。

CIN按病变程度分为Ⅰ、Ⅱ、Ⅲ级，分别相当于轻、中、重度非典型增生和原位癌(CIS)。最严重的CINⅢ是原位癌，其定义是"所有或绝大部分上皮显示癌细胞的特征"。CIN或非典型增生，意味着异常的成熟度，所以，无有丝分裂活性的鳞状上皮增生性化生不属于CIN，也不会进展为浸润癌。

CIN源于发展期鳞柱交界转化带内的化生区域。化生由原始鳞柱交界内侧开始，向宫颈外口方向进行，覆盖柱状绒毛，这个过程形成了称为转化带的区域。转化带从原始鳞柱交界向生理性活动的鳞柱交界扩展。现认为在多数病例中，CIN由发展期鳞柱交界转化带中的单一病灶发生而来。宫颈前唇患CIN的概率是后唇的2倍，CIN极少源于侧角。CIN一旦发生，可以沿水平方向累及整个转化带，但通常不会替代原始鳞状上皮。这种进展通常有清晰的CIN外边界。宫颈腺体受累的程度有重要的治疗意义，因为必须破坏整个腺体以确保CIN的根除。一旦化生上皮成熟，合成糖原，则称为愈合的转化带，对致癌因素的刺激有相对的抵抗力。但是，有早期化生细胞的整个鳞柱交界对致癌因素敏感，致癌因素可以促进这些细胞转化为CIN。因此，CIN最易发生于月经初潮或妊娠后，这时化生最活跃。

相反，绝经后女性很少发生化生，CIN的风险处于低水平。性交引入了多种致癌因素。尽管人们已经研究了许多因素，包括精子、精液组蛋白、滴虫、衣原体以及单纯疱疹病毒，目前还是认为HPV在CIN发展中有着至关重要的作用。约90%的上皮内瘤样变归因于人乳头瘤病毒(HPV)的感染。但只有高危亚型HPV引起高度上皮内病变(CINⅡ，CINⅢ)和宫颈浸润癌。这些亚型包括HPV 16、18、31、33、35、39、45、51、52、56和58等。其中16型是浸润癌、CINⅡ和CINⅢ中最常见的亚型。

细胞学检查中，潜在癌前鳞状上皮病变分为3种类型：非典型鳞状上皮(ASC)、低度鳞状上皮内病变(LSIL)以及高度鳞状上皮内病变(HSIL)。ASC分为2个亚型：不明确意义的 ASC(ASC-US) 以及必须除外高度病变的 ASC(ASC-H)。LSIL 包括 CIN I(轻度非典型增生) 和 HPV 细胞学改变，即非典型挖空细胞。HSIL 包括 CIN Ⅱ 和 CIN Ⅲ (中度非典型增生、重度非典型增生和原位癌)。

有前瞻性研究中证实，CIN I 自然消退率为 60% ～ 85%，这种自然消退多发生在细胞学和阴道镜随访的 2 年内。持续 2 年以上的 LSIL 治疗方法可以选择：期待疗法、物理治疗 (包括冷冻治疗、激光消融治疗等)。尽管高级别 CIN(CIN Ⅱ 和 CIN Ⅲ) 可以有多种治疗方法选择，但宫颈锥切术或环形电切术 (LEEP) 是目前的治疗首选。

三、临床分期和病理学分类

(一) 肿瘤分期系统

对恶性肿瘤的患者，临床医师的主要任务就是确定最有效的治疗方法并估计预后。为达到最佳治疗效果，至少应该了解病变的范围和生物学特点，这就要求对肿瘤进行临床分期和病理分型。病变的范围通常以肿瘤分期来表达。对肿瘤分期是癌症患者现代治疗的关键。Ⅰ 期通常被认为是疾病的早期，即损害局限于原发器官。Ⅱ 期一般提示附近器官和组织扩散。Ⅲ 期则表示扩散范围更广。Ⅳ 期多指已有明确的远处转移。各分期还可再细分亚期，亚期通常与特殊的预后因素有关。尽管被人为地分期，但癌症本身是一个连续、动态的发展过程，临床上各期紧密相连，经常存在交界状态。肿瘤分类可以根据很多系统，如解剖部位、临床和病理范围。同样地，肿瘤的组织学类型和级别以及患者的年龄、症状和体征的持续时间等，均可影响疾病的结果，也被应用于不同的分期系统。1954 年，FIGO 开始承担对妇科恶性肿瘤治疗年度报告的资助，而妇科癌症分期正是年度报告数据和信息系统的重点。此后，FIGO 肿瘤委员会对妇科肿瘤的各种分期系统做了数次修改，尤其是宫颈癌和子宫内膜癌的分期。1954 年，UICC 建立了临床分期委员会，提供统计数字，其目的是利用 TNM 系统将疾病的范围扩展到所有的解剖部位来拓展分期技术。

FIGO 分期系统最初是根据临床检查，尤其是疾病的解剖范围，近年来，已逐步转向手术病理学分期。目前，宫颈癌是唯一仍沿用临床分期的妇科恶性肿瘤。TNM 系统通过估计 3 项指标来描述疾病的解剖范围。T 指原发肿瘤的范围。N 指有或无区域淋巴结转移，M 指有或无远处转移。TNM 系统又进一步分为两组：cTNM 系统基本主要依靠治疗前从临床检查、影像、活组织检查、内镜，手术探查和其他相关检查所获取的资料来进行分期。pTNM 系统基于外科手术后的组织病理学分期。该系统应用了治疗前获得的资料，并用手术和病理检查所得到的资料来补充和修改。在用 TNM 和 (或)pT、pN、pM 分类后，这些项目将被纳入分期中。分期、分类一旦建立，医学记录应保持不变。临床分期对选择和评估治疗方法至关重要，病理学分期提供最精确的资料来估计预后和推测最终结果。FIGO 和 TNM 分期实际上是等同的。TNM 预后因素规划委员会同意按照 FIGO 妇科肿瘤委员会关于妇科肿瘤分期的所有建议。

(二) 宫颈癌分期原则

1. 临床诊断分期

宫颈癌分期主要根据临床检查判断，因此必须对所有患者进行仔细的临床检查，最好由有经验的医师在麻醉下进行。临床分期一定不能因为后来的发现而改变。如果对一个宫颈癌患者的分期存在疑问时，必须归于较早的分期。可以进行以下检查：触诊、视诊、阴道镜、宫颈内膜诊刮、子宫镜、膀胱镜、直肠镜、静脉尿路造影以及肺和骨骼的 X 线检查。可疑的膀胱或直肠受累应该通过活检和组织病理学证据证实。宫颈锥切也被认为是一项临床检查。经此确定的浸润癌也包括在报告中。可选择的其他检查有：淋巴造影、动脉造影、静脉造影、腹腔镜、超声、CT 扫描以及 MRI 等。这些检查结果对于确定治疗方案是有价值的。但不能作为改变临床分期的基础。在 CT 扫描引导下对可疑淋巴结进行细针穿刺抽吸 (FNA) 也有助于确定治疗计划。

2. 术后病理分期

经过手术治疗的病例，病理专家可以根据切除组织中的病理改变更精确地描述疾病范围。但这些结果不能改变临床分期，应该以描述疾病的病理分期方式记录下来。TNM 的分类法正适合此目的。在极少数情况下，术前没有诊断为浸润较深的宫颈癌而仅做了子宫切除术。这些病例不能进行临床分期。也不能包含在治疗统计中，但可分开报告。如同所有其他妇科肿瘤一样，在首次诊断时就应该确定分期并且不能再更改，即使复发也不例外。只有严格按照临床分期的原则进行分期，才有可能比较临床资料和不同治疗方法的效果。

(三) 宫颈癌分期说明

1. FlGO 分期

0 期指非典型增生细胞累及上皮全层但无间质浸润。Ⅰ A$_1$ 和 Ⅰ A$_2$ 期的诊断基于取出组织的显微镜检查，最好是宫颈锥切病检，切除的组织必须包含全部病变。无论原发病灶是表面上皮还是腺上皮，浸润的深度都不能超过上皮基底膜下 5mm，水平扩散不超过 7mm。静脉和淋巴管等脉管区域受累不能改变分期，但必须特别注明，因为会影响治疗决策。临床上常常无法估计宫颈癌是否扩展到子宫体，因此，子宫体的扩散会被忽略。骶主韧带短而硬、但非结节的宫旁组织向盆壁发展固定的病变分为 Ⅱ B。因临床检查难以确定平滑、质硬的宫旁组织是癌浸润或者是炎症，因此，只有当宫旁组织为结节性固定于盆壁或肿物已达盆壁才分为Ⅲ期。按照其他检查分为Ⅰ期或Ⅱ期的病例，若由于癌的浸润导致输尿管狭窄而出现肾盂积水或肾无功能，均应分为Ⅲ期。诊断Ⅳ A 期需结合膀胱镜和直肠镜检查。

2. TNM 分期

(1) 区域淋巴结 (N)：

N$_X$：区域淋巴结无法评估。

N_0: 无区域淋巴结转移。

N_1: 区域淋巴结转移。

(2) 远处转移 (M):

M_X: 远处转移无法评估。

M_0: 无远处转移。

M_1: 远处转移。

(四) 组织病理学分类

原发生长在宫颈者为宫颈癌，包括所有的组织学类型。可以用多种方法进行病理分级，但都不能作为修改期别的根据。如上所述，初次治疗采用手术者，允许利用组织学的结果对该病例进行病理分期。在这种情况下，可用 TNM 分类法。所有肿瘤都应经显微镜下证实。

1. 组织病理学类型

宫颈上皮内瘤样病变，III级

原位鳞状细胞癌

鳞状细胞癌

角化

非角化

疣状

原位腺癌

原位腺癌，宫颈内膜型

子宫内膜样腺癌

透明细胞腺癌

腺鳞癌

腺囊癌

小细胞癌

未分化癌

2. 组织病理学分级 (G)

G_X: 分级无法评估。

G_1: 高分化。

G_2: 中分化。

G_3: 低分化或未分化。

四、治疗

(一) 微小浸润癌

只有在宫颈锥切活检边缘阴性。或子宫颈切除或全宫切除后才能作出宫颈癌 I A_1 或

Ⅰ A₂ 期的诊断。如果 CIN Ⅲ 或浸润癌的宫颈锥切边缘阳性，需要再做一次锥切活检或者按 Ⅰ B₁。下期处理。在确定治疗前应该做阴道镜检查排除相关的阴道上皮内瘤样病变 (VAIN)。

1. 不同分期术式选择

(1) Ⅰ A₁ 期：推荐进行经腹或经阴道全子宫切除术。如果同时存在阴道上皮内瘤样病变 (VAIN)，应该切除相应的阴道段。如果患者有生育要求，可行宫颈锥切，术后 4 个月、10 个月随访追踪宫颈细胞学涂片。如果 2 次宫颈细胞学涂片均阴性，以后每年进行 1 次宫颈涂片检查。

(2) Ⅰ A₂ 期：Ⅰ A₂ 期宫颈癌有潜在的淋巴结转移概率，治疗方案应该包括盆腔淋巴结清扫术。推荐的治疗是改良根治性子宫切除术 (Ⅱ型子宫切除术) 加盆腔淋巴结清扫术。如果没有淋巴血管区域浸润，可以考虑行筋膜外子宫切除术和盆腔淋巴结清扫术。

宫颈癌发病年龄有年轻化趋势，未生育的年轻患者日渐增多，如何保留年轻宫颈癌患者的生育功能是一个重要的课题。目前要求保留生育功能者，较常采用的治疗方案如下。

1) 大范围的宫颈锥切活检，加腹膜外或腹腔镜下淋巴结清扫术。

2) 根治性宫颈切除术，加腹膜外或腹腔镜下淋巴结清扫术。

2. 根治性子宫颈切除术

根治性子宫颈切除术，也称广泛性子宫颈切除术，辅以盆腔淋巴清扫术，是一种新的保留生育功能的手术方法，适用于有选择的早期宫颈癌患者。此手术的优点是保留了子宫体，也即保留了患者的生育希望。分为开腹和经阴道两种术式，通常包括盆腔淋巴结切除术和宫颈环扎术。经阴道途径创伤小，不进入腹腔，对生育影响较小，但手术难度大，需要极熟练的阴道手术及腔镜手术技巧。1994 年 Dargent 首先报道了经阴广泛性子宫颈切除术。目前该手术已用于临床 15 年，文献报道，治疗后的宫颈癌患者的妊娠次数达 150 多次，而出生的健康婴儿近 100 人。大部分患者分娩时均采用剖宫产，足月产的比例约 2/3。主要的产科风险是流产和早产。肿瘤随访的结果令人满意，复发率 < 5%。

适应证：目前尚没有统一标准，1998 年 Roy 和 Plante 提出的适应证是较常采用的方案。

希望保留生育能力，且无生育能力受损的临床证据。

(1) 病变 < 2.0 ～ 2.5cm。

(2) FIGO 分期 Ⅰ A₁ ～ Ⅰ B₂。

(3) 鳞状细胞癌或腺癌。

(4) 阴道镜和 (或) 磁共振 (MRI) 检查宫颈管上段未受累。

(5) 无淋巴转移。

3. 随访

主要应用细胞学涂片检查随访，术后 4 个月、10 个月 2 次涂片均正常后，每年 1 次涂片检查。

（二）浸润癌

肉眼可见的病灶应该活检确诊。初始评估包括临床检查（必要时在麻醉下进行），阴道镜检查排除阴道上皮内瘤样病变。了解相关的临床症状。出现与膀胱和直肠有关的症状，可行膀胱镜或结肠镜评估膀胱或直肠情况。X 线胸片检查和肾脏评估（包括肾 B 超、IVP、CT 或 MRI) 是必须的。CT 和（或)MRI 检查可以了解淋巴结的状态。

1. 前哨淋巴结及淋巴定位

淋巴系统定位和前哨淋巴结识别是现代实体肿瘤外科治疗的新进展之一。将淋巴检查、分期、处理综合起来，可以更好地提供疾病特征以便减少放疗的干预和减少潜在的毒性，大大提高了肿瘤治疗的准确性。目前已在恶性黑色素瘤和乳腺癌等肿瘤中取得显著成就，从根本上改变了经典的外科治疗，但对于妇科恶性肿瘤还是一个新的领域。

尽管目前对肿瘤转移途径有较清楚的认识，但早期研究对区域淋巴系统的作用及其与主要解剖结构之间的联系不很清楚。淋巴定位就是记录相关器官的区域淋巴引流情况，目的是识别靶器官的主要引流淋巴结或淋巴结组。从理论上讲，这些淋巴结最有希望判断疾病的预后，因为淋巴结转移的第一站也是肿瘤转移的必经之路。早在 20 世纪初，法国的 Levenf 和 Godard 就通过给妊娠宫颈注射 Gerotti 染料研究宫颈的淋巴结解剖情况，并命名了闭孔和髂血管淋巴结。1960 年 EmestGould 提出了前哨淋巴结的概念，认为若前哨淋巴结为阴性（不含肿瘤细胞），那么其他区域淋巴将不太可能有转移，也就不需要做更大范围的淋巴清扫。Ramon Cabanas 进一步将区域淋巴引流和选择性识别区域淋巴结的概念结合起来并应用于现代淋巴定位技术，通过淋巴造影发现阴茎癌的前哨淋巴结位于腹股沟浅淋巴结中，他建议只有前哨淋巴结阳性的患者才有必要行淋巴清扫。该发现已在黑色素瘤、乳腺癌等实体瘤中得到证实。

宫颈癌是研究淋巴定位的理想对象。首先，绝大多数手术治疗的患者没有发生转移；其次，宫颈是一个中位器官，具有许多潜在的淋巴引流区，常见的引流部位是闭孔和髂外区；第三，宫颈易于暴露，可在术前和术中行宫颈注射，最后，随着要求保留生育功能的年轻患者日渐增多，亟须发展一种高效微创的识别方法来筛选出低风险患者。

淋巴结被染色，且至少发现 1 条染色的淋巴管进入该淋巴结是判断 1 个淋巴结是否为前哨淋巴结的金标准。淋巴闪烁造影术可增加淋巴定位的准确性，特别适用于术野外或染色浅的淋巴结。腹腔镜手术为早期宫颈癌患者的前哨淋巴结定位提供了一个极为有利的方法。术中应用 Y 探头的报道有限，但已有的研究支持其可行性及对前哨淋巴结定位的重要性。

淋巴定位技术的外科合理性需要在很多方面进行前瞻性的研究，如多样性的对比研究、多中心研究和评估淋巴结的特异性分子病理技术。另外，尚需要前瞻性随机研究以评估前哨淋巴结识别作为治疗选择依据的可行性。就此而言，适用于腹腔镜手术的患者似乎是这项技术的理想候选人，因为它可以提供局部切除和潜在的保留生育功能手术（如根治性宫颈切除术)。另外,保留识别抗原的淋巴群细胞对疫苗治疗的成功有关键性作用。HPV-L1 病毒样颗粒疫苗治疗现已处于 I 期临床试验。2002 年,Koutsky 等已针对 HPV 疫苗预防病毒感染的重要性,开展了对健康人的多中心随机双盲对照研究。随访中位时间为 17.9 个月,对照组 HPV 持续感染率为 3.9/100 人·年,而试验组为 0/100 人·年 (P < 0.001)。总的来说,还需要更多的关于原发肿瘤及其淋巴引流相互关系的信息,以获得对肿瘤生物学和临床表现的深入了解。

2. I B$_1$、II A(直径< 4cm) 期宫颈癌的治疗

早期宫颈癌 (I B$_1$、II A < 4cm) 的初始治疗可以选择手术或根治性放疗。治疗方案的选择应综合患者的年龄及身体状况、医疗资源情况 (包括手术熟练程度)。应该向患者解释所有的治疗选择,包括近期及远期并发症和预期结果。

3. 手术治疗

I B$_1$、II A(直径< 4cm) 期宫颈癌的标准手术治疗方案是改良根治性全宫切除术或根治性全宫切除术 (PiverRutledge 分类II型或III型全子宫切除术) 和腹膜后淋巴清扫术。年轻患者可以保留卵巢,如果术后有需要放疗的可能,卵巢应悬吊于盆腔之外。部分病例可以行经阴道根治性全子宫切除术和腹腔镜下淋巴清扫术。

(1) 经阴道根治性全子宫切除术:经阴道根治性全子宫切除术与经腹根治性全子宫切除术同样始于 19 世纪末的欧洲中部,代表人物是 Schauta,后因不能同时行经阴道盆腔淋巴切除术以及放疗的崛起而逐渐被人遗忘。1959 年印度的 Suboth-Mitra 提出了一种新的联合术式,即先经腹行双侧腹膜外系统盆腔淋巴结切除术,再行经阴道根治性子宫切除术。尽管是两个独立的手术,但手术风险仍小于经腹根治性子宫切除术。因为不需要大的手术切口和长时间显露手术野,术后并发症较 Meigs 术式少了 3 倍,也因此被应用于高风险的患者。1987 年,Dargent 提出用腹腔镜代替腹部切口行盆腔淋巴结切除术,由此产生了 Celio-Schauta 术式,也称腹腔镜辅助阴式根治性子宫切除术 (LAVRH)。LAvRH 术式中,腹腔镜可以仅用于探查评估盆腹腔情况和腹膜后的淋巴结清扫术。根治性子宫切除术经阴道完成。经阴道根治性子宫切除术采用 Celio-Schauta 术式。后经过德国改良 (程度相当于 2 类 Piver 经腹根治性子宫切除术,用于直径< 2cm 的宫颈癌) 或经过奥地利改良 (程度相当于 3 类 Piver 经腹根治性子宫切除术,用于直径≥ 2cm 的宫颈癌)。LAVRH 术式中,除盆腔淋巴结切除外,更多的操作也可以在腹腔镜下完成,如分离子宫韧带和动脉等。

这类手术总的特点是借助腹腔镜对手术广泛性的追求。实际上。阴式手术的一个技术难点是钳夹靠近盆侧壁的宫旁组织,因为相对于阴道常规操作的平面来说,钳夹宫旁组织斜角刚好是相反的。而用腹腔镜在同侧髂部放入器械可以平行到达盆侧壁,而且一个人就可分离侧面的宫旁组织 (不管使用内镜、双极导管、氩射线还是其他装置)。

需要强调的是,输尿管、子宫动脉与主韧之间的位置关系与腹式手术存在较大差异。在阴式手术中,下拉子宫至阴道,膀胱则向上回缩。使子宫血管向下、向内移行,输尿

管受到牵拉也向下走行，然后转向上方进入膀胱。由此形成了一个输尿管环，转弯处被称为输尿管"膝"。

经阴道手术时，应仔细触摸辨认避免损伤。然而，在行腹腔镜下淋巴结清扫术时，若将子宫动脉从其髂内动脉前支起始部离断时，则输尿管上所受的拉力明显减少，而输尿管"膝"的形成就不像在子宫动脉完整存在时那么明显。

(2) 腹腔镜下盆腔淋巴结清扫术：经腹腔镜行盆腔淋巴结和腹主动脉旁淋巴结清扫始于 20 世纪 80 年代末 90 年代初。与传统的开腹淋巴结切除术相比，具有手术野被放大、并发症少、血管和淋巴结的解剖更清楚等优点。由有经验的腹腔镜操作者进行手术与开腹手术达到的效果一样，甚至更好。已有大量的病例证明这项技术的可行性和安全性。

4. 放射治疗

Ⅰ B₁/ Ⅱ A(直径 > 4cm) 宫颈癌的标准放射治疗方案是盆腔外照射加腔内近距离放疗，推荐剂量 (包括盆腔外照射和低剂量比率腔内近距离放疗) 为：A 点 80 ～ 85Gy，B 点 50 ～ 55Gy。盆腔外照射总量应该是 45 ～ 55Gy，每次 180 ～ 200Gy。应用高剂量比率 (HDR) 的腔内近距离放疗，剂量应该按照相等的生物学剂量设置。

5. 手术后辅助治疗

根治术后有以下情况者复发的危险性增加：淋巴结阳性，宫旁阳性，手术切缘阳性。这些患者术后采用同期放化疗 (5-FU ＋顺铂或单用顺铂) 比单用放疗者，可以提高生存率。复发的危险性增加也见于那些没有淋巴结受累，但肿瘤为巨块型、有毛细血管样区域 (CLS) 受累和扩展到宫颈间质外 1/3。术后辅助性全盆腔外照射比单用手术治疗者可减少局部复发率并改善无瘤生存率。

有两个研究组报道应用小范围的盆腔放疗可以达到相似的肿瘤控制并且减少并发症；他们设计的放疗范围可以覆盖阴道穹隆和宫旁组织，上界位于 S₁ ～ S₂，而不是 L₅ ～ S₁。

6. Ⅰ B₂、Ⅱ A(> 4cm) 期宫颈癌的治疗

初始治疗措施包括：①放、化疗。②根治性全子宫切除术和双侧盆腔淋巴结清扫术，术后通常需要加辅助放疗。③新辅助化疗 1 ～ 3 个疗程 (以铂类为基础)，随后进行根治性全子宫切除术和盆腔淋巴结清扫术，术后可以辅助放疗或放化疗。

(1) 同期放化疗：最常用的治疗是盆腔外照射加腔内近距离放疗，并每周用铂类化疗 1 次。放疗的推荐剂量是 A 点 85 ～ 90Gy，B 点 55 ～ 60Gy。在盆腔外照射期间每周应用顺铂 40mg/m² 化疗。髂总或主动脉旁淋巴结阳性者，应该考虑扩大放疗范围。目前还缺少同时化疗和扩大范围放疗的相关研究资料。

(2) 手术加辅助放疗：初始治疗选择根治性手术的好处是可以得到正确的手术分期，同时可以切除原发肿瘤，避免腔内近距离放疗。手术也可以切除不容易通过放疗杀灭的肿大的淋巴结。因为这些肿瘤是巨大的，一般需要辅助放疗。广泛的毛细血管样区域 (CLS) 受累和癌症浸润至宫颈间质外 1/3 是局部复发的高危因素。淋巴结阴性的高危患

者可以采用全盆腔放疗或小范围盆腔放疗。髂总、主动脉旁淋巴结阳性的患者可以扩大放疗范围。

(3) 新辅助化疗后根治性全子宫切除术加盆腔淋巴结清扫术：随机试验数据提示在手术前采用以铂类为基础的化疗比采用放疗效果好。目前没有比较手术前同期放化疗与新辅助化疗后疗效差别的数据。

BuenosAires 的研究采用如下化疗方案：

顺铂：$50mg/m^2$，静脉推注 (15min)，第 1 天；

长春新碱：$1mg/m^2$，静脉推注，第 1 天；

博来霉素：$25mg/m^2$，静脉滴注 ($>6h$)，第 1 ～ 3 天；间隔 10d，3 个疗程。

7. 进展期宫颈癌

进展期宫颈癌包括 Ⅱ B、Ⅲ、Ⅳ A 期。

(1) 初始治疗：标准的初始治疗是放疗，包括盆腔外照射和腔内近距离放疗联合同期化疗。Ⅳ A 期患者，癌症没有浸润到盆壁，特别是合并有膀胱阴道瘘或直肠阴道瘘者，初始治疗可选盆腔脏器清除术。

(2) 放疗剂量和技术：放疗应该通过一个合适的能量从而在初始和第二照射区域形成独特的剂量聚集。如果可能，照射区域应该由临床检查和 CT 扫描的结果决定。范围应该至少包括 4 个区域。腔内近距离放疗可以给予高或低剂量比率。标准的治疗方案是盆腔外照射加腔内近距离照射，同时应用以铂类为基础的化疗。在盆腔外照射期间同时加用顺铂，$40mg/m^2$，每周 1 次。照射的推荐剂量为 A 点 85 ～ 90Gy，B 点 55 ～ 60Gy。髂总或主动脉旁淋巴结阳性者，扩大放疗范围。

同期化疗：顺铂 $40mg/m^2$，盆腔外照射期间每周 1 次；或 5- 氟尿嘧啶 (5-FU) ＋ DDP 每 3 ～ 4 周 1 次。

三维立体适形强调照射：目前多用于术后辅助放疗、复发攻击癌孤立病灶或盆腔、主动脉旁淋巴结转移灶的照射。

(3) 强度可调的放射治疗 (IMRT)：是一种相对新颖的外照射治疗方法，也是近年来放射治疗学的一个显著进步。该技术能够通过计算机运算公式，精确地区分需要照射的靶器官和正常组织，再调整放射束的强度，使到达特异性器官的剂量充分，并减少对邻近正常组织的照射，从而更加精确地照射肿瘤，减少毒性反应。

8. Ⅳ B 期或复发疾病

复发可能在盆腔、远处或两者均有。随着巨块型原发肿瘤的病例增加，单独盆腔复发或盆腔病灶持续存在患者的比例比远处转移患者有所增加。复发大多数发生在诊断后 2 年内，预后差，中位存活期仅 7 个月。宫颈癌复发或转移的症状包括疼痛、下肢水肿、胃纳下降、阴道出血、恶病质以及心理问题等。治疗应由多学科专家组共同努力，包括妇科肿瘤学家、放疗和化疗专家、中医专家、姑息治疗医生、特殊护理人员、心理学家等。减轻疼痛及其他症状，为患者及家人提供全面的支持非常重要。

初次治疗后复发治疗措施的选择应该依患者的一般状态、复发或转移部位、转移的范围以及初始治疗措施而决定。

根治性手术后局部复发的宫颈癌患者是放疗的指征。有研究资料显示放疗同时加用5-FU 和（或）顺铂化疗，可以改善部分患者的预后。部分患者如肿瘤没有浸润到盆壁，特别是有瘘管存在的情况下，盆腔脏器清除术可以代替根治性放疗及同期化疗。

(1) 盆腔脏器廓清术：盆腔脏器廓清术包括 3 种类型。

1) 前盆腔廓清术：切除膀胱、阴道、宫颈和子宫。适用于病变局限于宫颈和阴道上段前壁者，若病变侵犯直肠上方的阴道后壁黏膜，则需要切除直肠。

2) 后盆腔廓清术：切除直肠、阴道、宫颈和子宫。适用于孤立的阴道后壁复发性病灶，手术不需要通过主韧带分离输尿管，但需要解决结肠造口等问题。

3) 全盆腔廓清术：切除膀胱、直肠、阴道、宫颈和子宫。病变局限于阴道上段和宫颈时，可以在肛提肌以上部位进行切除，能够保留直肠残端和乙状结肠进行吻合，避免永久性结肠造口。若病变侵及阴道下段，则须切除全部直肠及大片会阴组织，并行永久性结肠造口。

在进行廓清术前应积极寻找转移病灶，有转移性病灶者应作为盆腔廓清术的禁忌证。由于阴道下段的淋巴引流至腹股沟区域，术前还需仔细评价这些区域的淋巴结。肿瘤扩散到盆侧壁虽是盆腔廓清术的禁忌证，但是由于放疗后的纤维化改变，即使是很有经验的检查者也难以作出准确判断。即使无法治愈的可能性增加，仍然应该考虑剖腹探查，从而对宫旁组织进行活检。当临床出现单侧下肢水肿、坐骨神经痛和输尿管梗阻三联征时，通常提示肿瘤浸润盆壁，无法彻底切除。

随着可控性尿路改道技术的进展，手术后患者的身心状况得到很大改善。同时行直肠吻合术和可控性尿路改道，患者就无须终身使用外置性装置，可以避免很多相关的心理问题。应该尽一切努力在盆腔廓清术的同时进行阴道再造，该治疗也有助于切除盆腔脏器后盆底组织的重建。无论是否进行阴道再造，都应该游离胃网膜左动脉的一块大网膜重建新的盆底结构。

近年来，盆腔廓清术的手术死亡率持续下降，目前已降至10% 左右。术后死亡的主要原因是败血症、肺栓塞及大出血。胃肠道和泌尿生殖道瘘仍是最常见的严重并发症，发生率高达 30%～40%。有学者报道，使用未经放射治疗的肠道进行泌尿道重建可使瘘的发生风险下降，尚需进一步临床实践证实。前盆腔廓清术后的 5 年存活率为33%～60%，全盆腔廓清术后的 5 年存活率为 20%～46%。

(2) 侧面扩大的内盆腔切除术 (LEER)：放疗区域出现局部复发的宫颈癌患者预后很差。传统的盆腔廓清术仅限于经过严格选择的中央型复发患者，LEER 为复发病灶侵及盆腔侧壁的患者提供了一种新的手术治疗方式，它扩大切除了传统盆腔廓清术的侧切除平面 —— 包括切除髂内血管、闭孔内肌、尾骨肌、髂尾肌和耻尾肌。扩大手术侧切平面的目的在于保证切除侧方肿瘤，使切缘阴性。目前有关该手术的经验还非常有限。

1) 初始手术后局部复发的治疗选择：初始手术后盆腔局部复发的患者可以选择根治性放疗或盆腔脏器清除术。根治性放疗（＋/－同期化疗）可以治愈一部分初始手术后盆腔孤立复发病灶的患者。放疗剂量和区域应该按照不同疾病范围而制定。微小病变应该给予 50Gy，按 180cGy 分次给予。大块肿瘤应用区域缩减量 64～66Gy。在初始治疗失败，盆腔转移或复发并且不能够治愈的情况下，可选择姑息性化疗。顺铂仍是宫颈癌化疗的首选单药。这部分患者的预期中位时间存活是 3～7 个月。

2) 根治性放疗后局部复发：初始放疗后复发的患者，盆腔脏器清除术是唯一有治愈可能的措施。有丰富经验的专家可以选择有适应证的患者进行盆腔脏器清除术。

3) 盆腔脏器清除术的适应证包括：估计可以切除的浸润到膀胱或直肠的中央型复发病灶；没有盆腔外扩散；在盆壁与肿瘤间有可以切割的空间。单侧下肢水肿、坐骨神经痛和输尿管阻塞三联征提示存在不能切除的盆壁浸润，应该给予姑息治疗。

4) 预后良好的因素包括：无瘤间隔 (DFI) 超过 6 个月，复发病灶直径 ≤ 3cm，没有盆壁固定。选择施行盆腔脏器清除术的患者 5 年存活率为 30%～60%，手术致死率 < 10%。在谨慎选择病例的前提下，可以施行根治性全子宫切除术，适用于中央型复发而且肿瘤直径不超过 2cm 的患者。

ⅣB 期或复发转移宫颈癌系统性化疗：顺铂是最有活性的治疗宫颈癌单药，剂量 100mg/m² 时反应率为 31%，50mg/m² 反应率为 21%。回顾性随访研究显示。患者一般情况较好而且复发部位位于盆腔外的患者对化疗的反应率高于复发位于原来放疗部位者。

9. 远处转移

局部放疗适用于缓解全身转移局部病灶引起的相关症状，包括骨骼转移所造成的疼痛，增大的主动脉旁淋巴结或锁骨上淋巴结以及脑转移相关症状。姑息性放疗应该采取大节段短疗程方法，而不按平常的根治治疗疗程方法。

第二节　子宫肌瘤

子宫平滑肌瘤是最常见的妇科肿瘤，每 5 位生育年龄妇女就有一人罹患此病。当患者得知自己长了肌瘤时，常因恐惧和焦虑而四处求医问药。而有些医院和医生在经济利益的驱动下对没有症状的子宫肌瘤滥治、过治，甚至大刀阔斧"一切了之"，浪费了大量的经济和医疗资源。

一、概述

由于部分子宫肌瘤并无临床表现，且恶变率仅为 0.5%，因此，并非所有患者均一定要进行治疗。应根据肌瘤大小、部位、临床症状、生长速度、患者年龄、生育需要以及全身情况等综合判断。

子宫肌瘤需要进行治疗的适应证可概括为以下几种。

(1) 月经过多或阴道不规则出血。

(2) 有明显压迫症状。如子宫肌瘤向前压迫膀胱导致尿频、尿排不尽感；向后压迫直肠引起里急后重感等。

(3) 肌瘤生长迅速，有恶变可能。

(4) 黏膜下肌瘤一旦确诊应尽快治疗，以减少不必要的出血。

(5) 肌瘤出现相关并发症，如蒂扭转、退行性变或发生感染等。

目前子宫肌瘤的治疗方法可分为手术和非手术两大类。虽然手术切除仍是目前治疗子宫肌瘤最常用的方法，但随着医疗仪器的不断更新以及人们对子宫及子宫肌瘤的认识逐渐深入，已从过去对子宫肌瘤以经腹全子宫切除术为主，逐渐向不开腹、小创伤、低费用的治疗方向发展。

二、非手术方法治疗子宫肌瘤

子宫肌瘤发病率虽然很高，但若肌瘤体积不大，且无任何临床症状，可不用治疗，定期监测，一般在绝经后肌瘤可萎缩。对有症状的子宫肌瘤，如出血或出现盆腔邻近器官的压迫症状时，传统的治疗方法以手术为主。但考虑到手术所致的创伤及相关的并发症，近年来，子宫肌瘤的非手术治疗越来越受到关注。目前，子宫肌瘤的非手术治疗主要包括药物、介入及物理疗法。后者又包括射频、微波、高强度聚焦超声等治疗。现分述如下。

（一）药物治疗

子宫肌瘤被认为是一种与性激素相关的良性妇科肿瘤，好发于性激素分泌活跃的性成熟期，尤其在妊娠期增长迅速，绝经后多发生萎缩。这说明子宫肌瘤的发生与发展与体内性激素水平有关，可能与雌激素关系更为密切。因而各种抗雌激素的药物有可能用来治疗子宫肌瘤。但应强调，药物虽可缓解症状、缩小肌瘤体积。但一般不能使肌瘤消除或根治，往往停药后，随体内性激素水平的恢复而有肌瘤复发或再长大的可能。因此，药物治疗主要适应于以下情况：①子宫肌瘤患者虽有症状但由于其他原因暂不宜手术或不愿手术者。②有生育要求者。③肌瘤不大但出血严重，已接近绝经者。④手术前为减少出血，提高血红蛋白水平。⑤术前使肌瘤体积缩小，以减少术中出血并缩短手术时间。

目前常用的治疗药物有：促性腺激素释放激素激动药 (GnRH-a)、米非司酮 (RU486)、三烯高诺酮 (R2323)、达那唑、雄激素、孕激素、三苯氧胺及中药等。

2. 介入治疗

随着医学科学的飞速发展，一种治疗子宫肌瘤的微创保守疗法 —— 经导管子宫动脉栓塞 (TUAE) 介入治疗引起了国内外学者的关注。目前已有大量的临床研究报道，认为该方法安全、创伤小、并发症少，能在短期内控制子宫肌瘤导致的月经量过多、过频、经期延长等临床症状。使子宫肌瘤体积缩小，缓解盆腔压迫和贫血症状，还能保留子宫和卵巢的正常生理功能，临床治疗效果良好。

适应证：

(1) 自愿接受动脉栓塞介入治疗的各年龄段、各种类型的症状性子宫肌瘤患者，包括多发性子宫肌瘤、黏膜下肌瘤和巨大的子宫肌瘤。

(2) 月经过多甚至引起贫血。

(3) 因各种原因需要保留子宫。

(4) 肌瘤剥除术后复发。

禁忌证：

(1) 严重的心、肺、肝、肾功能异常，凝血功能障碍。

(2) 各种感染的急性期。

(3) 造影剂等过敏。

(4) 合并有妊娠、附件包块、子宫脱垂者也不适于动脉栓塞治疗。

此外，对子宫内膜炎、带蒂浆膜下子宫肌瘤、造影显示子宫动脉吻合支丰富，解剖结构异常的患者在应用栓塞治疗时应持慎重态度。对有生育要求的患者应慎用。

3. 射频治疗

射频治疗 (RF) 又称射频热凝术，是近几年兴起的一种新的热疗方法，最初用于外科肿瘤如肝癌等的治疗，现已有报道用于子宫肌瘤的消融治疗。子宫肌瘤消融术又称子宫肌瘤电凝固术是一种既不切除子宫也不切除肌瘤的保守性手术。其原理是肌瘤遇高温组织蛋白凝固，血管封闭，使组织缺血肌瘤不再生长，或肌瘤由于缺血而产生无菌性坏死，瘤体缩小而达到治疗目的。20 世纪 80 年代肌瘤消融术首次在欧洲进行，由于此术操作简单，需要器械少，亦不失为治疗子宫肌瘤的另一条途径。

4. 高强度聚焦超声治疗

高强度聚焦超声 (HIFU) 治疗是通过 HIFU 治疗仪将高强度的超声能量聚焦于治疗区域，使局部组织迅速升温至蛋白变性坏死，达到治疗病灶的目的。

5. 其他方法

随着对子宫肌瘤分子生物学和遗传学研究的不断深入。还将会引出一些新的治疗方法，如创新的回加疗法即 GnRH-a 加 Tibolone、生长因子治疗、干扰素治疗、基因治疗等，特别是对靶组织和器官的定位治疗，将为这一妇科最常见的肿瘤开辟新的治疗途径。

三、手术治疗子宫肌瘤

迄今，手术仍是治疗子宫肌瘤的主要手段。手术类型包括肌瘤剥除或子宫切除，而手术方式可通过经腹、经阴道、经腹腔镜或经宫腔镜等途径进行。目前认为经宫腔镜、腹腔镜或阴道子宫肌瘤剥除术、阴式子宫切除术、腹腔镜下子宫切除术等是子宫肌瘤手术治疗的发展方向。

一般而言，子宫肌瘤手术指征概括为：①单个子宫肌瘤直径≥ 5 ～ 6cm。②肌瘤较大或数量较多，整个子宫增大如孕 10 ～ 12 周或以上。③临床症状明显。④特殊部位子宫肌瘤，如宫颈肌瘤、黏膜下肌瘤、阔韧带肌瘤等。⑤影响受孕，导致不孕或流产。⑥随访观察肌瘤增大明显，或直径增长大于 1 ～ 2cm/ 年。⑦怀疑恶变者。

（一）子宫肌瘤剔除术

子宫肌瘤剔除术是只切除肌瘤而保留子宫的手术。1840 年，法国的 Amussat 医生创造了子宫肌瘤剔除术，至今已有百余年的历史。但遗憾的是，在相当长的时间里子宫肌瘤剔除术未受到应有的重视，在治疗子宫肌瘤的传统方法中所占比率较低。英国妇科医师 Bonney V 曾在《邦尼妇科手术学》中讲到：为纯属良性的肿瘤而切除年轻妇女的子宫，不是一次外科手术的彻底失败。

单纯剔除肌瘤，保留子宫具有如下意义：①近期研究发现，子宫除具有孕育胚胎和周期性月经的功能外，还参与着免疫和内分泌调节。②子宫动脉担负着卵巢血液供应的 50% ～ 70%。离断子宫动脉，意味着卵巢的血供将减少一半，卵巢的功能及寿命将受到很大影响。卵巢的内分泌功能对女性至关重要，除维持女性功能外，在预防冠心病和骨质疏松症等方面也起着非常重要的作用。③局部解剖形态未变，有益于维持正常的性生活。

由此可见，与全子宫切除相比，子宫肌瘤剔除术具有创伤小，恢复快，不改变局部解剖生理结构，可保留生育功能等诸多优点，特别是对那些不愿切除子宫的患者具有良好的心理效应。目前，切除子宫肌瘤可经宫腔镜、腹腔镜、阴道及开腹多种途径进行。因开腹剔除子宫肌瘤属传统术式，在此不作赘述。下面将重点介绍经宫腔镜、腹腔镜及经阴道剔除术三种微创手术方法。

1. 经宫腔镜子宫黏膜下肌瘤切除

传统的治疗方法一般根据黏膜下肌瘤向子宫腔内突出的情况而定：若为带蒂肌瘤可经宫颈钳夹取出；若为广蒂肌瘤则保留子宫的可能性大大减小，临床一般多采取经腹或经阴道切除子宫。宫腔镜的应用使对黏膜下子宫肌瘤的治疗产生了质的飞跃，几乎所有的黏膜下肌瘤均可经宫腔镜切除，这大大降低了此类患者的子宫切除率。

1978 年美国 Neuwirth 首先报道腹腔镜监视下，用泌尿科电切镜切除子宫黏膜下肌瘤。1988 年日本林保良在 B 超监视下用妇科持续灌流式切割镜施术，为切除黏膜下肌瘤建立了一种全新的手术方法。

宫腔镜下子宫肌瘤切除术的优点概括如下：

(1) 手术创伤小。因宫腔镜下子宫肌瘤切除术是经阴道切除瘤体，不开腹、无切口、腹壁无瘢痕，免去了不少开腹手术的弊端，如腹腔粘连、腹壁瘢痕等，减轻了受术者的痛苦。

(2) 不改变解剖结构。

(3) 术后恢复快。因创伤小，患者术后当天即可下地行走，大大缩短了住院周期和治疗费用。

宫腔镜下子宫黏膜下肌瘤分型：为了便于区分黏膜下子宫肌瘤向宫腔内凸出的程度，

判别宫腔镜切除手术的难易度，现将黏膜下子宫肌瘤分型如下。

0型：带蒂黏膜下子宫肌瘤。瘤体与宫壁有瘤蒂相连，瘤蒂可长可短，过长可致肌瘤分娩，甚至脱出阴道口外。

Ⅰ型：50%以上的瘤体凸向宫腔，在宫腔镜下呈椭圆形或半球形。

Ⅱ型：50%以下的瘤体凸向宫腔，绝大部分位于肌壁间，在宫腔镜下呈山丘样凸出。

宫腔镜子宫肌瘤切除术的适应证：

(1) 黏膜下子宫肌瘤单个或多个。瘤体直径应＜5cm，子宫小于妊娠9周(根据术者经验可酌情掌握)。

(2) 年轻未婚或强烈要求保留子宫的患者。

(3) 已婚未育又渴望生育者，估计子宫肌瘤可能是不孕症的病因之一。

(4) 全身性或局部性疾病不宜进行经腹切除子宫者。

讨论：

(1) 根据部分肌瘤切除术后患者的肌瘤残留物状况，有些学者不赞成对子宫行肌瘤部分切除术。但据临床观察，宽蒂黏膜下肌瘤及壁间肌瘤只要切除超过其体积的50%或单纯内膜切除后虽残留小的壁间肌瘤及浆膜下肌瘤亦可获得满意疗效，且所剩肌瘤经长期随访多数不再生长。这种现象可能与电切手术中电热作用对残余肌瘤组织的破坏、抑制其生长有关。但还需进一步研究证实。

(2) 位于子宫肌壁间肌瘤，切除必要性的指征相对少，故宫腔镜手术切除肌壁间子宫肌瘤一般适应于单个的、孤立的、有症状的肌瘤。

(3) 切除部位痊愈约需1个月，大的肌瘤恢复期可延至2个月，而宫腔镜检查对促进痊愈必不可少，术后有24%病例1个月内发生粘连，为此及时检查、及时剥离对促进术后痊愈很有帮助。

(4) 临床效果满意率每年有轻微下降，这是由于肌瘤病理学演变所致。据统计，宫腔镜下子宫肌瘤切除术后，因肌瘤复发再次施行手术者，占总数的6.6%。而回顾经腹外科手术切除肌瘤的文献报道，再次手术的比率为6.8%。表明该术式与经腹手术相比，术后复发率无显著差异。

2. 经腹腔镜子宫肌瘤剥除术

一般来讲，腹腔镜更适合切除浆膜下及肌壁间向浆膜面突出的子宫肌瘤。手术适应证与开腹子宫肌瘤剥除术基本相同，即肌瘤大或肌瘤引起症状，但需保留生育功能或不希望失去子宫并除外恶性者。

禁忌证：腹腔镜子宫肌瘤切除术的技术受到术者经验、肌瘤数目、瘤体大小及生长部位等限制。有专家提出若子宫含有4个以上直径＞3cm的肌瘤，或瘤体平均直径＞10cm，或多发性子宫肌瘤数量超过10个，行腹腔镜肌瘤切除术应慎重考虑。因应用腹腔镜器械对肌壁间小肌瘤的发现率低于入手的触摸。此外，深部壁间肌瘤切除后在腹腔镜下的肌层缝合是一项高难度的技术，需要术者操作的熟练和灵巧。若手术耗时过长出血多，或创缘对合不良导致术后粘连，则不如采取其他更便捷微创的手段。

3.经阴道子宫肌瘤及宫颈肌瘤剔除术

经阴道子宫浆膜下及肌壁间肌瘤剔除术，不开腹，对腹腔干扰小，创伤少，患者术后疼痛轻，恢复快，住院时间及费用均明显短于同类经腹手术，符合微创技术的要求。而且手术适应证比腹腔镜下子宫肌瘤剔除术更广，可剔除多发肌瘤或瘤体直径达 10cm 的大肌瘤。但需强调，因阴道手术范围狭小，视野暴露困难。操作有一定的难度，对术者的技术要求较高。

适应证：

(1) 已婚患者，要求保留子宫。阴道较松弛利于手术操作。

(2) 子宫活动，子宫体积小于妊娠 14 周。

(3) B 超及妇科检查提示为浆膜下或肌壁间子宫肌瘤。

(4) 宫颈肌瘤经阴道可触及。但瘤体较大占满阴道者慎重。

禁忌证：

(1) 子宫活动差，有盆腔粘连征象。

(2) 子宫体积大于妊娠 14 周或 B 超提示最大肌瘤直径超过 10cm。

4.子宫肌瘤剔除术后复发问题

无论是经腹、经阴道、经腹腔镜还是经宫腔镜进行子宫肌瘤剔除，术后均存在高复发率的问题。文献报道复发时间多在术后 2 ～ 3 年，复发率为 15% ～ 35%。复发时间发生在术后 2 ～ 3 年者约占复发肌瘤的 80%。单发肌瘤复发率约为 27%，多发肌瘤高达59%。须接受第二次手术者占 15% ～ 26%。因此，外科手术虽然在短期内有效，长期效果常不能令人满意。

（二）子宫切除术

事实上，无论采取何种方法切除子宫，对患者机体而言都是巨大的创伤。但限于目前的医学水平和医疗器械，对某些子宫疾病如子宫恶性肿瘤、多发性子宫肌瘤等，除子宫切除外尚无更好的治疗方法。因此，在不得已需切除子宫来治疗疾病的前提下，通过何种方式切除子宫以减少手术对患者的创伤，是目前妇科临床医生需进行探讨的问题。传统的经腹子宫切除术腹壁伤口大，对盆腔脏器的干扰多，手术恢复慢，患者术后疼痛及腹腔粘连的发生率高。所以，寻找创伤更小、恢复更快、更为患者所接受的手术方法，是我们目前面临的问题。阴式子宫切除、腹腔镜辅助阴式子宫切除、腹腔镜筋膜内子宫次全切除及腹壁小切口切除子宫等，越来越多的手术方法可供人们选择。相信随着循证医学的开展，终会有创伤更小、更具发展潜力的术式出现。

1.阴式子宫切除术

阴式子宫切除术已有近 200 年的历史。1813 年德国的 Langebeck 施行了第一例经阴道子宫切除术。此后，经临床医生不断地改进完善，特别是近 20 年来，随着术者技巧的娴熟与医疗器械的改良，以及人们对微创观念的认识与提高，阴式子宫切除术已逐渐被广大临床医生采用。目前在国内已有相当医院的妇科医生掌握了此项技术。

适应证：已婚已育、无生育要求的多发性子宫肌瘤患者。

禁忌证：疑有严重的盆腔脏器粘连，如子宫内膜异位症等；全身状况不良，如心、肺、肝、肾等重要脏器功能严重受损；生殖器官炎症等。

2. 腹腔镜下子宫切除术

目前，腹腔镜全子宫切除术已趋于成熟，国际上有很多腹腔镜切除子宫的分类方法，现尚未统一标准。学者认为，按照应用腹腔镜的目的及切除子宫的方式可分为以下几种。

(1) 腹腔镜辅助的阴式子宫切除 (LAVH)：是指阴式子宫切除术中经阴道完成困难的步骤在腹腔镜协助下经腹完成。适用于盆腹腔粘连或合并有附件肿物的子宫切除患者。

(2) 腹腔镜筋膜内子宫切除术 (LIH)：是指游离子宫体后，宫颈峡部以下的操作在子宫颈筋膜内进行的子宫切除术。因其基本做法是从筋膜内将宫颈管挖出，而不是沿阴道穹隆环切离断子宫，故又有称"子宫颈挖出的子宫切除术"。本术式切除了宫体和宫颈内膜，没有破坏盆底组织的完整性，从阴道观察解剖结构与术前没有明显的差异，是一种值得推荐的手术方式。

(3) 腹腔镜次全子宫切除术 (LSH)：是指在腹腔镜下切除子宫体保留宫颈的手术。子宫体可经阴道穹隆部取出也可碎块后从腹部取出。

(4) 腹腔镜全子宫切除术 (TLH)：是指切除子宫的手术步骤在腹腔镜下完成。子宫自盆腔游离后可经阴道取出。或经碎块后自腹部取出。阴道残端的修复既可在腹腔镜下进行，也可经阴道完成。

3. 经腹小切口子宫切除术

经腹切除子宫或肌瘤，传统的腹壁切口对正常大小的子宫，一般长约 12cm；如宫体较大切口还要延长，一个如孕 6 个月大小的子宫，则切口至少 16～18cm。当然，施行任何手术时，不根据实际情况一概采用大切口也无必要。毕竟切口过大创伤也大，而且增加了手术后患者因大切口瘢痕产生的心理压力。所谓"小切口"是指与传统手术切口相比较的腹壁切口大大缩短，孕 10 周大小的子宫切除术切口约需 4cm 长，而孕 6 个月的子宫切口仅 6～8cm。

4. 三种术式的比较

(1) 手术技术：经腹子宫切除术 (TAH) 经过 150 多年实践和应用已被广大妇科医生熟练掌握，操作步骤比较规范统一。由于术野比较充分，技术难度相对较低，术中易处理较大的子宫和 (或) 盆腔肿块，可采用各种方法进行术中快速止血，对可疑恶性肿瘤患者可方便地做腹腔内探查以明确肿瘤的期别，有利于确定进一步的手术方案。

阴式子宫切除术 (TVH) 的历史长达 190 多年，由于术野较小，技术要求较高，并需一些专用的阴道手术器械以及良好的阴道手术光源。手术的关键是如何在阴道内行子宫分割术以缩小子宫体积，如子宫对半切开术、子宫楔形切除术、子宫肌瘤挖出术等，这些操作宜在双侧子宫血管结扎以后进行。

腹腔镜辅助阴式子宫切除术 (LAVH) 的手术步骤包括腹腔镜操作和经阴道操作两部分，因此对术者的要求最高。须既要掌握腹腔镜技术又要熟悉阴式手术技巧。同时对手术器械的要求也很苛刻。由于需要进行 LAVH 的患者多是子宫疾病合并有盆腔粘连或附件肿物的复杂病症，因此丰富的手术经验和精良的手术器械都必不可少。

(2) 术后恢复：TVH 和 LAVH 的术后住院时间明显短于 TAH，前两者的术后住院时间无差异。术后住院时间短有助于节约费用。有回顾性研究中发现，TVH、LAVH 和 TAH 术后休息至重新工作的平均时间分别为 29.6d、28.1d 和 44.6d。Nwosu 等在前瞻性的随机研究中证实，TVH 术后的平均完全恢复时间为 4.7 周，短于 LAVH 的 6.5 周和 TAH 的 8.3 周。

(3) 术后疼痛：在随机对照研究中发现。TVH 手术当天肌内注射麻醉药与 LAVH 者无差异。手术当天及术后第 1 天口服麻醉药与 LAVH 者无差异。但在术后第 2 天 TVH 者口服止痛药明显少于 LAVH 者。LAVH 与 TAH 比较，在术后 3 天中，LAVH 的术后疼痛均轻于 TAH 者。由此可见，TVH 的术后疼痛轻于 LAVH 或至少两者相似。LAVH 者术后早期剧烈疼痛较 TAH 轻，但几天以后两者逐渐接近相似，或者仍稍轻于 TAH。

(4) 并发症：TAH 主要并发症为术中脏器损伤 (消化道、膀胱、输尿管等)，术中失血过多，术后感染 (如盆腔蜂窝织炎、阴道残端血肿继发感染或脓肿、腹壁切口感染、附件感染、血栓性静脉炎、尿路感染等)，术后出血，坏死性筋膜炎，腹壁切口或阴道残端子宫内膜异位症等。在美国，TAH 的死亡率为 0.1% ～ 0.3%，主要死因为心力衰竭、肺栓塞、败血症、麻醉意外，较少见的死因有术后出血性休克、肠梗阻、蛛网膜下腔出血、血管造影时发生意外等。

TVH 的主要并发症为膀胱损伤、术中失血过多、术后阴道残端蜂窝织炎、阴道穹隆脱垂等。TVH 主要在阴道内操作，对患者机体的损伤和侵袭较小，一般来讲 TVH 的死亡率低于 TAH。

LAVH 除了可能发生与 TAH 和 TVH 相同的潜在并发症外，还可发生腹腔镜使用大穿刺器和引入新的子宫切除操作系统所产生的两大类并发症。使用大直径 (10 ～ 12mm) 穿刺器最常见的并发症是腹壁血管损伤和穿刺器部位切口肠疝。有报道大穿刺器通过下腹两侧腹壁时伤及腹壁下动脉。这样的操作出血较多，难以在镜下止血，往往需开腹止血。穿刺孔疝与使用大口径穿插刺器密切相关。LAVH 所特有的另一类并发症是由腹腔镜下子宫切除所必需的操作系统引起的，由于采用新的不熟悉的操作步骤或者应用新的器械和技术，可引起泌尿道或胃肠道的损伤。膀胱穿孔、输尿管损伤亦有报道。

总之，TAH 的并发症率要高于 TVH 或 LAVH。也有报道称 LAVH 并发症率与 TAH 无显著差异。

5. 手术方式的选择

阴式子宫切除、腹腔镜辅助阴切及经腹全子宫切除术是目前妇科常用的三种术式，哪种术式更具微创效果，更有利于患者，还应进行综合评判、全面分析。一般来讲，TVH 适用全身情况较差，不能耐受 CO_2 气腹或经腹手术者，亦适于特别肥胖者。因此TVH 应作为首选术式。当然，做 TVH 必须具备两个先决条件：

(1) 手术指征。总的来讲，有全子宫切除术指征并局限于子宫内的良性病变都是 TVH 的手术指征。子宫体积的增大不应成为放弃 TVH 的理由，≤ 700g 的子宫 (约妊娠 16 周)90% 以上可行 TVH。同样，需做附件切除也不是 TVH 的禁忌证。但对早期子宫恶性肿瘤因 TVH 无法作手术分期，一般不作为首选术式。

(2) 手术者的技术水平。阴道操作技巧必须从总住院医师开始就进行严格的训练。熟练的子宫分割技术是完成大体积子宫 TVH 的关键。临床资料显示，一些具有良好阴式手术经验和传统的医院中，TVH 比例较高。对缺乏阴式手术经验和技术的医生，盲目地选择 TVH 只会增加并发症发生率。

原则上，LAVH 的指征应与 TAH 相同。LAVH 具有 TVH 的大多数优点。但费用较贵，并需专用的特殊设备和腹腔镜操作的专门训练。对 TVH 有相对禁忌证者，如盆腔粘连附件切除困难者可选择 LAVH。LAVH 可进行手术分期，所以也适用于早期子宫恶性肿瘤。LAVH 对遇到不易克服的困难或在难以快速止血时，应立即改行 TAH。勉强地进行操作或无谓地浪费时间，可能意味着严重并发症的发生。

TAH 是所有全子宫切除术的基础，妇科医生均须掌握。TAH 有良好手术视野，操作方便，易进行快速止血。当 TVH 或 LAVH 无法完成时，及时改行 TAH 是明智的选择。对缺乏 TVH 和 LAVH 经验和技术的医生来讲，选择 TAH 也许更为安全和合理。

总之，目前对子宫肌瘤的治疗已逐渐向微创、无创的方向发展，可供选择的方法也趋于多样化。总的原则是，对无症状、无变化的小肌瘤以期待疗法为主，不必过分干涉；对有症状、变化大的肌瘤应因人 (患者要求及术者经验) 而异，实行个体化治疗。

第三节　子宫内膜息肉

一、概述

子宫内膜息肉 (EP) 是指突出于子宫腔内的形状不规则的肿物，实质上是由增生的子宫内膜疝性脱出并携带周围覆盖上皮所形成。

(一) 发病率

子宫内膜息肉可发生于任何年龄。据报道发病年龄最小者仅 12 岁，最大可达 92 岁。一组调查显示。35 岁以下子宫内膜息肉的发病率约为 3%，35 岁以上约 23%，绝经后可高达 31%。高峰年龄为 50 岁，70 岁以后少见。

子宫内膜息肉确切发病率不详，据统计，占异常子宫出血患者的 14% ~ 27%。Anastasiadis 等对 23 ~ 85 岁不规则子宫出血的 1415 例患者行诊刮术，子宫内膜息肉的检出率为 8.9%，其中 73.8% 是良性，23.8% 合并子宫内膜复杂性或非典型增生，1.5% 分化不良。随着超声灵敏度的增强和宫腔镜的广泛应用，目前对本病的诊断水平已有较大的提高，其检出率已从 16% 提高至 34%。

（二）病因及发病机制

子宫内膜息肉的病因及发病机制尚不明确。目前多数学者认为与内分泌紊乱有关，也有认为内膜息肉属慢性子宫内膜炎的范畴，与流产、分娩、放置宫内节育器及绝经后子宫内膜菲薄易感染有关。此外，基因变化、药物的持续影响也可能与息肉有一定的关系。

1. 雌激素

目前认为子宫内膜息肉的病因之一是局灶子宫内膜受雌激素持续作用过度增生，以及息肉局部的增殖、凋亡失衡。子宫内膜息肉常合并子宫肌瘤（约占 21%）及子宫内膜异位症（约占 6%）等雌激素依赖性疾病，提示本病可能与雌激素有关。通过测定子宫内膜雌激素受体 (ER) 和孕激素受体 (PR) 发现，在子宫内膜不同部位雌激素、孕激素受体的含量不同，对雌激素的效应存在一定的差异性。多数息肉表现为局部内膜不同程度地增生过长，而其周围内膜形态正常。研究显示，在子宫内膜息肉腺上皮的 ER、PR 与正常周期内膜腺上皮中的表达无显著差异，但息肉的间质细胞中 ER、PR 表达水平较正常周期内膜为低，且 PR 密度降低更明显。推测内膜间质细胞中 ER、PR 表达水平的降低，导致间质细胞对激素周期变化的敏感性下降，此处内膜不能随周期的改变脱落而形成息肉。由于其不随月经脱落，腺体细胞接受刺激或发生基因突变的概率增加，更易发生过度增生或癌变。另有研究发现，所有息肉的腺上皮及基质中 ER 均强阳性表达，而 PR 表达水平极低。增殖期息肉 PR 的表达水平较相对应的增殖期内膜显著降低，ER 表达两者无差异；而分泌期息肉 ER 表达水平较相对应的分泌期内膜明显升高，而 PR 表达两者无差异。故而推测增殖期息肉中 PR 处于低水平、相对缺乏的状态，使其进入分泌期后对孕激素的反应能力下降，使孕激素抑制 ER 产生的作用减弱，导致 ER 持续高水平表达，细胞增殖形成息肉。而对绝经后内膜息肉及息肉相邻内膜进行检测发现息肉腺上皮细胞 ER 与 PR 的表达明显高于相邻内膜腺上皮，间质细胞中息肉 ER 表达亦显著高于相邻内膜，而 PR 表达无明显差异，认为绝经后息肉的发生可能与局部 ER 活性较高，PR 活性降低更为密切。从而推测性激素受体在内膜息肉生理病理学方面发挥关键作用。

2. 基因

最新研究表明子宫内膜息肉的产生可能与基因变化有关。认为内膜息肉与其他类型的间叶细胞肿瘤一样，尽管临床表现和形态似乎一致，但表现为不同的基因亚型。内膜息肉主要有 3 种异常的重组亚型：6p21、2p22 染色体重组、12q13-15 染色体重组、7q22 染色体重组。许多研究表明特定细胞遗传学畸变，特别是 12q13-15 及 6p21 与良性间质性肿瘤的发生密切相关。细胞存在多条染色体结构和数量的异常。其中已发现息肉间质中6p21的重排是息肉的一个特征性表现。子宫内膜息肉虽然包括上皮与间质成分，但仅间质部分发生单克隆性增生。Bcl-2基因的功能主要延长具有分化潜能的上皮细胞的寿命且允许增殖、分化，并增加细胞对多种凋亡刺激因素的拮抗性，从而累积基因突变发生的机会，通过细胞分裂增殖形成肿瘤。有学者将息肉按其所处月经周期或病理结果分为增生期和分泌期内膜息肉，与相应周期正常的内膜进行对照研究，发现虽然增生期内膜仍有一定水平的 Bcl-2 表达，但不管是在腺上皮还是间质，内膜息肉 Bcl-2 的表达均较正常明显升高；但在分泌期二者未见明显差异。对此解释为：在月经周期中的增生期，虽然内膜处于不断的增殖变厚过程中，但仍需要一个较低水平的凋亡以维持内膜细胞的功能及数量，称之为"家务管理性凋亡"。但增生期内膜息肉，由于 Bcl-2 过度表达，与其周围内膜相比缺乏这种必要的"家务管理性凋亡"，从而形成局限性增生、增殖。进入分泌期后，内膜息肉与周围内膜 Bcl-2 表达虽无明显差异，但与增生期内膜息肉相比，其表达水平平均降低 25% ～ 50%，证明在息肉本身也发生着一定水平的凋亡，且与周围内膜的凋亡脱落非同步进行。将内膜息肉定义为一种与月经周期不同步的、非顺序进行增殖、转化和脱落的失调性肿瘤，而并非一简单的失控性增生物。这可以解释内膜息肉导致的月经间期不规则出血。

3. 药物

他莫昔芬 (TAM) 与子宫内膜息肉的关系和用药的安全性越来越受到学者们的关注。TAM 作为一种抗雌激素药物，广泛应用于各期乳腺癌，近年来国外许多文献报道其对子宫内膜的影响。基础研究证实，TAM 除有抗雌激素作用外，尚有微弱的雌激素样作用。TAM 的抗雌激素作用可用于治疗晚期子宫内膜癌，而其弱雌激素作用又可使子宫内膜增生，促使绝经后妇女子宫内膜增生和息肉的形成。子宫内膜增生可表现为单纯增生、不典型增生，甚至发生子宫内膜癌。Deligdisch 回顾分析了 700 例乳腺癌患者服用 TAM 后内膜息肉发生的情况，患者平均 60.91 岁，服 TAM2.5 ～ 6.8 年。因不规则阴道出血或影像学检查提示子宫异常回声，行子宫切除或者诊刮术。结果显示，内膜息肉的发生率高达 23.14%，子宫内膜癌的发生率高达 4.71%。EMP 的特点为体积较大，局部内膜可伴不典型增生。与不服用 TAM 的妇女相比，绝经后长期服用 TAM 的乳腺癌患者子宫内膜增生、内膜息肉、内膜癌的发生率高，而且内膜息肉的癌变率也较高。服用 TAM 每增加 1 年，内膜息肉复发的风险增加 5 倍。在绝经后妇女体内低水平雌激素状态下，TAM 对内膜为雌激素活性激动药而非拮抗药作用，可诱导 ER 与 PR 在内膜的表达。研究发现所有 TAM 相关息肉中 ER-α 及 PR-β 在腺上皮高表达而在间质细胞中低表达，PR-α 在腺上皮和间质中均呈高表达，ER-β 在腺上皮的表达但低于 ER-α。但该研究设计的缺陷在于未设立对照组。另研究结果显示，TAM 相关内膜息肉间质细胞 ER 明显低于正常萎缩内膜，认为 TAM 对内膜的影响可能存在一种与雌激素活性完全不同的特殊效应。PR 在 TAM 相关息肉与偶发息肉之间无显著差异。内膜息肉中，与 TAM 治疗组相比，健康绝经后妇女

(无论其是否应用激素替代治疗)组的腺体与间质 ER 表达水平更高。但未发现 TAM 治疗时间与内膜息肉 ER、PR 表达水平之间有明显相关性。此外，TAM 对女性生殖道的作用主要是引起宫颈和内膜上皮雌激素样变化，促进宫颈和内膜息肉的发生，同时使息肉周围组织过度纤维化。增加了内膜活检和息肉切除的难度。

米非司酮：米非司酮作为抗早孕药物。在计划生育领域被广泛应用。随着对其药理研究的深入，近年来又被用于治疗一些激素依赖性疾病，如功能失调性子宫出血、子宫肌瘤、子宫内膜异位症等，并取得了一定效果。但有报道连续服用米非司酮后可致子宫内膜异常增生。临床资料显示。约 28% 的患者连续服药 (5～6mg/d)4 个月后出现子宫内膜单纯性增生。随着服药时间的延长，经超声测定的子宫内膜厚度逐渐增加。子宫肌瘤的患者服米非司酮 (25mg/d)5 个月后，宫腔镜检查发现子宫内膜有多发息肉。其作用机制可能是米非司酮在受体水平阻止孕酮与孕酮受体的结合，从而抑制孕酮对子宫内膜的促生长作用，使子宫内膜一直处于雌激素环境。患者血雌二醇处于早、中卵泡期水平，内膜表现出与孕激素水平低下相一致的慢性无对抗雌激素效应。此外，子宫内膜局部雌激素的芳香化酶活力增加，可能提高了局部雌激素的影响。病理检查显示子宫内膜异常的形态学变化，腺上皮和间质细胞的有丝分裂象多见，部分患者的子宫内膜呈现出复杂增生。免疫组化法检测内膜腺体和间质中 H_3 有丝分裂标志物 (出现在子宫内膜增生期)、孕激素及雄激素受体的表达，发现连续服用米非司酮 (2～5mg/d)60d 后 H_3 有丝分裂标志物和孕激素受体的表达明显降低，而雄激素受体的表达增强，此种变化可持续到服药后的 120d。因而认为在使用米非司酮治疗妇科疾病时，应注意其可使子宫内膜增生的副作用。

此外，激素替代治疗 (HRT)、少产、绝经延迟、长期不排卵者和伴发子宫内膜增殖症者子宫内膜息肉的发生率增加。宫颈息肉的出现也是内膜息肉的危险信号。一组资料显示宫颈息肉者中 26.9% 发生子宫内膜息肉，而对照组仅 7.1%，OR 值为 5.42。

综上所述，子宫内膜息肉可能与子宫内膜局部的 ER、PR 失衡及基因突变有关。尽管目前尚不能明确本病与上述因素的因果关系，但随着研究的深入，子宫内膜息肉的发病机制将会逐渐阐明。

(三) 子宫内膜息肉的恶变

子宫内膜息肉是不是内膜癌的高危因素、是否属于癌前病变目前仍有争论，但其可能会癌变已被证实。一般认为，内膜息肉的恶变率 < 0.5%。有报道年轻妇女的癌变率为 0.5%～1%，更年期和绝经后可高达 10%～15%。一组资料显示，在 1415 例 (23～85 岁) 因子宫不正常出血而行诊刮的患者中，子宫内膜息肉恶变仅见于绝经后妇女，其恶变为子宫内膜癌的概率是 10%。但另有一组资料显示，在 146 例诊断为子宫内膜息肉的绝经者中，只有 4 例为非典型增生，无 1 例子宫内膜癌。因此认为，绝经期内膜息肉是一种常见的、基本良性的疾病，恶变的可能性极小。但为了明确诊断，应对所有怀疑为内膜息肉的患者进行子宫内膜活检。

子宫内膜息肉恶变的危险因素：各国研究结果不尽一致，大多报道年龄、绝经状况、异常子宫出血、药物（如 TAM)、息肉直径、高血压等与内膜息肉的恶变有关。其中绝经、异常子宫出血和息肉直径是子宫内膜息肉恶变的主要危险因素。部分功能性息肉在月经期可自行脱落，而直径＞1.0cm 的息肉容易持续存在，因此对非绝经患者有异常出血或息肉直径＞1.0cm 者宜手术切除，而对无症状且息肉直径＜1.0cm 的非绝经患者可定期随访。由于子宫内膜息肉癌变的报道较少，其发病机制有待进一步研究。

目前国内外学者一致公认宫腔镜直视下息肉摘除术是诊断息肉是否恶变的"金标准"。然而在以往的研究中以刮宫所得标本为多，而刮宫无法完整摘除整颗息肉。仅能获得息肉和内膜的混合标本，这就很难评估恶变是来源于先前的良性息肉或是息肉周围的内膜，只有做宫腔镜下电切才能完整切除息肉及蒂部，而不影响周围的内膜。由于子宫内膜从简单增生发展至非典型增生需要很长时间，年龄的增长和绝经时间的增加均可增加息肉恶变的危险性，因此建议对绝经后子宫内膜息肉患者无论有无症状，均应在常规完整切除息肉同时行全面刮宫送病理检查。

（四）临床表现

子宫内膜息肉一般多无症状。随着 B 超的广泛应用，无症状息肉的检出率明显提高，约占 25%。子宫内膜息肉最常见的症状是间歇性出血。表现为经前、经后不规则出血，也可以引起月经过多、月经不规则或绝经后阴道出血。据统计，内膜息肉引起的出血在绝经前约占 82%，绝经后占 44%。而且内膜息肉的患者约 30% 绝经晚。由于紧张、牵拉或压迫，在息肉中可以出现继发性改变，导致出血、感染，甚至广泛性坏死或弥漫性子宫内膜炎。此时可出现腹痛、分泌物增多、发热等盆腔炎的表现。

子宫内膜息肉与其他妇科疾病伴发的关系如下。

1. 子宫内膜异位症（内异症）

一组资料显示，对不孕患者的并发症进行分析，发现不孕妇女如果并发子宫内膜异位症，内膜息肉的发生率为 46.7oA；如果无内异症，内膜息肉的发生率仅为 16.5%，两者有显著性差异。提示内异症与子宫内膜息肉的发生密切相关。内膜息肉是导致不孕的重要因素。对内异症和内膜息肉之间有无内在联系的研究表明，内异症患者的在位内膜雌激素受体 (ER)、孕激素受体 (PR) 含量及染色强度与正常妇女的子宫内膜不同，其在位内膜 ER 表达呈周期性，以增殖期最高，PR 表达则无周期性变化，PR 相对不足，这可能是内异症患者发生内膜息肉的原因之一。

2. 子宫肌瘤

一组资料显示。约有 7.78% 的子宫肌瘤患者合并内膜息肉，提示子宫肌瘤并不增加息肉的发生率。

二、病理

内膜息肉常见于子宫内膜的非弥漫性增生过长。当子宫内膜不是全面积、均匀地受到雌激素的刺激，而是仅在局部某一区域对激素刺激有反应时，就可产生局部增殖，从而产生息肉或甚至发展为癌。息肉常常自局部基底层慢慢地向上生长，到达子宫内膜表面，起初有较宽的基底，以后随着周围的正常子宫内膜在月经时剥脱而逐渐变成为较细的蒂。

（一）大体形态

子宫内膜息肉的形态主要与息肉产生的部位、体内甾体激素含量及息肉组织对激素的反应有关。因息肉组织柔软，其形状多与子宫腔的形态相似，多呈舌形、椭圆形、圆形、柱状或形态不规则。可以单个或多个，多发性息肉位于宫腔多个部位，呈弥漫性生长；单发性息肉多位于子宫底部，其次为子宫角（输卵管子宫开口处）。

息肉体积亦可有很大的差异，小的 $1 \sim 2mm$，大的可充塞整个宫腔。如有长蒂则可通过扩大的颈管向宫颈外口或阴道突出。瘤蒂粗细不一，如发生蒂扭转，可出现出血性梗死。息肉表面常有出血坏死，有时有溃疡，覆盖着肉芽组织。息肉亦可感染。

（二）组织细胞学形态

子宫内膜息肉是内膜表面的良性细小突起组织，由分布不规则的内膜腺体和间质组成。一般包括 3 部分：少量致密的纤维结缔组织组成的间质、管壁较厚的血管及子宫内膜腺体。息肉内常见单纯型或复杂型增生，伴或不伴有整个子宫内膜增生。有资料显示，70.3% 的内膜息肉是良性，11.4% ~ 25.7% 合并子宫内膜单纯性或复杂性增生，3.1% 有非典型增生，恶性占 0.8%。

（三）分类

子宫内膜息肉的分类方法较多，可根据组织结构、对激素的反应及细胞来源等进行分类。根据组织结构和细胞成分的不同，子宫内膜息肉可分为单纯性子宫内膜息肉、混合性子宫内膜息肉、恶性子宫内膜息肉和蜕膜与胎盘息肉。

1. 根据对卵巢激素的反应。可将息肉分为两大类

(1) 由未成熟子宫内膜组成：这种内膜息肉的腺体常停留在静止期、增生期或简单型增生过长的状态。有时腺体集聚很密，呈复杂型增生过长，上皮细胞也可以有异形现象，出现不典型增生过长，而其周围正常的内膜可为分泌反应。尽管激素有周期性变化，但这类息肉对孕激素没有反应，仅持续地呈现对雌激素的反应。大部分内膜息肉系属此类。

(2) 由功能性内膜组成：这种内膜息肉对雌激素、孕激素都有反应。其形态变化与周围正常内膜相同，有周期性改变，在经前期呈分泌反应，在月经期可以脱落。这类息肉占 20% 左右。

2. 根据息肉的组织学类型，可分为腺性、腺囊性、腺瘤性和纤维性四种

(1) 腺性息肉：外表像正常子宫内膜。间质是疏松纤维，腺体没有囊性扩大，是从基底层生长而来，在分泌期内膜腺性息肉分泌旺盛，容易辨别出来。在间质中有厚壁的血管从基底层发出。

(2) 腺囊性息肉：此型息肉与囊性增殖的腺体变化在各方面都是相似的，只是前者的

间质纤维化程度比后者更甚。

(3) 腺瘤性息肉：子宫内膜肌瘤样息肉 (MP) 是内膜息肉中的少见类型。构成息肉的子宫内膜腺体呈腺瘤性增殖，显微镜下可见腺体高度增生，数目明显增多，呈背靠背现象。间质明显减少。腺上皮呈复层或假复层排列，或呈乳头状突入腺腔。单一息肉有腺瘤样增殖的预后较好，不必过多担心。但是弥漫性的腺瘤增殖的预后则不佳，需要认真对待。

(4) 纤维性息肉：代表腺体息肉退化的形式，多发生于老年妇女，与萎缩性子宫内膜相近。一般腺体很少甚至没有，间质含有密集胶原的纤维束，并含有平滑肌，表示这些息肉是来自基底层的局部增殖。血管丰富像是子宫内膜表层中薄壁毛细血管，或者像厚壁腔窄的螺旋小动脉。

我国郭东辉 (1991 年) 对 92 例子宫内膜息肉作临床病理分析，来源于不成熟内膜者占 65.0%，成熟性内膜者占据 27.0%，腺肌瘤样息肉 (息肉中混有平滑肌) 占 8%。有增生过长者占 70%，周围内膜正常者占 59.4%，异常者占 39.1%。

(四) 特殊组织类型的息肉

1. 纤维上皮性息肉

长于宫颈阴道部分，在鳞柱上皮交界处，直径不超过 2cm，表面为鳞状上皮，间质为结缔组织，有扩张血管或血管增生，表面上皮可以角化过度或溃疡形成。

2. 胶质息肉

为宫颈息肉样肿块，内有神经胶质细胞和组织。患者有不久前或 2 年前流产史，因此认为是胎儿脑组织在刮宫时机械地种植于宫颈或宫体，有的伴有软骨和蜕膜组织。胶质细胞成熟，间质内有浆细胞、淋巴细胞浸润。也有局部切除后复发，但无转移。

3. 肌腺瘤

肌腺瘤长在宫颈壁，由纤维结缔组织、平滑肌组织和腺体混合组成，肿瘤直径可达 5cm，可有蒂悬挂于宫颈外口，因此要与巨大息肉相区别。但一般来讲子宫内膜息肉体积较小，其形态多与宫腔形状相似，而肌腺瘤多为球形，体积较大，故两者比较容易鉴别。此外息肉无平滑肌成分。体积大而有水肿的肌腺瘤要与恶性中胚叶混合瘤相区别。

4. 子宫不典型息肉状腺肌瘤

Mazur1981 年报道了 5 例少见的内膜息肉状肿瘤，肿瘤含有不典型的内膜腺体。周围为平滑肌组织，称之为不典型息肉状腺肌瘤。此后 Hertig 及 Gore 等报道同样类型的肿瘤，被称为分化好的肌腺瘤。Young 等 1985 年收集此类病例 27 例，对其作了较为全面的报道。

临床表现：患者较年轻，自 21 ～ 53 岁。主要症状是不规则阴道出血或月经过多，有时在宫颈口有肿物坠出。

肉眼形态：肿瘤大多来自子宫下段。颈管内及宫体部偶尔可见，直径 0.1 ～ 6cm(平均 1.9cm)。在切除的子宫中见到肿瘤呈息肉状，界限明显，分叶状，切面坚韧，色黄棕或灰白。

组织形态：这类肿瘤由内膜腺体及平滑肌组织两种成分混合而成，后者常生长活跃，腺体具有各种结构及细胞不典型，在有些肿瘤中可出现细胞严重不典型，因此而被误认为内膜腺癌。90% 的肿瘤有鳞状细胞化生，严重时可充塞腺腔。间质为平滑肌细胞，大部分为良性形态。少数可有轻至中度的核不典型，分裂象偶见，但少于 2/10HPF。在刮宫的标本中常混有增生期或分泌期内膜，也可有各类增生过长，或与内膜癌并存。

三、诊断及鉴别诊断

诊断性刮宫、宫腔声学造影、子宫碘油造影、宫腔镜等均有助于诊断宫腔内疾病。

(一) 诊断性刮宫及病理学诊断

传统诊断子宫内膜息肉的方法是通过诊断性刮宫及组织病理学检查。但事实证明此法的敏感性及特异性均较低。其原因之一是诊断性刮宫有很大的盲目性，尽管有些术者经验丰富，刮宫时能够"感觉"到有占位性病变，但却无法取出。而且刮宫本身也不可能将内膜组织全部刮出送检，文献报道刮宫的漏诊率可达 10% ~ 35%。原因之二是组织病理学诊断只能依靠送检的标本，如标本取材不全或破坏了其原有的组织形态，病理医生则很难据此做出正确的诊断。因此，子宫内膜息肉的发病率究竟有多高很难估计。Scott(1953 年) 报道子宫切除标本的息肉发生率为 2% ~ 8%，而 Speert(1949 年)、McBride(1954 年) 报道绝经两年以上的女性尸检的子宫息肉发生率为 15%。但实际的发病率可能远远要高于此数。不少专家在对异常子宫出血的患者进行宫腔镜检查时发现，子宫内膜息肉所占比例在 14.3% ~ 26.6%。

病理诊断子宫内膜息肉的依据是间质纤维化、胶原化及有成簇的厚壁血管。一般来讲，送检标本三面都被有上皮的碎片内膜，多为息肉。但并非绝对，因有时分泌期水肿的内膜或增生过长的内膜，可呈息肉状生长而不是真性息肉。内膜息肉的腺体常扩大，轮廓不规则。如在碎片中见到此类内膜，可提示为内膜息肉。

在切除的子宫中，可见内膜息肉呈赘生物样向宫腔突出。较大的息肉在刮宫时能感觉到，肉眼也能辨认。但对被刮碎的内膜息肉，混有内膜碎片的则往往不易诊断。

(二) 超声及子宫碘油造影

腹部或阴道超声检查仅能见宫腔内的实质占位，难以与子宫肌瘤鉴别，而且很难发现直径< 3mm 的宫腔息肉，敏感度不如宫腔镜检查。对于子宫内膜息肉和子宫内膜增生的鉴别，阴道超声对于绝经前妇女有一定的局限性，对绝经后的妇女，由于子宫内膜变薄，效果较好。子宫碘油造影是更为有效的诊断手段，它与常规的子宫超声结合应用，可在无宫腔镜时用以筛查。

(三) 宫腔镜检查

宫腔镜技术是近年来开展的一项先进的妇科诊疗手段，能直接观察宫腔内病变，初步确定病灶部位、大小、外观、范围并能准确获取病变组织，特别在患者反复出血，应用其他各种检查方法仍不能做出诊断时，宫腔镜检查可利用其直观及准确的活检，明确宫腔内的病变，故是诊断宫腔病变的金标准。宫腔镜检查使对子宫内膜息肉的发现率更接近实际的发病率。采用宫腔镜检查不但可以发现子宫内膜息肉的位置、大小和蒂的粗细，而且还能在直视下切除息肉，或定位后行卵圆钳夹取或刮匙刮取子宫内膜息肉。并能完全彻底摘除。此法虽可能破坏了息肉的完整形态，病理无法据此做出诊断，但作者认为对子宫内膜息肉的诊断应以宫腔镜检查为主。

Veeranarapanich 对 165 例患者分别进行宫腔镜检查和诊刮送病理（诊刮前后均做宫腔镜检查）。以病理结果作为诊断标准，宫腔镜诊断准确率 82.1%，敏感性 92.59%，特异性 78.98%，阳性预测值 46.29%，阴性预测值 98.19%，假阳性 17.57%，假阴性 1.21%。提示宫腔镜有较高的敏感性，但阳性预测值较低。这是因为较小的子宫黏膜下肌瘤和内膜息肉有时在外观上难以鉴别，造成宫腔镜漏诊。因此，应配合清宫、病灶切除或者活检，送病理检查，以进一步明确诊断。Kim 认为不育患者如果合并子宫内膜异位症，即使宫腔碘油造影和阴道 B 超没有发现内膜息肉，仍有 10% 的患者合并息肉。因此，宫腔镜检查是不孕患者一项必要的检查。进行宫腔镜检查时应注意观察息肉的形状、色泽、表面特征、血管分布及生长部位。

形状：多为椭圆形、舌形、圆形、柱状或形状不规则。因组织柔软，蒂细的息肉在膨宫液中常随液体的流动而漂动。息肉通常在月经期并不排出，刮宫时偶尔也可以刮不到。所以，有时可以长得很大，甚至充满整个子宫腔。

色泽：息肉的色泽一般与子宫内膜的颜色相近，但亦与息肉的组织结构、有无合并感染和充血坏死有关。可为白色、粉红、紫红、黄褐色或黄色。如息肉较大，尖端缺血或充血坏死时，局部可表现为紫红或深红色。

表面特征：因子宫内膜息肉表面覆盖的是子宫内膜，一般较平滑，有光泽。如内膜有周期性变化，在分泌期还可见点状的腺体开口。如息肉充血为红色时，白色的腺体开口散布于表面酷似草莓。

血管：营养息肉的毛细血管一般呈树枝状分布，形态规则，无断裂出血。透过菲薄的表面内膜，血管形态常清晰可见。

常见部位：息肉可在宫腔各处生长。但更常见于子宫底及子宫角处。有报道宫腔镜检查右侧壁及前壁的子宫内膜息肉约占 49.5%。

（四）鉴别诊断

应强调宫腔镜下息肉样变化并不等于子宫内膜息肉。事实上，息肉这一术语与其说是病理学词汇，不如说是临床诊断。息肉是一个向腔内生长的带蒂的肿物，并无组织学特征。如肌瘤可以呈息肉样生长，癌或肉瘤也如此。息肉可以单发或多发；体积可以很小亦可大到充满宫腔，有时由于过大而使宫腔镜难以一下观察到全貌；瘤蒂可以很短亦可长到能伸出宫颈管或阴道；息肉表面可能光滑或粗糙。总之，息肉可呈现形形色色的外表形态，也可以具有多种多样的组织结构。但临床最常见的还是子宫内膜息肉。因此，在宫腔镜下子宫内膜息肉还应与下列疾病鉴别。

1. 子宫内膜增生过长

事实上，子宫内膜息肉系子宫内膜局限性增殖的结果。若整个宫腔的子宫内膜均对雌激素的持续刺激敏感，则表现为内膜增生过长，水肿肥厚，但多厚薄不均。在宫腔镜下常表现为多发性息肉样形式。富有光泽，呈粉红、黄红或苍白色。遍布在息肉表面的腺体开口清晰可见，有时呈"蜂窝"状或酷似"火山口"。表面血管分布丰富，有时似"筛网"。所以检查时容易引起出血。

2. 子宫黏膜下肌瘤

有时当小型的黏膜下子宫肌瘤整个瘤体都凸向宫腔时，看起来也像息肉，但通常多为球形，表面覆盖的内膜较薄，并可见到扩张的血管网，基底较宽或瘤蒂较硬。如果此时不易与子宫内膜息肉区别，刮宫可以协助诊断。在刮掉覆盖在肌瘤表面的子宫内膜后，环形的平滑肌束则可显现出来。此外，刮宫时还可感知肿物的质地，肌瘤较硬，而内膜息肉则较柔软。

3. 子宫内膜癌

此病的发生率虽然较低，但应予以高度重视。息肉虽然很少癌变，但子宫内膜腺癌呈息肉样方式生长却较常见。息肉样的子宫内膜癌多表现为粗糙糟脆，凹凸不平，表面常有坏死组织覆盖。有些区域的癌组织可呈天鹅绒状，色泽多灰白而无光泽。此外，在某些部位还可见到粗大弯曲的血管，走行极不规则或呈襻状结构。

4. 正常分泌期子宫内膜

由于子宫内膜存在特殊的周期性变化，在分泌晚期肥厚水肿凸向宫腔很像息肉，缺乏经验的医生在此时检查很易得出错误诊断。所以合适的检查时机应选在增生早期。此时内膜较薄，血管较少，容易膨宫，易获得最佳影像，从而提高诊断的准确率。

5. 残留的妊娠组织

此类患者多有大月份流产或中期引产病史。宫腔镜检查可见残留的胎盘组织形态多不规则，色泽苍白或黄褐色，质地较硬，无内膜息肉形态柔软之感。

（五）宫腔息肉样病灶

宫腔息肉样病灶泛指以息肉样形式存在于子宫腔内的占位性病变，是引起子宫异常出血最常见的病因。宫腔息肉样病灶包括子宫内膜息肉、子宫内膜增生过长、带蒂的黏膜下子宫肌瘤、子宫内膜癌及胎盘息肉等，其中以子宫内膜息肉最为常见。

宫腔息肉样病灶分型如下。

1. 根据生长形态分型

根据息肉的生长形态，可将其分为细蒂和广蒂样息肉两种类型。细蒂息肉顾名思义息肉根部较细，在膨宫液中可随之漂动；广蒂息肉瘤蒂根部较粗，与瘤体直径基本一致，有时难与子宫黏膜下肌瘤区别，需靠组织病理确诊。

2. 根据组织类型分型

(1) 子宫内膜息肉：又可根据其对雌、孕激素的反应分为功能性和非功能性两大类。

(2) 子宫内膜增生过长：该病常以多发性息肉样形式存在，息肉多为广蒂，似山丘样凸向宫腔。

(3) 带蒂黏膜下小肌瘤：一般来说，黏膜下肌瘤易与子宫内膜息肉鉴别。但当其呈长椭圆形带蒂凸向宫腔时，很难与柱状生长的子宫内膜腺肌瘤性息肉鉴别。

(4) 息肉样生长的子宫内膜癌：其形态多不规则，有可呈菜花样生长。

(5) 妊娠组织残留：胎盘或绒毛组织残留形成的息肉形态多不规则，组织僵硬，与宫壁粘连较紧。

四、治疗与预防

宫腔镜是子宫内膜息肉诊断及治疗的最佳选择已成为不争的事实。

(一) 宫腔镜微创治疗内膜息肉

1. 术前准备

(1) 明确病灶性质：由于宫腔息肉样病灶仅仅是一种形态学描述，不能代表其组织病理学特征，故在进行病灶切除之前应尽量明确其病理性质。排除恶性。避免误治或过治。可通过宫腔镜检查、诊断性刮宫、超声等检查手段明确诊断。

(2) 药物准备：一般来讲，功能性子宫内膜息肉、子宫内膜增生过长等经过 $2 \sim 3$ 个月的药物治疗，病灶可明显缩小，内膜变薄，有利于手术操作并可减少术中出血。

2. 手术器械

(1) 宫腔镜、检查镜或电切镜。

(2) 刮匙等妇科常规诊刮用器械。

(3) 小头带齿卵圆钳。

3. 麻醉和体位

(1) 麻醉：如估计手术操作简单，一般不用麻醉。若估计手术时间较长，操作复杂者可考虑做快速全身麻醉，如静脉滴注异丙酚等。

(2) 体位：膀胱截石位。

4. 手术方式

(1) 息肉切除术：

1) 旋拧法：适用于细蒂息肉。

操作方法：先经宫腔镜或 B 超定位；然后用刮匙对准息肉部位进行刮取，也可用长弯止血钳或小头卵圆钳进入宫腔夹住息肉顺时针旋转数周将其拧下；最后用宫腔镜检查宫腔有无残留及出血。细蒂息肉一般出血较少，如有活跃性出血可用滚球电极电凝止血。

2) 根切法：适用于广蒂息肉。

操作方法：在宫腔镜直视下用环状电极或针状电极从息肉根部将其切除；亦可用息肉切割环套住息肉根部，缩紧圈套将其切除。广蒂息肉因创面较大容易出血，故应充分电凝残端彻底止血。

3) 分块切除法：适用于体积较大或位于宫底不易操作的息肉。

操作方法：在宫腔镜直视下用环状电极从息肉顶端或中间部位将息肉分割成数块，直至将其全部切除。

(2) 子宫内膜切除术：主要适用于子宫内膜增生过长。当其以多发性息肉样方式生长时，手术除要切除息肉外，还应切除子宫内膜至基底层，减少术后复发的机会。此术仅适用于不再需要生育的患者。

5. 注意事项

(1) 观察出血：如为单纯带蒂息肉切除，术后出血一般较少。数天即可自行停止。如为广蒂息肉或多发息肉切除，术后出血时间相对延长。但如持续出血超过1周。应考虑子宫腔内创面愈合不良，有可能合并局部感染，故应加用抗生素。

(2) 抗炎治疗：不作为常规用药。如宫腔创面较大，可选择广谱抗生素预防感染。

(3) 休息：视手术范围及损伤程度酌情处理。不作为常规安排。

(4) 对症处理：根据息肉的组织学类型决定下一步治疗。如为子宫内膜增殖症，术后还应酌情进行药物治疗；如为息肉型子宫内膜癌，则应选择手术治疗。

(5) 定期随访：息肉切除后常规定期随访。随访时间可在术后3个月开始，每年复查1次。检查方法可选择超声或检查性宫腔镜。

(二) 子宫内膜息肉的预防

由于子宫内膜息肉病因及发病机制不详，无法从根源上预防，因此它有易于复发和再生的倾向。但目前有些措施可以减少或延缓子宫内膜息肉的复发，其理论依据主要取决于息肉的组织病理学类型。

1. 药物

部分子宫内膜息肉系子宫内膜单纯性增生过长所致，故应用甾体类激素可在用药期间抑制子宫内膜增生，在一定程度上延缓息肉的复发。如避孕药、孕激素类、GnRH-a类药物等。缺点是此类药物不能长期应用，停药后仍会复发。

2. 左炔诺孕酮

左炔诺孕酮宫内缓释系统 (LNG-IUS) 商品名为曼月乐。外观似 "T" 形宫内节育器，在其纵形管内含有 52mg 左炔诺孕酮，在储蓄库表面有一层特制的控释膜，每天直接向宫腔内释放微量的左炔诺孕酮 20μg，5 年后释放完毕。

因左炔诺孕酮在子宫腔内局部释放，直接作用于子宫内膜，可使其萎缩变薄，长期抑制内膜生长而使月经血量减少甚至闭经、起到治疗功能性子宫出血和痛经的作用。从理论上讲，放置曼月乐后子宫内膜萎缩变薄，生长内膜息肉的可能性会大大减少。

由于曼月乐是每天恒定释放微量的左炔诺孕酮，其在子宫内膜组织的浓度是血浆浓度的 8000 倍，因此局部效应高，全身吸收极少，有助于规避全身不良反应。

由于曼月乐在临床应用的时间较短，其预防子宫内膜息肉的效果如何尚需大样本长期随访证实。

第三章　出生缺陷的筛查和预防

出生缺陷是指因遗传、环境或遗传与环境共同作用，使胚胎发育异常引起的个体器官结构、功能代谢和精神行为等方面的先天性异常。因此出生缺陷可能在胎儿出生时即有临床表现，也可能在出生后多年才发病。我国是出生缺陷高发国家，其发生率为 4%～6%，它是围生儿、婴幼儿发病与死亡的主要原因，也是成年残疾的重要原因。努力提高出生人口素质，降低出生缺陷的发生率是我们面临的重要任务。

根据出生缺陷干预措施采取的时间不同，可分为三级干预：一级干预指在妊娠前采取干预措施，预防出生缺陷胚胎、胎儿的形成；二级干预指在妊娠期胎儿能够存活前，阻止严重缺陷儿活产分娩；三级干预指在胎儿娩出后，采取措施预防缺陷儿发病。

第一节　受孕前咨询和出生缺陷的一级预防

受孕前咨询包括婚前咨询和婚后孕前咨询。咨询内容不但包括遗传咨询，即由医学遗传学专业人员或咨询医师对咨询者家庭中遗传性疾病的发病原因、遗传方式、诊断、预后、发病风险率、防治等问题予以解答，并对其婚育问题提出建议与指导；而且还包括遗传病以外的健康咨询，即对计划妊娠的夫妇提出健康促进的生活方式，对患疾病的夫妇评估该病对婚育的可能影响，提出处理意见等。其目的是通过受孕前咨询，实现一级干预来减少缺陷胚胎的形成。

一、婚前咨询

通过询问病史、详细体格检查、必要时进行家系调查和家谱分析，提出对结婚、生育的具体指导意见。这是防止子代出生缺陷的第一站。对影响婚育的先天性畸形、遗传性疾病或感染性疾病，按暂缓结婚、可以结婚但禁止生育、限制生育和不能结婚 4 种情况处理。

（一）暂缓结婚

性传播性疾病须等治愈后再结婚；急性传染病控制之前暂缓结婚；影响结婚的生殖道畸形在矫正之前，暂缓结婚。

（二）可以结婚但禁止生育

(1) 男女一方患严重常染色体显性遗传病，目前尚无有效治疗方法，而产前正确诊断困难者。

(2) 男女双方均患相同的常染色体隐性遗传病，如男女均患白化病，若致病基因相同，其子女发病概率几乎是 100%。

(3) 男女一方患严重的多基因遗传病，如精神分裂症、躁狂抑郁型精神病、原发性癫痫等，又属于该病的高发家系，后代再现风险率高。

（三）限制生育

对产妇能做出准确诊断或植入前诊断 (PGD) 的遗传病，可在确诊后，选择健康胎儿继续妊娠，或选择正常胚胎移植。对产前不能做出诊断的 X 连锁隐性遗传病，可进行性别诊断，选择性生育。

（四）不能结婚

(1) 直系血亲和三代以内旁系血亲。

(2) 男女双方均患有相同的遗传病，或男女双方家系中患相同的遗传病。

(3) 严重智力低下，生活不能自理，男女双方均患病无法承担养育子女的义务，其子女智力低下概率也大，故不能结婚。

二、婚后孕前咨询

指导计划怀孕的夫妇在双方身心健康、家庭及工作环境良好的状况下妊娠。在详细询问病史及体格检查后，评估夫妇双方健康状况，对病人提出治疗建议，对未发现明显疾病者指导落实健康促进措施。

(1) 本人或家族中有不良孕产史，如畸胎史、死胎死产史、习惯性流产或早产史等，应尽可能查明原因。如一对 α 地中海贫血高发区的夫妇曾怀孕过严重水肿的胎儿，在下次妊娠前，应确定夫妇双方是否为 α 地中海贫血疾病基因携带者，明确诊断后，在下次妊娠时可进行 PGD，避免再次怀孕患儿。

(2) 患心脏病、高血压、慢性肾炎、糖尿病、甲亢、自身免疫性疾病的计划妊娠妇女，应确定疾病类型、疾病的控制情况、评价目前器官功能状况、能否胜任妊娠，以及所用药物对未来妊娠的影响等。

(3) 患结核、梅毒、急性病毒性肝炎等传染病的计划妊娠妇女，应积极治疗，康复后再妊娠。一些病毒原发感染时应在获得保护性抗体后再妊娠。对免疫接种可获得终身免疫的某些病原体如风疹病毒，提倡婚前即接种疫苗。

(4) 患生殖器官肿瘤，如卵巢肿瘤应先手术明确肿瘤性质，如为良性则剥除肿瘤后再妊娠，以减少妊娠期的并发症。宫颈上皮内瘤样病变应根据其严重程度决定是否需作相应处理后再妊娠。

(5) 改变不良的生活方式，如戒烟、控制饮酒。众多研究表明妊娠期吸烟与出生缺陷、低体重儿有关；胎儿及新生儿乙醇综合征对其将来的神经系统发育和精神行为有不良影响。

(6) 避免有害有毒物质接触，如从事某种职业长期接触铅、镉、汞等有毒重金属元素者，应注意体内有无蓄积，待这些物质排泄至正常水平后再考虑妊娠。

(7) 补充叶酸或含有叶酸的多种维生素，循证医学的证据表明，孕妇在妊娠前以及妊娠早期补充叶酸或含叶酸的多种维生素可明显降低神经管畸形的风险，也可减少脐膨出、先天性心脏病等发病风险。目前我国已在妊娠早期免费推广补充 0.4mg/ 片的低剂量叶酸至妊娠 8 周。

孕前咨询除详细询问病史、体格检查外，可考虑进行必要的实验室检查，如血常规、尿常规、ABO 及 Rh 血型、肝功能、乙肝病毒标志物、梅毒血清学检测、艾滋病抗体检测、胸片等以帮助评估健康状况。

三、咨询注意事项

(1) 对咨询者应做到"亲切、畅言、守密"，医务人员要有责任心、同情心，要热情，取得咨询者及其家属的信任与合作。

(2) 谈话时应避免刺激性语言，避免伤害咨询者的自尊心。实事求是地解答问题。

(3) 对遗传性疾病估算再发风险。只能表示下一代发病概率，要依靠产前诊断来回答下一个孩子是否发病。

(4) 应建立个案记录，以便查找，以利于再次咨询时参考。

第二节　产前筛查

产前筛查是通过母血清学、影像学等非侵入性方法对普通妊娠妇女进行筛查，从中挑选出可能怀有异常胎儿的高危孕妇进行产前诊断，以提高产前诊断的阳性率，减少不必要的侵入性产前诊断。因此，产前筛查必须满足以下条件：

(1) 为疾病而筛查，禁止为选择胎儿性别进行性别筛查。

(2) 该疾病在筛查人群中具有较高的发病率且危害严重。

(3) 能为筛查阳性者提供进一步的产前诊断及有效干预措施。

(4) 筛查方法无创、价廉。易于为被筛查者接受。产前筛查是出生缺陷二级干预的重要内容。

评估筛查试验优劣的主要指标有：敏感性、特异性、阳性预测值、阴性预测值，还有合理的成本 / 效益比。其中，敏感性和特异性是反映检测方法有效性的指标，敏感性为病人检测结果阳性的概率，特异性为非患病者检测结果阴性的概率；阳性预测值为检测结果阳性者中患病的概率，阴性预测值是检测结果阴性者中非患病的概率，两者均为评价实用性的指标，它们除与筛查方案有关外，还与发病率有关。筛查的综合评价指标是阳性似然比，即患病人群试验呈阳性的概率与非患病人群呈阳性概率的比；阳性试验优势比即已知筛查阳性，根据阳性预测值计算的患病概率与不患病概率之比。因为产前筛查面向普通孕妇群体，其方案必须符合卫生经济学原则。

目前在临床成熟应用的筛查方法有胎儿非整倍体的早、中孕期母血清学筛查及胎儿结构畸形的超声影像学筛查。

一、胎儿非整倍体产前筛查

(1) 母血清学筛查是最常用方法，早孕期常用指标为游离绒毛膜促性腺激素 B 亚单位 (free-βhCG)、妊娠相关血浆蛋白 -A；中孕期为甲胎蛋白 (AFP)、hCG、游离雌三醇 (uE3)、抑制素 A 等，根据孕妇血清中上述标志物高低，结合孕妇年龄、孕周、体重等综合计算出胎儿 21 三体和 18 三体的发病风险，中孕期还可筛查出胎儿开放性神经管缺陷的风险。因孕妇上述标志物的血浓度随孕龄而改变，故风险计算一定要参照准确孕龄，常用早孕期胎儿头臀长计算孕周作为参照。

(2) 超声测量胎儿颈项后透明层厚度 (NT)，通常在妊娠 $11 \sim 13^{+6}$ 周 (胎儿 CRL 为 $45 \sim 84mm$) 时进行。非整倍体患儿因颈部皮下积水，NT 增宽，常处于相同孕周胎儿第 95 百分位数以上。该技术质控要求高，如果结合母血清 PAPPA、f-βHCG 检测，可进一步提高检出率、降低假阳性率。

随着母血浆 (清) 中胎儿游离 DNA 富集技术以及新一代测序技术的飞速发展与联合应用。孕 12 周后采母血产前检测胎儿 21、18、13 三体及性染色体异常，准确率可达 $70\% \sim 99\%$。该技术称无创产前检测，但目前检测价格昂贵，尚不适合低危孕妇的产前筛查。

二、胎儿结构畸形筛查

胎儿结构畸形涉及机体所有器官，占出生缺陷的 $60\% \sim 70\%$。超声筛查是最常用的方法，多数胎儿畸形超声下可发现：①正常解剖结构的消失；②梗阻后导致的扩张；③结构缺陷形成的疝；④正常结构的位置或轮廓异常；⑤生物测量学异常；⑥胎动消失或异常。

(一) 妊娠早期超声影像学筛查

除 $11 \sim 13^{+6}$ 周胎儿 NT 测量外，部分无脑儿、全前脑、脊柱裂等畸形可在早中期妊娠时被发现。

(二) 妊娠中期超声影像学筛查

检测孕周通常为 18 ～ 24 周，此时胎动活跃，羊水相对多，胎儿骨骼尚未钙化、脊柱声影影响小，便于多角度观察胎儿结构。胎儿结构筛查在胎儿头面、颈、胸、腹及脊柱、四肢均有规定的检查内容；还包括胎盘、脐带的检查。中孕期结构筛查由经过培训合格的超声师或产科医师进行。不断提升一线检查者技术水平是提高检出率的关键。

第三节　产前诊断

产前诊断是指在胎儿期应用各种检测手段，诊断其有无明显畸形、染色体病甚至基因病等遗传综合征。为宫内治疗或选择性终止妊娠提供依据。

一、产前诊断的对象

(1) 夫妇一方为染色体平衡易位者。

(2) 生育过染色体异常胎儿的孕妇。

(3) 产前筛查确定的高风险人群。

(4) 生育过开放性神经管缺陷、唇裂、腭裂、先天性心脏病儿者。

(5) X 连锁隐性遗传病基因携带者。

(6) 夫妇一方有先天性代谢疾病，或已生育过病儿的孕妇。

(7) 在妊娠早期接受较大剂量化学毒物、辐射或严重病毒感染的孕妇。

(8) 有遗传病家族史的孕妇。

(9) 有反复原因不明的流产、死产、畸胎和有新生儿死亡史的孕妇。

(10) 本次妊娠羊水过多、疑有畸胎的孕妇。

(11) ≥ 35 岁的高龄孕妇。近年一些国家已不再对这类孕妇常规侵入性产前诊断，而是先筛查，计算风险后决定是否侵入性产前诊断。

二、产前诊断常用方法

(1) 胎儿结构检查超声影像是最常用的检查方法，包括超声二维、三维、实时三维成像、彩色多普勒、脉冲多普勒等，对筛查怀疑胎儿结构异常者进一步检查。也常需磁共振辅助诊断。

(2) 染色体核型分析利用绒毛、羊水或胎儿血细胞培养，检测染色体核型。

(3) 基因检测利用胎儿 DNA 分子杂交、限制性内切酶、聚合酶链反应 (PCR)、测序技术等检测基因序列有无异常；目前基于芯片的比较基因组杂交技术在产前诊断中广泛应用，二代测序技术在该领域的应用也初见端倪。

(4) 基因产物检测利用羊水、绒毛或胎儿血液检测特定的蛋白质、酶和代谢产物，用于确定胎儿某些代谢疾病。

（三）产前诊断的疾病

(1) 染色体病包括染色体数目和结构异常。染色体数目异常有多倍体和非整倍体。染色体结构异常以缺失、重复、倒位、易位常见。患染色体病的胎儿可死于宫内，反复流产，或体格 / 智力发育异常。早期自然流产中染色体异常约占一半。

(2) 性连锁遗传病以 x 连锁隐性遗传病居多，如红绿色盲、血友病等。致病基因在

x 染色体上，携带致病基因的男性发病；携带致病基因的女性为携带者，生育的男孩 50% 是病人，50% 为健康者。因此，在无法诊断疾病基因时，可根据性别考虑是否终止妊娠。性连锁隐性遗传病的男性病人与正常女性婚配，生育的男孩不会患病，生育的女孩均为携带者。

(3) 先天性代谢缺陷病多为常染色体隐性遗传病。因基因突变导致某种酶缺失。引起代谢抑制、代谢中间产物累积而出现临床表现。除少数几种疾病在出生早期能通过饮食控制法（如苯丙酮尿症）或药物治疗（如先天性甲状腺功能减退）使其不发病外，多数尚无有效治疗方法，故进行产前诊断极为重要。

(4) 先天性胎儿结构畸形包括全身各器官的结构异常。如先天性心脏病、唇腭裂：开放性神经管缺陷及骨骼异常等，胎儿结构畸形染色体核型不一定异常。

四、染色体病的产前诊断

染色体病的产前诊断主要依靠细胞遗传学方法，即细胞培养、中期染色体显带、核型分析。近年，分子核型分析技术快速发展，基因芯片检测染色体微缺失或扩增等结构异常已成为常用手段。常用的检测样本及合适采样时间如下：

（一）羊水细胞

制备染色体羊水穿刺最佳时间为妊娠 17～21 周，此时羊水量相对多，活细胞所占比大，培养容易成功。

（二）绒毛制备

染色体绒毛采样最佳时间为妊娠 9～12 周，培养时间相对短。因约 1% 绒毛染色体出现嵌合核型，而胎儿核型正常即所谓"自救"，故绒毛核型为嵌合体时，最好在妊娠中期再行羊水培养。

（三）胎儿血细胞培养制备

染色体妊娠晚期常用胎儿血样本，主要用于胎儿血红蛋白病的诊断。

五、性连锁遗传病的产前诊断

过去对性连锁遗传病因不能诊断疾病基因。需确定胎儿性别，决定是否继续妊娠目前高通量测序技术使疾病基因分析成为可能，使性连锁遗传病产前诊断水平提升。

六、基因病的产前诊断

如有先证者。明确疾病基因及其产物，利用胎儿细胞扩增目的基因进行 DNA 序列分析。如高度怀疑但不确定目的基因者可用全基因组测序技术。

七、胎儿结构畸形

目前主要通过超声、彩色多普勒、磁共振等对胎儿结构畸形进行诊断。然而，这一技术"发现与识别异常"难度较大，加上"发育"因素影响，故常需经验丰富者利用高分辨超声诊断仪动态观察,即使如此,还有一定的误诊、漏诊率。因此检查前应向孕妇及家属说明产前诊断的局限性,在知情同意基础上检查。此外,当前对绝大多数先天畸形还不能进行病因诊断。

第四节 卵巢恶性肿瘤的生物治疗

对于卵巢恶性肿瘤的生物治疗,目前仍处于临床前研究及小范围的试用阶段,主要用于复发难治患者的姑息性治疗。免疫治疗中以 DC/肿瘤融合细胞疫苗和 DC-CIK 过继免疫细胞治疗效果较好,国内临床研究表明,采用 DC-CIK 联合常规放化疗治疗 30 例卵巢癌患者,5 年存活率及无病生存率均有明显提高。

分子靶向治疗作为一种特异性的治疗方法,具有副作用小、耐受性好、可长期使用等优点,将在卵巢癌的治疗中发挥越来越重要的作用。在 ICON7 及 GOG0218 两项大型随机对照 III 期研究中,表明上皮性卵巢癌一线治疗使用贝伐珠单抗联合标准化疗后持续贝伐珠单抗单药维持治疗,可延长卵巢癌患者的无疾病进展时间,分别为 19.0 个月 vs17.3 个月、14.7 个月 vs10.6 个月。另外有多项 II 期临床试验结果表明,使用 EGFR 单抗或小分子 TKI 联合常规化疗治疗持续性和复发性卵巢癌,总体有效率及疾病控制率均有明显提高。多靶点 TKI 索拉非尼在体外及 I 期、II 期的临床试验中,均表现出了较好的疗效,临床获益率可达 40%～60%。此外,还有 PPAR 抑制剂、COX-2 抑制剂等靶向治疗正进行早期临床试验,有良好的应用剂量。

综上所述,生物治疗正在成为卵巢癌治疗的重要辅助手段之一,并逐渐显示出其独特的优越性。由于大多基因治疗目前仍处于实验室研究或初期临床试验阶段,目前在临床中免疫治疗及靶向药物治疗的地位显得尤为突出,相信随着进一步临床试验的开展,生物治疗会成为卵巢癌患者综合治疗中重要的一部分。

第五节 孕期用药

孕妇在妊娠期可能因并发各种疾病而使用药物。由于妊娠期特殊性,孕妇药代动力学有所不同;药物也可能通过胎盘屏障,对胚胎、胎儿产生影响。

一、妊娠期母、儿药物代谢动力学的特点

孕妇体内孕激素、松弛素大量增加使胃肠蠕动减慢,胃排空时间延长,故口服药物

达峰时间延迟，如果早孕期呕吐，则口服药物吸收不完全；妊娠期雌激素水平的增加，胆汁在肝脏淤积，也可使药物在肝脏的廓清速度下降；由于妊娠期血容量增加以及胎儿胎盘循环的建立，使孕妇的药物分布容积增加，如果与非妊娠期相同剂量给药，孕妇血药浓度降低；又由于妊娠期血浆白蛋白有所减少，结合药物能力降低，游离药物浓度增加；妊娠期肾血浆流量、肾小球滤过率明显增加，使药物经肾脏排泄速度加快，药物半衰期缩短，故孕妇用药频率可能需增加。

胎儿吸收药物主要经过胎盘、脐静脉进入体内，一部分药物经羊膜进入羊水，胎儿吞咽羊水后胃肠道吸收药物，而药物经肾脏再排泄到羊水中，可再经胎儿的吞咽重吸收，形成羊水－肠道循环。因胎儿血液循环特点，药物在胎儿体内的分布不均匀，肝、脑分布较多，而肺则很少。由于胎儿的血浆蛋白含量明显低于成人，故未结合游离状态的药物增加，加上胎儿肝脏微粒体酶活性低，代谢药物的能力差；而且药物通过胎盘进入胎体的速度远大于通过胎盘排出的速度，故胎儿体内的药物容易蓄积。

二、药物对胎儿的影响

孕妇用药可对胎儿产生有利或有害影响。前者，如妊娠期梅毒，青霉素治疗可预防和治疗胎儿先天梅毒；后者，如早孕妇女口服沙利度胺，造成胎儿短肢畸形。本节主要讨论妊娠期用药对胎儿的安全性问题。

临床评估药物对胚胎、胎儿的安全性需要考虑的几个问题

(一) 胚胎、胎儿暴露于药物时所处的发育阶段

排卵后的 17 天内，即使暴露的药物是致畸原，存活胚胎的畸形发生率与未暴露者相似，因此时胚胎细胞为全能细胞，损伤轻者可被其他细胞替代而正常存活，损伤较重者因无法修复损伤而死亡。此时胚胎自救措施倾向于死亡而不是畸形，故致畸风险降低。受精 17 天后至 54 天，是器官形成阶段，细胞增殖、分化、迁移活跃，如胚胎受致畸原作用，易引起结构缺陷。由于各器官分化和发育迟早不一，不同时间暴露受累，畸形的器官有所不同。如人类受精后 21 ~ 40 天时，胚胎心脏发育最易受累；受精后 24 ~ 46 天四肢和眼睛易受影响；此外，由于各器官致畸敏感期有交叉，常可出现多发性畸形或综合征。受精 8 周后至分娩前，是胎儿宫内生长阶段，器官体积逐步增大，功能不断完善，致畸因子作用于胎儿，较少发生严重结构畸形，但会影响器官功能完善及生长发育受限等。

(二) 药物本身的因素

根据药物对胚胎、胎儿危害性的不同，美国食品和药品管理局 (FDA) 将药物分成 A、B、C、D、X 类，可供妊娠期用药参考：

A 类：经临床对照研究，不能证实药物对胎儿有害，此类药对胎儿安全。但品种很少。

B 类：经动物实验研究未见药物对胎儿的危害。无临床对照试验，是妊娠期使用相对安全的药物。

C 类：动物实验表明药物对胎儿有不良影响，但对孕妇的治疗作用可能超过对胎儿的不良影响，故在充分权衡利弊后，谨慎使用。

D 类：已有足够证据证明药物对胎儿有害，只有在孕妇患严重疾病。而其他药物又无效的情况下考虑使用。

X 类：各种实验证实药物会导致胎儿异常，除对胎儿造成危害外，几乎没有益处，是孕前或妊娠期禁用的药物。

妊娠期推荐使用 A、B 类，慎用 C 类，不用 D 及 X 类。

（三）药物疗程的长度

致畸原在相同致畸剂量下，急性暴露可能很少致畸，而长期慢性暴露能使致畸风险显著增加。故妊娠期用药尽可能短疗程。

（四）药物暴露剂量

通常剂量越大毒性越大。由于胚胎对有害因子较成人敏感，故当致畸因素的强度对母体尚未引起明显毒性作用时，可能已对胚胎产生不良影响。剂量受到母儿两方面多种因素的影响，包括：剂量－效应关系、阈值、药物代谢动力学特征、孕妇本身代谢状态、胎盘转运效率、胎盘上的特受体、母胎基因型、药物在胎儿体内的分布情况等。在如此复杂的情况下，很难确定个体安全剂量。胎盘对药物的转运受药物理化性质影响，分子量小、脂溶性高、血浆蛋白结合率低、非极性的药物容易达到胎儿。胎盘上有多种内源性、外源性受体表达，受体的存在增加了胎盘转运量。胎盘的生物转化作用可使某些药物的中间产物或终产物获得致畸活性，如苯妥英、利福平、抗组胺药、己烯雌酚等。也有药物经胎盘转化失活，对胎儿影响小如皮质醇、泼尼松等，而地塞米松则不经胎盘代谢直接进入胎体。

（五）遗传易感性

常见到人群在相同暴露时产生完全不同的结局，基因多态性会导致某一人群比另一人群更容易产生畸形。母胎的基因型均能影响药物的吸收、转运、代谢、分布、与受体的结合，从而影响化合物的致畸效应。但这方面的知识我们还很缺乏。

药物对胎儿的影响复杂，同一种药物的不同剂量、用药途径、用药孕周等因素的不同，对生长发育影响可以完全不同，妊娠期各种原发疾病的存在也增加了安全性评估的复杂性。暴露后是否发生不良反应，需要流行病学的研究，但可能因研究中的各种偏倚而误解。新药不断上市，其远期效应无法得到及时评价。故产科倾向于用老药。目前临床上评价妊娠期药物安全性最常用的仍然是美国 FDA 药品分类标签，但该分类比较模糊、粗糙，不能对影响程度等重要的临床情况进行评价。

第四章　产前出血

产科出血是导致全球孕产妇死亡的主要原因。世界卫生组织(WHO)2014年的报告指出，估计全球每年有358000例孕产妇死于产科并发症，其中99%都发生在发展中国家(主要集中在非洲和南亚国家)。而由各种原因导致的大量产科出血而死亡的孕产妇占到了其中的25%。在非洲和亚洲，产科出血仍占所有孕产妇死亡的30%以上。相比之下。在医疗资源发达的国家，由产科出血导致的孕产妇死亡比率较低，2006—2008年英国仅占3.4%，2006—2010年的美国占11.4%。2015年的中国孕产妇死亡比例为20.1/10万，其中城市19.8/10万.产科出血占17.9%；农村为20.2/10万。产科出血占22.5%。可见，我国目前由产科出血导致的孕产妇死亡比例仍处于较高水平，与发达国家相比仍有较大的差距。产科出血包括产前出血(APH)和产后出血(PPH)。APH原因包括前置胎盘、胎盘早剥和局部原因(例如，外阴、阴道或宫颈出血)，其中前置胎盘和胎盘早剥是导致APH最重要的原因。目前尚无APH严重程度的一致定义，并且经阴道失血量并不能代表失血总量(例如，隐性胎盘早剥)，因此在估计失血量时应结合临床表现和实验室检查进行评估。

第一节　产科出血的分类

妊娠后，孕妇为适应胎儿生长及足月分娩的需要，子宫、宫颈、阴道及外阴都会发生一系列的生理变化，产道软化、充血，血容量逐渐增加以提供充足的血供，同时为了对抗分娩过程中可能发生的出血。妊娠末期的凝血功能也有显著的改变，血液呈高凝状态。但即便如此，正常分娩情况下，从胎儿娩出至产后24h，孕妇的平均出血量亦可达300～500ml。如伴有异常情况，则可出现严重的产科出血，甚至危及孕产妇的生命安全。孕产妇的病理生理改变决定了产科出血有其明显的特殊性。

产科出血按出血发生的时间，可分为产前出血、产后出血及晚期产后出血。产前出血，发生在整个妊娠期间，其主要原因包括不完全流产、异位妊娠、胎盘疾病(前置胎盘、胎盘早剥和胎盘边缘血窦破裂等)和子宫破裂等。也有观点将产前出血进一步细分为早孕期出血和分娩前出血(即产科需处理的产前出血，发生于孕24周后至分娩前，即本章节主要内容)；产后出血是指胎儿娩出后24h内(包括产时)的出血。晚期产后出血指分娩24h后，在产褥期内发生子宫大量出血，出血量超过500ml，产后1～2周发病最常见，亦有迟至产后 6 周发病，又称为产褥期出血。

产后出血是产科出血的主要病因，占 80% 以上；孕期出血占到了产科出血的 15% 左右，其中异位妊娠是孕期出血的主要危险因素之一，占 7.6% 胎盘早剥占 4.1%，胎盘前置占 2.6%；晚期产后出血则很少见，仅占产科出血的 0.9%。

一、产前出血的原因及常见疾病

（一）产前出血的原因

孕期可能会发生少量阴道出血，可以是正常的生理性出血，也可能是异常出血。因为在这一阶段，一方面子宫颈和骨盆区域的供血量都增加了，即便是在接受宫颈涂片检查、阴道检查，甚至性生活后，都可出现少量出血现象；另一方面在胚胎发育过程中，因子宫内膜增殖发育不均匀、不同步，或受胚胎周围大量增生的滋养细胞侵蚀，可造成子宫内膜血管的损伤出血，但一般都问题不大。超过半数的孕妇可安然度过怀孕初期出血这一关，并成功地继续妊娠；约 30% 的孕妇可因孕期出血而流产；而近 10% 的孕妇则是宫外孕（异位妊娠）或其他问题（流产、葡萄胎、前置胎盘、阴道与宫颈病变、胎盘早剥、早产等），并可能发生大出血的严重后果。

（二）产前出血常见疾病

1. 异位妊娠

凡受精卵在子宫腔以外的任何部位着床者，统称为异位妊娠，也称为宫外孕，是孕期出血的最危险情形之一，也一直被视为具有高度危险的早期妊娠并发症。异位妊娠是妇科常见病，其发生率约占妊娠总数的 2%，并且有呈逐年上升的趋势。根据着床部位不同，异位妊娠可分为输卵管妊娠、卵巢妊娠、腹腔妊娠、宫颈妊娠及残角子宫妊娠等，其中以输卵管妊娠最多见，约占异位妊娠的 90% 以上，也是妇产科常见的急腹症之一。输卵管妊娠时，受精卵的种植与宫内妊娠时有所不同。由于输卵管黏膜不能形成完整的蜕膜层，以致抵御绒毛的侵蚀能力减弱，受精卵遂直接侵蚀输卵管肌层，绒毛可侵及肌壁微血管，引起局部出血。进而由蜕膜细胞、肌纤维及结缔组织形成包膜。但输卵管的管壁薄弱、管腔狭小，不能适应胎儿的生长发育，当输卵管膨大到一定程度时，即可引起输卵管妊娠流产或破裂。输卵管流产的腹腔内出血一般不多或仅形成血肿。而输卵管妊娠破裂所致的出血则远较输卵管妊娠流产时的出血更为严重，如在短时间内大量出血，可致孕妇迅即陷入休克状态。

输卵管妊娠的发病部位以壶腹部最多，占 55% ～ 60%；其次为峡部，占 20% ～ 25%；再次为伞端，占 17%；间质部妊娠最少，仅占 2% ～ 4%。输卵管峡部妊娠时，因管腔狭小容易发生输卵管破裂，且发病时间甚早，在妊娠 6 周左右。壶腹部管腔较大，一般在妊娠 8 ～ 12 周发病。间质部妊娠虽少，但后果严重，其结局几乎全为输卵管妊娠破裂。输卵管间质部为通入子宫角的肌壁内部分，管腔周围肌层较厚，故破裂时间最晚，约在妊娠4个月时发病。间质部为子宫血管和卵巢血管汇集区，血运丰富，该部位破裂时症状极为严重，往往在极短时间内发生致命性的腹腔内出血。

2. 前置胎盘

胎盘的正常附着处在子宫体部的后壁、前壁或侧壁。如果胎盘附着于子宫下段或覆盖在子宫颈内口处。位置低于胎儿的先露部，称为前置胎盘。前置胎盘是妊娠晚期出血的主要原因之一，为妊娠期的严重并发症。如处理不当，可危及母婴生命安全。其发生率为1:55～1:200，多见于经产妇，尤其是多产妇。出血量的多少与前置胎盘的类型有很大关系。完全性前置胎盘往往初次出血的时间早，约在妊娠28周。反复出血次数频，量较多，有时一次大量出血即可使孕妇陷入休克状态；边缘性前置胎盘初次出血发生较晚，多在妊娠37～40周或临产后，量也较少；部分性前置胎盘初次出血时间和出血量则介于前二者之间。

3. 胎盘早剥

胎盘早剥为妊娠晚期的一种严重并发症，往往起病急，进展快，如处理不及时，可威胁母婴生命。多见于经产妇，再次妊娠时易再发。

胎盘早剥的主要病理变化是底蜕膜层出血，并形成血肿，使胎盘自附着处剥离。如剥离面小，出血很快凝固，临床可无症状。如剥离面大。继续出血。则可形成胎盘后血肿，使胎盘剥离部分不断扩大，出血逐渐增多。血液可冲开胎盘边缘。沿胎膜与子宫壁之间向子宫颈口外流出。即为显性出血。如胎盘边缘仍附着于子宫壁上，胎盘与子宫壁未分离或胎儿头部已固定于骨盆入口。使得胎盘后血液不能外流，而积聚于胎盘与子宫壁之间，即隐性出血。此时积聚于胎盘子宫壁之间的血液由于不能外流。压力逐渐增大而使之侵入子宫肌层，并引起肌纤维分离，或进一步地断裂、变性。更严重时，血液可从子宫壁层渗入阔韧带以及输卵管系膜等处，甚至可经输卵管流入腹腔。

严重的胎盘早剥往往伴发凝血功能障碍。其机制主要是由于剥离处的胎盘绒毛和蜕膜释放出大量的组织凝血活酶，进入母体循环内激活凝血系统，而发生播散性血管内凝血(DIC)。胎盘早剥持续存在时，促凝物质可能持续不断地进入母体循环内。DIC随之进展。病情也随之加剧。

4. 妊娠合并妇科疾病

包括妊娠合并宫颈息肉、宫颈肌瘤及子宫颈癌等。完整的孕前检查可减少甚至避免该类出血。若患者孕期出现阴道流血，除外产科因素后，仍有产前出血的患者，应完善妇科检查，排除相关疾病。

5. 子宫破裂

子宫破裂多数发生于分娩期，少数发生于妊娠晚期，经产妇发生率高于初产妇，破裂可发生于子宫体部或子宫下段。一般分为先兆子宫破裂和子宫破裂两个阶段。有时先兆子宫破裂阶段很短，临床表现不明显，一开始就是子宫破裂的表现，子宫壁全层破裂，宫腔与腹腔相通。完全性子宫破裂时，患者突感腹部撕裂样剧痛，破裂后宫缩停止，产妇感觉腹痛骤减，但随着宫腔内容物进入腹腔，腹痛又呈持续性，患者很快进入休克状态，面色苍白、出冷汗、呼吸浅快、脉搏细数、血压下降。查体有全腹压痛及反跳痛，胎儿进入腹腔内，在腹壁下可扪及胎体，缩小的宫体位于胎儿侧方，胎心减慢甚至消失，阴道可能有鲜血流出，量可多可少。子宫前壁破裂时裂口可向前延伸致膀胱破裂。穿透性胎盘植入发生子宫破裂时，可表现为持续性腹痛，或伴有贫血、严重者失血性休克的表现、胎儿窘迫甚至胎死宫内。子宫破裂一旦确诊，无论胎儿是否存活，均应抗休克同时尽快手术，迅速止血，以抢救产妇生命。需根据产妇状态、子宫破裂程度、是否感染等情况确定手术方式。

二、产前出血的评估

主要通过测量出血量并结合临床表现来进行评估。突然大量的出血易得到重视和早期诊断。而缓慢的持续少量出血和隐性出血易被忽视。

估计失血量的方法包括：目测法、称重法、面积法、休克指数及血红蛋白测定等。值得注意的是，由于孕期血容量的增加使得孕妇对出血的耐受性提高，从失血到发生失代偿休克常无明显征兆，并且失血性休克的临床表现往往滞后，容易导致诊断及处理不及时。失血速度也是反映病情轻重的重要指标，重症的情况包括：失血速度 > 150ml/min、3h 内出血量超过血容量的 50%、24h 内出血量超过全身血容量等。

第二节　前置胎盘

正常的胎盘附着于子宫体部的前壁、后壁或侧壁，远离宫颈内口。妊娠 28 周后，胎盘仍附着于子宫下段。其下缘达到或覆盖宫颈内口，位置低于胎儿先露部，称为前置胎盘。其发病率国内报道为 0.24% ～ 1.57%，国外报道为 0.3% ～ 0.5%。前置胎盘是妊娠晚期的严重并发症，病情易突然加重而危及母儿安全，因此早期诊断和正确处理具有重要意义。

一、病因

前置胎盘的发生原因尚不完全清楚。可能与以下因素有关。

（一）子宫内膜病变或损伤

多次刮宫、分娩、剖宫产、子宫手术均可损伤子宫内膜，导致子宫内膜萎缩性改变或子宫内膜炎。再次妊娠时，子宫蜕膜血管形成不良，导致胎盘血液供应不足，为摄取足够的营养，胎盘面积增大并伸展到子宫下段，形成前置胎盘。高危因素可增加前置胎盘发病率，据报道有 2 次刮宫史者发生前置胎盘的风险增加 1 倍；瘢痕子宫再次妊娠时，子宫下段切口瘢痕妨碍胎盘随子宫峡部的伸展而向上迁移，增加了前置胎盘的发生率，瘢痕子宫发生前置胎盘的危险性升高 5 倍。

（二）胎盘异常

胎盘面积过大而延伸至子宫下段，如多胎妊娠、副胎盘、膜状胎盘等，双胎妊娠前置胎盘的发生率较单胎妊娠高 1 倍。

（三）滋养层发育迟缓

当受精卵到达宫腔时，滋养层尚未发育到可以着床的阶段，就会继续下移，在子宫下段着床，形成前置胎盘。

（四）辅助生殖技术

辅助生殖技术受孕者，由于其受精卵在体外培养，受精卵发育可能与子宫内膜发育不同步。另外，人工植入时刺激子宫可诱发宫缩，导致其着床于子宫下段，增加前置胎盘发生的风险。

（五）吸烟及吸毒

吸烟及吸毒可影响胎盘血液供应，为获得足够营养和氧气，胎盘面积增大达子宫下段可形成前置胎盘。

二、分类

可根据胎盘下缘与宫颈内口的关系。前置胎盘分为 4 种类型：

(1) 完全性前置胎盘，又称为中央性前置胎盘，胎盘组织完全覆盖宫颈内口。

(2) 部分性前置胎盘，胎盘组织部分覆盖宫颈内口。

(3) 边缘性前置胎盘，胎盘附着于子宫下段，下缘达到但不超越宫颈内口。

(4) 低置胎盘，胎盘附着于子宫下段，边缘距宫颈内口的距离 < 20mm(国际上尚未统一，多数定义为距离 < 20mm)，此距离对临床分娩方式的选择有指导意义。

也有文献认为。当胎盘边缘距离宫颈内口 20 ～ 35mm 称为低置胎盘；将胎盘边缘距宫颈内口的距离 < 20mm 而未达到宫颈内口时定义为边缘性前置胎盘。由于低置胎盘可导致临床上的胎位异常、产前产后出血，对母儿造成危害，临床上应予重视。

胎盘下缘与宫颈内口的关系可随妊娠及产程的进展而发生变化。前置胎盘的程度可因诊断时期不同，分类也不同。临床上以产前的最后一次经阴道超声检查来确定其分类。

既往有剖宫产史，此次妊娠为前置胎盘，且胎盘附着于原手术瘢痕部位，其胎盘粘连、植入发生率高，可引起致命性的大出血，因此也有人称之为“凶险性”前置胎盘。

三、临床表现

（一）症状

妊娠晚期或临产时，突发的、无诱因、无痛性阴道流血是前置胎盘的典型症状。随着妊娠进展。子宫下段逐渐伸展,尤其是临产后的规律宫缩使子宫下段逐渐拉长,而附着于子宫下段和宫颈内口的胎盘部分不能相应伸展而与其附着部位分离,血窦破裂导致出血。初次出血时出血量一般不多,常在胎盘剥离处血液凝固后自然停止,但也有初次即发生大出血而导致休克者。完全性前置胎盘初次出血时间较早,多发生在妊娠28周左右,甚至更早,称为"警戒性出血",而且出血频繁,出血量较多;边缘性前置胎盘初出血时间较晚,多发生在妊娠末期或临产后,出血量较少。由于子宫下段蜕膜发育不良。前置胎盘可合并胎盘植入,因此有时在妊娠期和临产后不发生阴道流血,但在胎儿娩出后可发生产后出血。

(二)体征

患者一般情况与出血量及出血次数及速度相关。出血量多或反复出血可呈贫血貌,急性大量出血可致面色苍白、脉搏增快、四肢湿冷、血压下降等休克征象。

1. 腹部检查

子宫大小符合妊娠周数;胎先露高浮,胎位异常的发生率较高;子宫软、无压痛;胎盘附着子宫前壁时,耻骨联合上方可闻及胎盘血流杂音。临产时检查见宫缩为阵发性,子宫在间歇期能完全松弛。反复出血或一次大量出血可现胎心异常,甚至胎心消失。

2. 阴道检查

超声诊断明确者不必再行阴道检查。如必须通过阴道检查明确诊断或选择分娩方式,需在有输液、输血及立即手术条件下进行。禁止肛查。如需排除宫颈、阴道疾病,一般仅行阴道窥诊或穹隆部扪诊,不能行颈管内指诊,以防附着于宫颈内口处的胎盘剥离而发生大出血。

四、对母儿的影响

(一)对孕产妇的影响

1. 产前、产时及产后出血

产前或分娩时,子宫下段拉长,前置的胎盘与宫壁发生错位反复阴道出血;行剖宫产时,子宫切口无法避开胎盘,致出血增多;胎儿娩出后由于子宫下段收缩力较差,开放的血窦不易关闭。且胎盘不容易完全剥离,常引起产后出血。

2. 植入性胎盘

由于子宫下段蜕膜发育不良,前置胎盘绒毛可植入子宫下段肌层,分娩时易导致难以控制的大出血。前置胎盘合并胎盘植入的发生率为 1% ～ 5%,且随剖宫产次数增多而明显增高。

3. 产褥感染

胎盘剥离面距宫颈外口较近,易遭受阴道细菌上行性侵袭,加之产妇失血性贫血,机体抵抗力降低,容易发生产褥感染。

（二）对胎儿及新生儿的影响

失血过多可致胎儿窘迫，甚至缺氧死亡。或者为挽救孕妇或胎儿生命需提前终止妊娠，导致早产发生率和围产儿病死率增加。

五、诊断

（一）病史及临床表现

既往有前置胎盘高危因素者，如多次妊娠史、产褥感染史、吸烟或吸毒史；本次妊娠为双胎妊娠或辅助生殖技术受孕；妊娠28周前超声检查提示"胎盘前置状态"等病史，出现上述症状和体征，应考虑前置胎盘的诊断。

（二）辅助检查

1. 超声检查

超声是临床最常用的辅助检查方法，可清楚胎盘和宫颈内口的位置关系。明确前置胎盘的类型，并可重复检查。超声检查包括经腹部超声和经阴道超声，如怀疑前置胎盘，推荐使用经阴道超声进行检查。其准确性明显高于经腹超声，且不会增加出血的危险。建议超声测量的方法：当胎盘边缘未达到宫颈内口，测量胎盘边缘距宫颈内口的距离；当胎盘边缘覆盖了宫颈内口，测量超过宫颈内口的距离，精确到毫米。

妊娠中期胎盘约占据宫壁面积的一半。邻近或覆盖宫颈内口的概率较大。随妊娠进展。子宫下段逐渐拉长，有些原在子宫下段的胎盘，因位置上移而成为正常位置的胎盘，妊娠18～23周胎盘边缘达到但没有覆盖宫颈内口(0mm)，持续胎盘前置状态的可能性很低，如覆盖宫颈内口范围超过25mm，分娩时前置胎盘的发生率为40%～100%。故妊娠中期时不宜诊断为前置胎盘，可称为"胎盘前置状态"，此类患者应经阴道超声随访，并根据情况增加超声随访次数。

2. 磁共振检查(MRI)

可疑合并胎盘植入者，可采用 MRI 辅助检查，与经阴道超声相比，MRI 对前置胎盘的诊断无明显优势，但是 MRI 可了解植入性胎盘侵入子宫肌层的深度、局部吻合血管分布情况及子宫外侵犯情况。超声结合 MRI 可提高诊断的准确率。

3. 产后检查

胎盘和胎膜阴道分娩后应仔细检查胎盘胎儿面边缘有无血管断裂，有无副胎盘。胎膜破口距胎盘边缘在 7cm 以内，可作为诊断部分性、边缘性前置胎盘或低置胎盘的依据。

六、处理

前置胎盘的治疗原则为止血、纠正贫血、预防感染、适时终止妊娠。须根据前置胎盘类型、出血程度、妊娠周数、胎儿宫内状况、妊娠周数及是否临产等进行综合评估，给予相应治疗。

（一）期待疗法

期待治疗的目的是在保证母儿安全的前提下延长孕周，以提高围产儿存活率。适用于妊娠＜ 36 周，孕妇一般情况好，阴道流血不多。胎儿存活，无须紧急分娩的孕妇。有活动性阴道流血的患者，强调住院治疗，并且建议在有母儿抢救条件的医院进行。须密切监测胎儿情况，出血多时。立即终止妊娠。

1. 一般处理

在期待治疗过程中，需卧床休息，取侧卧位为佳，血止后再适当活动。禁止肛查，在输液和备血等准备条件下可以行阴道检查。加强胎儿监护，纠正孕妇贫血。便秘者可适当给予润肠通便，避免用力屏气。

2. 纠正贫血

补充铁剂，维持血红蛋白含量在 110g/L 以上，血细胞比容在 30% 以上，以增加母体储备。

3. 抑制宫缩

前置胎盘患者常伴发早产，对于有早产风险的患者，可酌情选用宫缩抑制剂，赢得促胎肺成熟的时间，防止因宫缩引起的进一步出血。常用药物包括硫酸镁、β 受体激动剂、钙通道阻滞剂、非甾体抗炎药、缩宫素受体抑制剂等。在使用宫缩抑制剂的过程中，仍有阴道大出血的风险，应做好随时剖宫产手术的准备。

4. 促胎肺成熟

妊娠＜ 34 周，给予促胎肺成熟治疗。

5. 预防感染

反复阴道流血者需警惕宫内感染的发生。

6. 监测胎儿宫内情况和胎盘位置变化

期待过程中应加强对胎儿的监护，包括胎心率、胎动计数、胎儿电子监护、胎儿生长发育情况及评估胎儿成熟程度，超声随访胎盘位置是否迁移。

（二）终止妊娠

1. 终止妊娠的时机

(1) 紧急剖宫产：①阴道大出血甚至休克者。为挽救孕妇生命，不论胎儿情况均应立即剖宫产。②期待治疗过程中如出现胎儿窘迫等产科指征，胎儿已能存活，可行急诊手术。③临产后阴道流血量较多，估计短时间内不能分娩者，也可急诊手术终止妊娠。

(2) 择期终止妊娠：无症状的完全性前置胎盘，妊娠达 37 周，可考虑终止妊娠；边缘性前置胎盘满 38 周可考虑终止妊娠；部分性前置胎盘应根据胎盘遮盖宫颈内口的情况适时终止妊娠。

2. 终止妊娠的方法

(1) 剖宫产：择期剖宫产是处理前置胎盘的首选，剖宫产指征包括：①完全性前置胎盘。②大量持续阴道流血。③部分性及边缘性前置胎盘出血量较多，先露高浮，短时间内不能经阴道结束分娩者。④其他剖宫产指征者。

术前应备血，做好处理产后出血和抢救新生儿的准备。子宫切口原则上应避开胎盘，灵活选择子宫切口，减少孕妇及胎儿失血，可参考产前超声检查定位胎盘。

胎儿娩出后，立即子宫肌壁注射宫缩剂，如缩宫素、麦角新碱、前列腺素制剂等，待子宫收缩后徒手剥离胎盘。也可用止血带将子宫下段血管扎紧数分钟，以利胎盘剥离时的止血，但需警惕结扎部位以下的出血。若剥离面出血多，应参照产后出血的处理。若采取各项措施均无效，应向家属交代病情，果断切除子宫。如果剥离过程中发现合并胎盘植入，不可强行剥离，应根据胎盘植入面积给予相应处理。

(2) 阴道分娩：边缘性前置胎盘或低置胎盘、枕先露、阴道流血不多、估计短时间内能结束分娩者。在备血、输液的条件下进行阴道试产。宫颈口扩张后，可行人工破膜，使胎头下降压迫胎盘达到止血目的，并促进宫缩，加速产程进展。一旦产程停滞或阴道流血增多，应立即行剖宫产。

（三）预防感染

期待治疗过程中根据具体情况预防性使用抗生素。终止妊娠后也应预防性使用抗生素。

（四）紧急转运

若患者有大量阴道流血而当地医院没有条件治疗，在充分评估母儿安全、输血、输液、抑制宫缩等处理后，再由医务人员护送，迅速转诊至上级医院。

第三节　胎盘早剥

妊娠 20 周后或分娩期，正常位置的胎盘于胎儿娩出前，全部或部分从子宫壁剥离，称为胎盘早剥。胎盘早剥是妊娠期的严重并发症，发生率为 0.4%～3.8%，该病起病急、病情进展快，低出生体重儿、早产和围产期病死率的风险升高，严重的胎盘早剥可迅速发展为明显的产妇失血、胎儿缺氧和胎儿死亡，需要紧急剖宫产。

一、高危因素与病因

本病确切病因不明，可能与以下因素有关。

（一）孕妇年龄、种族、家庭因素等

大于 40 岁的孕妇发生胎盘早剥的概率是小于 35 岁孕妇的 2.3 倍，非洲裔美旧人及白人发病率 (1/200) 高于亚洲人 (1/300) 及拉丁美洲人 (1/350)。胎盘早剥有一定的家族聚集性，

有胎盘早剥史的患者,其姐妹患病率是正常人的 2 倍。许多遗传性或获得性的血栓性疾病与妊娠期血栓栓塞性疾病有关,增加胎盘早剥的风险。

(二)高血压

胎盘早剥患者多合并子痫前期、慢性高血压及慢性肾脏疾病。慢性高血压患者发生胎盘早剥的概率是正常人的 2 倍,如合并子痫前期,发病率将更高。

(三)机械因素

外伤如腹部直接遭受撞击或挤压、性交或行外倒转术等均可诱发胎盘早剥。胎膜早破及宫内感染也会增加胎盘早剥的发生。羊水过多突然破膜时,羊水流出过快或双胎分娩时第一胎儿娩出过快,使宫内压骤减,子宫突然收缩而导致胎盘早剥。

(四)生活习惯

吸烟、酗酒及吸食可卡因的患者,胎盘早剥的风险明显增加。

二、病理及分类

胎盘早剥的主要病理变化是底蜕膜螺旋小动脉破裂出血,形成胎盘后蜕膜血肿,使胎盘自附着处的子宫壁剥离,随着剥离面增大,血肿压迫胎盘及子宫肌壁,危及母儿生命。在胎盘早剥早期,剥离面小,出血自行停止,临床可无明显症状,通常于产后检查胎盘时发现,表现为胎盘母体面有陈旧凝血块及压迹。这种解剖上的改变往往需要几分钟时间,因此,分娩期急性胎盘早剥的部分患者,产后检查胎盘可以是正常的,仅仅表现突发的出血或胎心率的变化。如出血量大,形成较大的胎盘后血肿,可表现为突发持续性腹痛、阴道流血、宫缩无间歇等。

根据胎盘早剥的出血特点及是否出现阴道流血的表现,通常将胎盘早剥分为以下两种类型:①显性剥离:底蜕膜出血冲开胎盘边缘及胎膜,经宫颈管流出,表现为外出血。②隐性剥离:胎盘边缘或胎膜与子宫壁未剥离,或因胎头进入骨盆入口压迫胎盘下缘,使血液积聚于胎盘与宫壁之间不能外流而致无阴道流血。

胎盘隐性剥离时,由于内出血较多,胎盘后血肿增大及压力升高,血液渗透到子宫肌纤维中,导致肌纤维分离、断裂及变性。当血液渗透到浆膜层时,子宫表面可见蓝紫色瘀斑,尤以胎盘附着处最为明显,称为子宫胎盘卒中,也称库弗莱尔子宫。有时胎盘后血液可穿破羊膜而溢入羊膜腔,形成血性羊水。偶尔血液也可渗入阔韧带、输卵管系膜,或经输卵管流入腹腔。卒中后的子宫收缩力减弱,可造成产后出血。

严重的胎盘早剥可导致凝血功能障碍。剥离处的胎盘绒毛和蜕膜可释放大量组织凝血活酶,进入母体血液循环后激活凝血系统,导致弥散性血管内凝血(DIC),在肺、肾等器官内形成微血栓,引起器官缺氧及功能障碍。DIC 继续发展可激活纤维蛋白溶解系统,产生大量纤维蛋白原降解产物(FDP),引起继发性纤溶亢进。由于凝血因子的大量消耗及高浓度 FDP 的生成,最终导致严重的凝血功能障碍。

三、对母儿的影响

胎盘早剥可使产妇发生剖宫产 (33% ～ 91%)、贫血、产后出血、DIC 及入住 ICU 的概率升高,大量失血可导致急性肾衰竭、希恩综合征等严重并发症。胎盘剥离面积大时可导致胎儿窘迫、死胎、新生儿窒息或死亡等。胎盘早剥增加早产的发生率 (40% ～ 60%)。其复发率为 12% ～ 22%(尤其是导致胎儿死亡的早剥)。一项基于 76.7 万孕妇的人群研究结果显示,复发性轻度早剥的优势比为 6.5。复发性重度早剥的优势比为 11.5。对于有过两次严重胎盘早剥的妇女来说,再次胎盘早剥的风险增加了 50 倍。

四、胎盘早剥的分级

临床上推荐使用胎盘早剥分级标准,作为对病情的判断与评估 (表 4-1)。

表 4-1　胎盘早剥的分级

分级	临床特征
0 级	胎盘后有小凝血块,但无临床症状
Ⅰ级	阴道出血;可有子宫压痛和子宫强直性收缩;产妇无休克发生;无胎儿窘迫发生
Ⅱ级	可能有阴道出血;产妇无休克;有胎儿窘迫发生
Ⅲ级	可能有外出血;子宫强制性收缩明显,触诊呈板状;持续性腹痛,产妇发生失血性休克,胎儿死亡;30% 的产妇有凝血功能指标异常

五、诊断

(一)高危因素

有高危因素的患者出现腹痛、阴道流血、子宫张力增加或胎心异常等情况,应警惕胎盘早剥的发生。

高危因素包括产妇有血管病变、机械因素、子宫静脉压升高、高龄、血栓高危风险者、未足月胎膜早破、吸烟、酗酒、吸食可卡因、胎盘早剥史等。

(二)临床表现

1. 早期表现

早期可能无腹痛、阴道流血等症状,仅表现为胎心率的变化,宫缩间期子宫不放松,触诊时子宫张力增大。随着胎盘后血肿的增大,宫底逐渐升高,严重时子宫呈板状,压痛明显,胎位触及不清;胎盘早剥Ⅲ级患者病情凶险,胎心率改变甚至消失,可迅速发生休克、凝血功能障碍甚至多器官功能衰竭。

2. 典型表现

胎盘早剥的典型症状是阴道流血、腹痛、子宫强直收缩和子宫压痛,阴道流血为陈旧性凝血。需要注意的是,胎盘早剥的严重程度往往与阴道出血量不相符。绝大多数发生在孕 34 周以后。后壁胎盘的隐性剥离，多表现为腰背部疼痛，子宫压痛可不明显。部分胎盘早剥伴有宫缩，但宫缩频率高、幅度低，间歇期也不能完全放松。胎心率的变化随胎盘早剥的程度改变，严重并发生急性胎儿宫内窘迫甚至胎死宫内。

（三）辅助检查

1. 超声检查

仅 25% 的胎盘早剥能经超声检查证实，即使阴性也不能排除胎盘早剥，但可用于前置胎盘的鉴别诊断及保守治疗的病情监测，明确胎儿大小及是否存活。典型的胎盘早剥，超声检查可提示胎盘与子宫壁之间边缘不清楚的液性暗区、胎盘增厚、胎盘绒毛膜板凸入羊膜腔、羊水内可能出现流动的点状回声等。

2. 胎儿监护

患者胎动减少或消失，胎心监护出现基线变异消失、正弦波形、变异减速、晚期减速及胎心率缓慢等，应警惕胎盘早剥的发生。

3. 实验室检查

主要监测产妇的贫血程度、凝血功能、肝肾功能及电解质等。部分患者胎盘早剥早期即能发现纤维蛋白原降低。进行凝血功能检测和 DIC 筛查，以便及时发现 DIC。

六、并发症

（一）弥散性血管内凝血 (DIC)

严重的胎盘早剥往往并发凝血功能障碍，尤其是胎死宫内的患者，可能发生 DIC。临床表现为阴道流血不凝或血凝块较软，皮肤、黏膜出血，甚至咯血、呕血及血尿。

（二）产后出血

子宫胎盘卒中者因子宫肌层发生病理改变而影响收缩，可造成产后出血；并发凝血功能障碍时，产后出血更难以纠正。

（三）羊水栓塞

胎盘早剥时，剥离面子宫血管开放，羊水可沿开放的血管进入母体血液循环，导致羊水栓塞。

（四）急性肾功能衰竭

大量失血可导致肾血流量严重减少。如胎盘早剥是由子痫前期引起，则存在肾脏小动脉痉挛狭窄、肾脏缺血等基础病变，易发生肾皮质或肾小管缺血坏死，出现急性肾功能衰竭。

（五）胎儿窘迫、死亡

大量的失血和强直性子宫收缩可引起胎儿缺血、缺氧，导致胎儿窘迫，严重时胎儿死亡。

七、处理

胎盘早剥的治疗应根据孕周、早剥的严重程度、有无并发症、宫口开大情况、胎儿宫内状况等决定，强调个体化处理，必要时及时终止妊娠。

（一）纠正休克

对于失血量多的患者（胎盘早剥患者阴道流血程度与实际出血量不一致，应结合患者临床症状及实验室检验结果判断出血程度），应尽快建立静脉通道，迅速补充血容量及凝血因子，以纠正休克，改善全身状况。使血红蛋白维持在 100g/L 以上，血细胞比容 > 30%，尿量 > 30ml/h。

（二）监测胎儿宫内情况

持续胎心监护以判断胎儿的宫内情况。对于有外伤史的产妇，疑有胎盘早剥时，应密切监测胎心变化，以早期发现胎盘早剥。

（三）终止妊娠

1. 阴道分娩

以下情况可以考虑经阴道分娩：

(1) 胎儿死亡者，若孕妇生命体征平稳，病情无明显加重的趋势，且产程已发动，估计短时间内可经阴道分娩者，首选经阴道分娩。可尽快实施人工破膜减压及促进产程进展，减少出血。慎用缩宫素，以防子宫破裂。如有其他产科因素。如胎儿横位或骨盆异常等可行剖宫产术。

(2) 胎儿存活者，以显性出血为主，宫口已开大，经产妇一般情况较好，估计短时间内能结束分娩者。可考虑经阴道分娩，但分娩过程中全程胎心监护，密切观察血压、脉搏、宫底高度、宫缩与出血情况，并备足血制品。一旦发生胎儿窘迫或出血情况加重，应立即剖宫产终止妊娠。此外，如果出现严重的胎盘早剥，即胎儿已死亡又不能短时间阴道分娩者，建议尽快剖宫产终止妊娠。

2. 剖宫产

孕 32 周以上，胎儿存活，胎盘早剥Ⅱ级以上，建议尽快进行剖宫产术，以降低围产儿病死率。阴道分娩过程中，如出现胎儿窘迫征象、破膜后产程无进展者或出血加重等，应尽快行剖宫产术。近足月或足月的轻度胎盘早剥者，病情可能随时加重，建议尽早剖宫产终止妊娠。

（四）保守治疗

孕 28 ～ 32 周，以及 < 28 周的极早产产妇，如为显性阴道流血、子宫张力不高，产妇及胎儿状态稳定，行促胎肺成熟的同时考虑保守治疗。对于孕 32 ～ 34 周的 0 ～ Ⅰ级胎盘早剥者。可予促胎肺成熟同时保守治疗。保守治疗过程中，增加超声检查次数以监测胎盘早剥情况。一旦出现阴道流血增加、子宫张力增高或发生胎儿窘迫，应立即终止妊娠。

（五）防治产后出血

胎盘早剥患者易发生产后出血，尤其是合并凝血功能障碍的患者，产后应密切观察子宫收缩、宫底高度、阴道流血量及全身情况。分娩后及时应用宫缩剂，按摩子宫，警惕 DIC 的发生。

（六）凝血功能障碍

一旦确诊为凝血功能障碍。应迅速补充凝血因子，但常常新鲜冰冻血浆补充的纤维蛋白原不足。所以根据患者具体情况决定输注哪种成分，冷沉淀、纤维蛋白原、凝血酶原复合物等都是很好的血液制品，如果出血多，血红蛋白下降明显，应该按比例输注红细胞、新鲜冰冻血浆、血小板及冷沉淀等。

（七）急性肾衰竭的处理

急性大量失血的患者应预防肾衰竭的发生。如患者出现少尿（尿量＜ 17ml/h）或无尿（尿量＜ 100ml/24h）应考虑肾功能衰竭可能，在补足血容量的基础上，给予 20% 甘露醇 500ml 快速静脉滴注，或给予呋塞米 20 ～ 40mg 静脉推注，必要时可重复使用。如尿量不增，或生化指标提示肾衰竭，可行血液透析治疗。

第四节　子宫破裂

子宫破裂是指于妊娠晚期或分娩期子宫体部或子宫下段发生破裂。是危及母儿生命的严重产科并发症。子宫破裂分为瘢痕子宫破裂与非瘢痕子宫破裂，分娩过程中超过 90% 的子宫破裂发生于既往有剖宫产史的妇女，剖宫产术后瘢痕子宫者再次妊娠时，子宫破裂的发生率为 0.3% ～ 1%，且多继发于剖宫产后阴道试产（TOI，AC）。非瘢痕妊娠子宫破裂罕见，发生率为 1/15000 ～ 1/8000。在发达国家，非瘢痕子宫破裂的发生率仅为妊娠的 0.006%（＜ 1/10000），而瘢痕子宫妊娠破裂率＜ 1%。

一、高危因素

（一）瘢痕子宫

子宫手术是导致瘢痕子宫的原因。近几年剖宫产率过高，是瘢痕子宫的最主要原因；其次，高龄产妇增加，腹腔镜肌瘤剔除手术、宫腔镜黏膜下肌瘤剔除手术、宫角妊娠切除术、子宫畸形的矫正手术（如子宫纵隔切除、残角子宫切除等）都增加了瘢痕子宫的数量。

（二）子宫收缩剂使用不当

不规范使用前列腺素类制剂，未掌握缩宫素引产的适应证或剂量，均可引起子宫收

73 ·

缩过强，在胎先露下降受阻时，可能发生子宫破裂。

（三）梗阻性难产

如骨盆狭窄、头盆不称、胎位异常 (持续性枕后位、额先露等)、胎儿异常 (如巨大儿、脑积水、连体胎)、子宫畸形、软产道阻塞等，强烈宫缩使子宫下段伸展变薄导致子宫破裂。

（四）产时手术或宫腔内操作

多发生于不适当或粗暴的阴道助产手术 (如宫口未开全行产钳或臀牵引术)，严重时延及子宫下段或宫颈；内倒转术操作不当；毁胎术可能因器械或胎儿骨片损伤子宫；阴道助产；强行剥离植入性胎盘或严重粘连胎盘等。

（五）其他

高龄、多产、胎盘植入等，尤其是穿透性胎盘植入，多次宫腔操作后局部肌层菲薄或子宫发育异常等也可能发生子宫破裂。

二、临床表现

子宫破裂多数发生于分娩期，少数发生于妊娠晚期，经产妇发生率高于初产妇，破裂可发生于子宫体部或子宫下段。子宫破裂的症状和体征主要取决于破裂口的大小、位置，破裂后内出血的多少，是否有羊水流入腹腔；另外，与破裂时间的长短也有关系。一般分为先兆子宫破裂和子宫破裂两个阶段。临床按破裂程度分为完全性和不完全性子宫破裂。子宫破裂最初的症状和体征并无特异性。

（一）先兆子宫破裂

(1) 产妇自觉下腹疼痛剧烈，烦躁不安，呼吸、心率增快，子宫收缩呈强直性或痉挛性。

(2) 胎先露部下降受阻时，强有力的宫缩使子宫下段逐渐变薄而宫体增厚变短，二者间形成明显环状凹陷。称为病理性缩复环。

(3) 宫缩过强或过频使胎儿血供受阻，出现胎心率加快或减速，发生胎儿窘迫等。

(4) 膀胱受压或损伤出现排尿困难和 (或) 血尿等。

（二）子宫破裂

(1) 胎儿窘迫 (最常见的是胎心率异常)：常常是最早出现的临床征象，有时也是唯一征象，特别是在瘢痕子宫破裂时。

(2) 子宫变软。有压痛、反跳痛。

(3) 伴随着"撕裂感"，宫缩突然停止，患者疼痛反而有一过性的减轻。

(4) 腹痛或分娩过程中出现耻骨弓上方疼痛及压痛加重。

(5) 胸痛、两肩胛骨之间疼痛或吸气时疼痛，疼痛因血液刺激膈肌引起。

(6) 胎先露退回 (腹腔) 或消失；宫口扩张由大变小。

(7) 阴道流血 (量可多可少)、心率增快、血压下降，昏迷或休克。

不是每一个子宫破裂的患者，都有上述临床表现，其中一些症状和体征不多见。而且与多数生理产科过程中的表现类似。但持续的、晚期或复发性可变减速，或胎儿心动过缓通常是最早、也是唯一的子宫破裂征象。有文献报道，发现87%的子宫破裂患者首要的临床表现是出现异常胎心率波形。另一作者报道，在79%的子宫破裂病例中出现胎心率持续减速。

三、诊断

根据病史、症状、体征。典型的子宫破裂诊断并不困难。但不典型子宫破裂，如子宫切口瘢痕破裂或发生于子宫后壁的破裂，或无明显症状的不完全性子宫破裂，容易被忽略。阴道检查可能加剧损伤，除产后有探查需要外，不常规进行。B 型超声检查可协助诊断子宫肌层的连续性及胎儿与子宫的关系。

四、处理

(一) 先兆子宫破裂

应立即抑制宫缩，给予全身麻醉，或肌内注射哌替啶 100mg，备血同时应尽快行剖宫产术争取活婴，即使胎儿死亡也不宜经阴道分娩。

(二) 子宫破裂

一旦确诊，无论胎儿是否存活，均应抗休克同时尽快手术，手术的快慢关系到胎儿的存亡，且尽早手术对减少母亲的危险和损伤亦有好处，需迅速止血，以抢救产妇生命。需根据产妇状态、子宫破裂程度、是否感染等情况确定手术方式。

1. 紧急剖宫产联合子宫破裂修补术

若出血不严重，破裂口不大，组织新鲜，患者年轻，可在紧急剖宫产的基础上行子宫破裂修补术。

2. 紧急剖宫产联合子宫切除术

子宫严重、复杂破裂，子宫裂口向下延伸至宫颈口，无法修补；破裂时间长，或已发生感染，或修补后仍难以控制出血者，或即使行修补但缝合后估计伤口愈合不良则行全子宫切除。

3. 子宫修补术联合择期剖宫产术

极少见。一般发生于妊娠中期，子宫破裂口小，出血少，胎儿出生后不能存活，可行破裂口修补后严密观察到妊娠 32 ~ 34 周后，再择期行剖宫产术。

(三) 一般治疗

输液、输血等抗休克治疗。围术期给予足量广谱抗生素预防感染。

五、预防

熟悉子宫破裂的高危因素，做好围产期保健，并于孕期进行孕妇体重管理，尽量减少巨大儿发生，尽早发现胎位异常、胎儿异常及产道异常等，并及时处理；掌握瘢痕子宫患者的阴道试产的指征，如前次切口为子宫体部切口或倒 T 形切口等患者不宜阴道试产；严格掌握缩宫素引产指征，规范使用缩宫素及前列腺素制剂；严密观察产程，尽早发现先兆子宫破裂并及时手术；掌握产科助产术的指征及操作，助产术后应仔细检查产道；避免损伤较大的阴道助产及操作，如中高位产钳；人工剥离胎盘困难时，严禁强行手取。

第五章　产后出血

第一节　产后出血定义和出血量评估

产后出血发生于分娩后 24h 内，称为早期产后出血，其中以产后 1～2h 出血最为常见；若发生于产后 24h 至产后 12 周以内，则称为晚期产后出血，尤以产后 1～2 周发病最为常见。晚期产后大出血多发生在院外，但严重时患者也可发生休克，甚至死亡。因早期产后出血远较晚期多见，故通常所说的产后出血就是指早期产后出血。

一、产后出血定义

目前普遍接受的产后出血定义为：胎儿娩出后 24h 内，阴道分娩后出血量≥500ml 或剖宫产分娩后出血量≥1000ml。但也存在其他不同的定义标准和分类方法。

（一）中华医学会妇产科学分会产科学组 2014 年《产后出血预防与处理指南》

产后出血是指胎儿娩出后 24h 内，阴道分娩者出血量≥500ml、剖宫产分娩者出血量≥1000ml；严重产后出血指胎儿娩出后 24h 内出血量≥1000ml；难治性产后出血是指经应用宫缩剂、持续性子宫按摩或按压等保守措施无法有效止血，需要外科手术、介入治疗，甚至切除子宫的严重产后出血。

（二）英国皇家妇产科医师学会（RCOG）2016 年《产后出血预防和管理》

产后出血的传统定义是指胎儿娩出后 24h 内阴道流血≥500ml；出血量在 500～1000ml 为轻度产后出血，超过 1000ml 为严重产后出血；严重产后出血又分为中度（1001～2000ml）和重度（出血量＞2000ml）。

（三）美国妇产科医师学会（ACOG）2017 年《产后出血实践公告》

产后出血是指产后 24h 内累计失血量≥1000ml（包括分娩时的失血量）或失血合并低血容量的症状或体征（包括产前出血，但不考虑分娩方式）。ACOG 定义的产后出血与分娩方式无关，仅强调累计出血量。这一点有别于产后出血的传统定义（阴道分娩后出血超过 500ml 或剖宫产后出血超过 1000ml）。显然这一定义会减少被诊断为产后出血的产妇人数，但 ACOG 仍然强调，经阴道分娩后出血量超过 500ml 时应考虑为异常，而对于累计失血量介于 500～1000ml 时，应根据临床情况给予高度重视和干预。医护人员还需要注意可能存在血容量不足的风险。并应考虑其出血量增多的原因及进行对因对症处理。

产后出血除了以上主要根据出血量定义外，还包括主观评估失血量多于正常标准、血红蛋白浓度下降10%、需要输血等判断依据。有些孕产妇如合并有妊娠期高血压、贫血、胎盘早剥、身材矮小等情况，即使未达到产后出血诊断标准，也会出现严重的病理生理改变，所以关键还是要对每个孕产妇进行严密评估观察，一旦发现问题及时处理。

二、产后出血发生率

鉴于产后出血定义和出血严重程度的标准不同，产后出血发生比例的相关报道也存在较大差异。WHO估计产后出血的发生率约为5%(以胎儿娩出后24h内出血量≥500ml为诊断标准)。根据澳大利亚、美国、加拿大的出院数据统计的产后出血发生率为3%～6%。而基于输血需要的严重产后出血发生率约为1%。Calvert等对近年来文献报道的产后出血发生率进行荟萃分析显示，若仅仅纳入采用客观测量方法的研究，则产后出血量超过500ml的发生率为10%～28%，明显高于采用估计出血方法所报道的发生率。Marocchini等收集了Medline数据库和关于孕产妇死亡率的国家报告，并把产后出血定义为产后失血量≥500ml，严重产后出血为产后失血量≥1000ml，发现当失血量未被精确评估时，产后出血的发生率约为分娩孕产妇的5%，而失血量被精确评估情况下约为10%。严重产后出血的发生率约为2%。国内的观察也发现，即便是没有产后出血高危因素的经阴道分娩的孕产妇，其产后24h出血量超过500ml的发生率都超过15%。由于测量和收集出血量的主观因素较大，产后出血量常常被低估。因而实际的产后出血发生率可能要高于文献报道。

三、出血量评估

产后出血实际出血量的极早期正确识别，对于改善孕产妇病情转归具有重要的实际意义。出血量的准确估计有助于产后出血的早期诊断和处理。低估出血量可能导致诊治延误，高估出血量则可能导致过度治疗而伴发潜在风险和资源浪费。但根据临床经验估计失血量实际上并不容易，临床上突然大量的出血易得到重视和早期诊断，而缓慢的、持续少量或隐匿性的活动性出血易被忽视。目前常用的估计出血量的方法包括：测量法、临床评估法及Hb/Hct评估法等。

(一) 测量法

1. 目测法

目测法是临床估计产后出血量最方便和常用的方法，但极易导致出血量被低估。有学者建议应该将目测法估计出的出血量翻倍作为实际出血量来指导临床处理。

2. 直接测量法

包括容积法、称重法、面积法。

(1) 容积法：应注意羊水吸引前后吸引器瓶的刻度，必要时更换吸引瓶，应避免收集不全或血液中混入羊水造成的测量不准确，另外此法仍可能遗漏纱布上的血液。

(2) 称重法：是较为客观地计算产后出血量的方法，即称重浸血前后消毒巾、纱布等重量，前后重量差值除以血液比重 1.05 即为出血量。

(3) 面积法：需注意所用纱布的布类质地和厚度不同。其吸血量也不同，如 10cm×10cm 手术干纱布完全浸血为 10ml；45cm×45cm 的下纱垫 50% 浸血为 25ml，75% 浸血为 50ml，100% 浸血为 75ml。使用标准化手术铺巾和进行护理人员的培训可提高出血量评估的准确性。

(二)临床评估法

临床上突然大量的出血易得到重视，而缓慢的、持续少量或隐匿性的活动性出血很容易被忽视。但单纯根据临床经验来估计失血量往往误差很大。常用的、参考价值较大的临床评估法包括低血容量性休克分级和休克指数评估。

1. 低血容量性休克分级

正常情况下机体内有部分血液 (约相当于 20% 的全身血容量) 贮存在肝、脾、皮肤血窦中，充当自体血库的作用。当发生急性大量出血时，这些贮存在体内血库中的血液会迅速补充到循环血量中，加上心肺的代偿功能和动静脉系统血管收缩，所以一定范围内的失血，机体依靠自身的代偿机制完全有能力维持正常的血流动力学。绝大多数正常足月孕产妇可以耐受 1000ml 的出血量而不致发生血流动力学的改变。当出血量达到血容量的 20% ～ 30%(约 1500ml) 时，孕产妇仍可只出现轻微休克的不典型临床症状。但一旦出血超过 40%(> 2000 ～ 2500ml)，病情将迅速恶化，并出现严重的休克征象。妊娠期血容量增加和血液稀释、心率加快、外周血管扩张致基础血压相对偏低等生理改变，或合并妊高征、产后子痫等病理改变，会掩盖产后出血的早期休克征象，并使得出血早期似乎稳定的孕产妇可以迅速转向循环衰竭。因此，对于产后出血孕产妇，要重视其生命体征的变化，避免仅依靠出血量的估测来指导临床抢救。借助产后出血的早期预警指标，如心率、血压、尿量和意识等，将有助于医护人员进行早期诊断和及时处置。如假设 70kg 的孕妇在妊娠 30 周时的血容量为 6000ml，则可根据常见的临床观察指标而将失血性休克分为轻度、中度和重度。

2. 休克指数评估

休克指数 (SI) －心率 (bpm)/ 收缩压 (mmHg)。休克指数是反映血流动力学的指标之一，可用于出血量粗略评估及休克程度分级。单一的收缩压指标对失血的敏感性较差。通常在收缩压出现变化前可以丢失近 30% 的全身血容量。心动过速也是失血性休克早期征象之一，但需注意的是，心率变化并非一定与血液丢失一致，大多只是在出血从代偿期进展为失代偿期的变化较为迅速。而 SI 变化往往出现在收缩压变化之前，并可早期反映妊娠期心血管系统病理生理变化。SI 较常规生命体征监测指标在预测收住重症监护病房 (ICU)、判断产后出血预后和疗效评估等方面有更为积极的意义和优势。

休克指数也存在一定的局限性，一方面如果低血容量并非突然发生或十分严重，机体均可通过代偿机制将血压维持在接近正常水平；另一方面，持续性低血容量、回心血量严重不足或实施椎管内麻醉等因素，均可增加迷走神经活性。导致心率正常甚至严重心动过缓。

（三）Hb 和 Hct 评估

血红蛋白每下降 10g/l，失血约 400～500ml，Hct 下降 10% 也被推荐作为诊断产后出血的一个指标。可根据公式估算失血量：

实际失血量－血容量 ×[Hct(i) － Hct(f)]/Hct(m) ＋输注异体血量

其中 Hct(i) 为术前 Hct，Hct(f) 为术后 Hct，Hct(m) 为两次 Hct 的均值。但血常规的检测常常被延误，根据 Hb 和 Hct 评估出血量也容易出错。如出血早期仍在机体代偿过程中，由于血液浓缩及体内血液重新分布，血红蛋白值常不能准确反映实际出血量。同样当输入大量液体或血浆后，Hb 和 Hct 被稀释下降，也会导致出血量的高估。

任何单一的出血量评估方法都存在一定的缺陷，且容易低估失血量。因此建议将几种方法联合使用，持续、重复和综合评估孕产妇生命体征、尿量、血红蛋白浓度等指标，同时结合凝血功能和内环境指标，以合理指导液体复苏和输血治疗。

第二节 产后出血常见原因和风险评估

产后出血常见原因为子宫收缩乏力、产道损伤、胎盘因素和凝血功能障碍等，可以是单一因素或合并存在，也可以互为因果，每种原因又包括各种病因和高危因素。尽管产后出血很难进行准确预测，即所有孕产妇都有发生产后出血的可能，但存在一种或多种高危因素者通常更易发生产后出血，并且某些高危因素也确实有一定的预测和警示价值。

一、产后出血常见原因

常用的且有助于记忆的产后出血四大病因即 "4Ts"：Tone(宫缩乏力)、Tissus(胎盘滞留或胎盘异常)、Trauma(软产道损伤)、Thrombin(凝血功能障碍)。最常见的原因是产后宫缩乏力，约占 70%；其次为创伤，包括生殖道撕裂伤、子宫破裂以及一些非生殖道的创伤如肝破裂等，占到了 20%；胎盘因素和凝血障碍分别占到 10% 和 1%。

（一）宫缩乏力

宫缩乏力即胎盘娩出后子宫肌纤维收缩不良，是产后出血的主要原因，占 70%～80%。通常临床上遇到产后出血时，首先考虑的原因就是宫缩乏力，并且其发生率呈现逐年上升的趋势。

子宫肌纤维的解剖分布是内环、外纵、中交织。临床研究显示，产后在内源性缩宫物质的作用下，子宫通过肌肉收缩和缩复作用使胎盘娩出后的子宫体明显缩小，子宫螺旋动脉周围不同方向走行的子宫肌纤维收缩，可对肌束间扩张的子宫螺旋动脉起到有效的压迫止血作用。由于足月妊娠子宫的循环血量每分钟超过 500ml，宫缩乏力时即可因子宫肌纤维收缩障碍，失去对血管的有效压迫，导致胎盘剥离部位发生致命性大出血，因此，控制宫缩乏力对产后出血的防治具有重要意义。

引起宫缩乏力的常见因素包括：

1. 全身因素

孕产妇对分娩过度恐惧和极度紧张，尤其是对阴道分娩缺乏足够信心，可以引起宫缩不协调或宫缩乏力，此种情况下临产后使用大剂量镇静剂、镇痛剂及麻醉剂等，则也可进一步增加产后宫缩乏力。

2. 产程因素

产程过长（造成产妇极度疲劳）或产程过快，均可引起子宫收缩乏力。

3. 子宫过度膨胀

多胎妊娠、巨大儿及羊水过多等使子宫肌纤维过度伸展，产后肌纤维缩复能力差。

4. 子宫肌壁损伤

多次分娩和子宫手术史而致子宫肌纤维受损，均可引起子宫收缩乏力。

5. 子宫发育异常

子宫肌纤维发育不良，如子宫畸形或子宫肌瘤等。

6. 其他

子痫前期、严重贫血、宫腔感染等产科并发症也可使子宫肌纤维水肿而引起宫缩乏力。

（二）胎盘异常

胎盘异常包括前置胎盘、胎盘植入、胎盘早剥、胎盘残留、胎盘粘连等，占产后出血原因的 20% 左右。近年来，发达国家的数据显示，胎盘异常已超过宫缩乏力而成为产后出血和导致子宫切除的主要因素。

胎盘在胎儿娩出后 30 分钟尚未排出者称为胎盘滞留，可能原因为宫缩乏力，或因膀胱充盈压迫子宫下段致胎盘虽已剥离但仍滞留于宫腔内，或因宫缩剂使用不当或粗暴按摩子宫等刺激引起痉挛性宫缩，由此造成子宫上、下段交界处或宫颈外口形成收缩环，并将剥离的胎盘嵌闭于宫腔内。胎盘滞留可妨碍正常宫缩而引起产后出血，积聚在宫腔内的血块还可引起宫腔增大而加重宫缩乏力，如不及时处理则容易形成恶性循环和严重后果。胎盘粘连发生的原因多与既往多次刮宫或宫腔操作，使子宫内膜损伤而引起胎盘粘连或植入，导致产后出血风险急剧增加有关，亦可能与操作手法不当有关。胎儿娩出后过早或过重按摩子宫，可干扰子宫的正常收缩和缩复，致使胎盘部分剥离、部分未剥离，已剥离面因血窦开放发生出血。既往有过剖宫产或其他子宫手术史的孕产妇，其出现前置胎盘（部分性及完全性前置胎盘）和胎盘植入（胎盘绒毛侵入子宫肌层）的风险会明显增加。由于剖宫产比例的增加，过去 10 年里"胎盘植入"的发生率从 20 世纪 80 年代的 0.8‰ 大幅上升至 3‰。一项 30132 例孕产妇的多中心研究证实，随着剖宫产次数的增加，发生胎盘植入和输血需求 (4 单位) 的风险也相应增加，剖宫产 1 ~ 6 次 (含 6 次以上) 的孕产妇，其发生胎盘植入的风险分别为 0.2%、0.3%、0.6%、2.1%、2.3% 和 6.7%。而其中 723 名伴有前置胎盘的孕产妇，其 1 ~ 5 次 (或更多次) 剖宫产的胎盘植入风险更是分别高达 3%、11%、40%、61% 和 67%。无论是前置胎盘还是胎盘植入都是产后出血的危险因素，往往需要大量输血。

(三) 产道损伤

包括软产道损伤 (宫颈、阴道、会阴撕裂伤)、子宫内翻、子宫破裂。常见因素包括：外阴组织弹性差，外阴、阴道炎症改变；急产、产力过强，巨大儿；阴道手术助产；软产道检查不仔细，遗漏出血点；缝合、止血不彻底等。子宫内翻少见，多因第三产程处理不当造成，如用力压迫宫底或猛力牵引脐带等。

值得注意的是，产道损伤可伴发生殖道血肿、腹腔或腹膜后出血的可能，其出血比较隐匿，不容易被发现。当产妇生命体征不稳定但未见明显的出血时应警惕是否存在这种情况。

(四) 凝血功能障碍

凝血功能障碍时，即使宫缩良好，也可导致产后大出血。常见原因有胎盘早剥、HELLP 综合征、羊水栓塞、死胎及妊娠期急性脂肪肝等引起的凝血功能障碍，少数由原发性血液疾病如血小板减少症、白血病、再生障碍性贫血或重症病毒性肝炎等引起。同时，妊娠末期的孕产妇血液呈高凝状态，分娩时胎盘剥离面血窦血栓形成等都可导致孕产妇凝血机制障碍。

(五) 其他

子宫缺血缺氧导致子宫平滑肌对各类宫缩剂的敏感性下降。另外，人工引产或产群延长可使子宫肌层缩宫素受体因长时间暴露于缩宫素之后发生脱敏现象。最近的研究证实，分娩期间缩宫素的使用剂量越高或持续时间越长。则继发子宫收缩乏力并致严重产后出血的发生率将越高。

引起产后出血的原因可以是一个，也可以多个原因合并存在。如妊娠合并子痫前期产妇，分娩前可能存在血小板减少，血压剧烈波动也可导致胎盘早剥，严重者可以伴有凝血功能障碍和产后出血。同时低蛋白血症所致全身水肿 (包括子宫肌层水肿) 以及预防子痫硫酸镁的使用，都有可能影响子宫收缩而导致产后出血。因此，临床上产后出血的防治，需要仔细检查宫缩情况、胎盘、产道及凝血功能，并针对出血原因进行积极处理。

二、产后出血风险评估

产后出血难以精确预测，但一些危险因素有一定的警示作用，如产程延长、绒毛膜羊膜炎和胎盘异常等是目前比较明确的可导致产后出血发生的危险因素。然而，仍有许多不伴有相关危险因素的孕产妇亦会发生产后出血。

多个主要危险因素组合而成的综合评估表，被证实可以有效鉴别出 60% ～ 85% 的产后出血孕产妇。Dilla 等使用产后出血风险评估表。对 10000 例孕产妇进行的回顾分析显示，80% 的严重出血可以得到识别，但有 40% 的高危组 (出血高风险) 孕产妇并没有发生产后出血，而 1% 低风险的孕产妇却发生了严重的产后出血。这表明已有的产后出血危险因素评估工具在预测产后出血的临床价值方面仍存在一定的局限性，产后出血难以精确预测，许多不伴有相关危险因素的孕产妇同样会发生严重产后出血。该项研究也提醒医护人员应严密监测所有的孕产妇，包括最初被划分在产后出血低危组的孕产妇，以便及时发现并处理。

产后出血高危因素中的胎盘植入，一般可由经验丰富的超声科医师通过超声检查来明确诊断。超声影像多显示为胎盘后区域缺乏正常的低回声区，子宫肌层有血管浸润且血流丰富，胎盘缺损呈典型的 " 虫蛀状 " 或 " 奶酪状 " 影像。超声诊断胎盘植入灵敏度为 79%，阳性预测值为 92%。对疑有胎盘植入者，MRI 对胎盘绒毛浸润深度特别是子宫后壁胎盘的评估很重要，同时还可以对邻近器官的受累情况有更好的判断。鉴于胎盘植入的高危性，美国妇产科医师学会 (ACOG) 建议把胎盘植入孕产妇转到 24h 具备产科医师和麻醉科医师，血液制品资源充足，且具备随时实施介入治疗条件的医疗机构，其产后出血的救治成功率要明显高得多。

第三节　产后出血临床特点

孕产妇围生期的病理生理特殊性，使其对出血的耐受性和代偿力增强，同时因出血隐匿致出血量经常被低估，所以临床实践中经常发生被产后出血孕产妇相对正常的生命体征假象所迷惑的情况。而且当出现明显临床症状时，可能已经达中、重度休克标准。往往为时已晚，救治也十分困难。基层医院由于受人员技术力量和血制品等条件限制，其对产后出血的识别和处理往往有所延迟，故严重不良结局的发生率也相对较高。因此。对每个孕产妇必须作全面仔细的检查、观察和分析，以免延误抢救时机。

一、妊娠期适应性改变

孕产妇多年轻体健，对出血代偿能力强，更主要的是正常妊娠母体在怀孕期间所特有的保护性母体血流动力学和血液学改变就已经为产时失血做好了准备，主要表现在 5 个方面：首先，血容量增加。妊娠末期血容量一般要比非孕期增加 40% ～ 50%，平均约增加 1500ml，所以一般可以耐受丢失 1000ml 血液而不发生生命体征的异常变化。第二，红细胞总量增加。在营养正常的情况下，红细胞总量在妊娠末期可增加 20%～30%，增加了氧储备能力。第三，心排血量增加。心脏每搏量增高和心率增快，孕期心排血量较非孕期平均增加 30%～50%。第四，全身血管阻力下降伴随心排血量增加和血容量增加。第五，孕期纤维蛋白原和大多数凝血因子升高，产妇分娩前血液呈高凝状态。

二、产后出血临床特点

孕期特有的生理变化，使得孕产妇的产后出血有着明显不同于正常人群的特点。因此，必须熟悉产后出血的临床特点，以便于做好产后出血的诊断和预防措施，并准备好紧急应对预案。

（一）容易发生急性大出血

产后出血来源于胎盘剥离面和产道破损处开放的血管。孕早期子宫血流量约 50ml/min。足月妊娠时超过 500ml/min，占母体心排血量的 10%～15%，这一生理改变决定了产后一旦发生急性大出血往往病情进展迅速，几分钟内出血可以达数千毫升，手术止血困难。如得不到及时有效的处理，将很容易发生孕产妇休克、弥散性血管内凝血障碍 (DIC)、多器官功能衰竭等，甚至死亡。

（二）容易低估出血量

产后出血可以表现为少量持续性出血或间断阵发性出血。也可能通过输卵管进入腹腔或流失于生殖道，包括在腹腔、外阴、阴道内各个部位形成不容易被发现的血肿。这类产妇的初期出血容易被忽视，导致出血量被低估。通常情况下 1000ml 以内的产后出血量，基本不会引起孕产妇生命体征的改变，但随着出血量的增加，孕产妇将出现脉搏和呼吸加快、血压下降、尿量减少、四肢变冷等临床症状。此时若因发现不及时或失血量被低估而未加以纠正，则可能很快发展为休克、多器官功能衰竭和死亡。

（三）容易发生凝血功能异常

任何原发或继发性的凝血功能障碍均能造成产后大出血，而胎儿娩出后由于子宫收缩乏力、胎盘因素（如胎盘植入、胎盘部分剥离）所致失血过多也会引起继发性凝血功能障碍。据统计，由于产后大出血所致的凝血功能障碍发病率为 0.15%～0.5%。产后出血容易引发急性凝血功能障碍的主要原因包括：

(1) 大量失血造成凝血因子和血小板丢失。

(2) 大量输液和输注红细胞导致凝血因子和血小板的稀释。

(3) 组织损伤释放炎性细胞因子和组织因子并启动凝血机制，可导致凝血因子和血小板的消耗。

(4) 低体温及组织氧供不足引起代谢性酸中毒均可引起凝血因子和血小板功能障碍。

(5) 低灌注引起 C 反应蛋白急剧升高，而 C 反应蛋白具有抗凝血及纤溶作用。

产后出血时凝血因子的迅速消耗，尤其是纤维蛋白原，很容易导致凝血功能障碍，并且出血量与凝血功能障碍多不成比例。

三、产后出血病理生理过程

正常情况下，血液在血管内流动，不会引起出血或发生血管内凝血，这主要是有赖于完整的血管壁、完善的止血和凝血功能，包含凝血系统、纤溶系统和抗凝系统，但产后出血还有其特殊之处。

（一）止血机制

正常情况下，子宫胎盘剥离面止血有赖于子宫正常的收缩功能和完善的止血和凝血功能，包含血小板、凝血系统、纤溶系统和抗凝系统。

1. 子宫收缩

子宫收缩和产后内外源性的宫缩物质（如缩宫素、前列腺素）是分娩时控制出血的主要机制。子宫平滑肌痉挛性收缩所产生的剪切力将胎盘从子宫蜕膜层分离剥脱，并使胎盘娩出后宫体明显缩小，子宫肌层可从孕期 0.5～1.0cm 收缩增厚到 4～5cm。子宫收缩使得全程穿过子宫肌层到达子宫内膜的螺旋动脉和胎盘血管受到压缩而闭合。

2. 血小板

妊娠后期血小板黏附功能增加，胎盘剥离面血管内皮损伤后，可激活血小板聚集形成血栓。激活的血小板还可释放二磷酸腺苷(ADP)、5-羟色胺、儿茶酚胺等物质，促进局部血管收缩和激活凝血瀑布式反应，最终使纤维蛋白沉积在血栓上形成血凝块，从而有效堵塞胎盘剥离面暴露的血管而止血。

3. 凝血功能

胎盘及蜕膜含大量组织因子（凝血因子Ⅲ），其与血液凝血活酶不同，不需要更多因子的激活，即可在胎盘剥离的表面很快发生血液凝固，通过血凝块形成而达到止血作用。分娩前血液高凝状态是一种保护性生理变化，有利于分娩时胎盘剥离面的快速有效止血，并减少产后出血。

（二）病理生理过程

分娩时，子宫胎盘剥离面通过启动内源性和外源性凝血过程，在凝血因子和血小板的共同作用下形成血栓堵住血管的破口，恢复血管的密闭性，达到快速有效止血。这个生理性止血过程对微血管破裂的止血是有效的，但对合并子宫收缩乏力或胎盘植入等较大动静脉破裂出血则难以起效。因为较大的动脉、静脉里的血液流速快、流量大，无法形成有效的血栓来修补血管破口，但凝血系统还是会不遗余力地去试图完成其止血的使命，这就会造成凝血因子的大量消耗。

妊娠期的纤溶活性降低，至分娩时则有所亢进，主要是胎盘激素通过抑制血管内皮细胞中纤溶酶原激活剂所致。大出血时，凝血功能发挥作用的同时，纤溶功能也会启动来调控凝血后续过程，其后果就是纤溶亢进，并使本来就紊乱的凝血功能雪上加霜，最终导致出血不止。

大量失血最直接的后果就是血容量减少，此时机体会对这些剩余的血液进行重新分配以保证心、脑等最为重要器官的供血，即血液呈现向心性分布，由此也可导致其他组织器官灌注不足和代谢性酸中毒。而低体温与酸中毒都具有降低凝血因子及血小板止血功能的作用，导致更为严重、更加难以控制的出血。

失血性休克时，肠道低灌注发生最早，也最严重。肠黏膜屏障功能迅速减弱，原本存在于肠道的细菌、内毒素就会向肠腔外转移。同时血管破损处释放出来的炎性细胞因子产物、低体温、代谢性酸中毒等又是诱发弥散性血管内凝血、全身炎性反应综合征的重要因素。这些因素的共同作用后果就是多器官功能衰竭。

妊娠期间垂体前叶增大，血流量增加。当休克发生时，血流由垂体前叶分流至其他器官，因而容易发生缺血坏死。产后出血引发垂体缺血坏死在现代产科已经非常罕见。但是继发于垂体性腺激素的降低而导致的闭经却很常见。

但并不是所有的出血都会引起上述严重后果，出血引起的病理生理变化是个渐变过程，变化过程与出血速度、机体代偿能力以及是否得到及时治疗等因素密切相关。所以及时有效的治疗方案都应包括快速控制出血、保障重要器官灌注、改善氧供和微循环、保护正常凝血机制、恢复内环境稳定等重要措施。

第四节 产后出血防治策略

绝大多数产后出血所导致的孕产妇死亡是可避免或创造条件可避免的。但如果诊断处理不及时，则可在短时间内演变为休克、凝血功能障碍等，增加子宫切除风险，甚至严重威胁孕产妇的生命安全。因此各级医疗机构都应该制定合适的产后出血预防和处理流程，通过加强产前保健和积极处理，分娩期间严密监测和失血量评估，对孕产妇的病情做出快速及时的判断等。在兼顾病因预防和治疗的同时，重视严重产后出血的早期容量复苏和及时合理的输血治疗等措施，将十分有助于达到挽救产后出血产妇的生命和改善其预后的目的。

一、产后出血预防

全球产后出血导致的孕产妇死亡率存在巨大的地域差异，这也提示提高孕产妇的医疗保健水平对于产后出血的预防有着十分重要的意义。WHO 也一直倡导应针对性地加大低收入国家和贫困地区的围产期医疗保健力度，提高这些地区的住院分娩率和围产保健人员处理产后出血的临床水平，规范其产后出血的转诊机制和流程。

(一)加强孕期管理

1. 预防及纠正产前贫血

初次产前检查应筛查血红蛋白。早孕期血红蛋白＜110g/L或孕28周(中晚孕期)血红蛋白＜105g/L者应筛查贫血原因。如缺铁应及时补铁，口服铁剂无效时可酌情静脉补铁。

2. 控制胎儿体重

指导产妇合理营养，适当运动，从而控制胎儿的体重，减少超重儿引起的产后出血发生率。

3. 识别产后出血危险因素

识别产后出血危险因素并将其作为指导孕妇选择分娩地点的重要参考，已知具有产后出血危险因素的孕妇宜选择在设置输血科的综合医院分娩。

(二)加强分娩期管理

(1) 产前积极治疗基础疾病，充分认识产后出血的高危因素。高危孕妇尤其是凶险性前置胎盘、胎盘植入者应于分娩前转诊到有输血和抢救条件的医院分娩。

(2) 避免无指征剖宫产、给产妇试产机会以降低剖宫产率，从根本上减少剖宫产产后出血的发生。

(3) 积极处理第三产程已被大量循证医学证据表明是预防产后出血的最有效方法，其核心是预防性使用宫缩剂。由美国妇产科医师学会(ACOG)、世界卫生组织(WHO)及英国皇家妇产科医师学会(RCOG)制定的关于产后出血的救治协议，其核心策略是通过观察子宫收缩及生命体征来早期发现产后出血，预防性或治疗性使用宫缩剂，积极处理第三产程。随机对照研究显示，子宫按摩预防产后出血的效果明显不及使用宫缩剂，而且在使用宫缩剂后子宫按摩并不能增加预防产后出血的效果。因此在预防性使用宫缩剂后，不推荐常规进行预防性子宫按摩来预防产后出血。但助产士应在产后常规触摸宫底。了解子宫收缩情况。目前认为。产后等待新生儿呼吸功能建立并稳定，胎盘到新生儿输血停止(脐带的搏动消失或更长时间)，再切断脐带，称为晚断脐或延迟断脐，对胎儿更有利。2012年ACOG建议延迟结扎脐带即在胎儿娩出后至少36～60s后或等脐带搏动停止后再结扎脐带。2012年来自WHO孕产妇健康研究协作组的Gulmezoglu等的大样本随机对照研究也发现，有控制地牵拉脐带并非积极处理第三产程中必不可少的一部分。由此可见。胎儿娩出后控制性牵拉脐带以协助胎盘娩出并非预防产后出血的必要手段。仅在助产士熟练掌握牵拉方法且认为确有必要时选择性使用，或怀疑胎儿窒息而需要及时娩出并抢救的情况下才考虑娩出后立即钳夹并切断脐带。预防性使用宫缩剂(缩宫素、麦角新碱及米索前列醇等)才是预防产后出血最核心且必不可少的措施。当缩宫素效果不佳，且无药物使用禁忌情况下也可联合使用多种宫缩剂，如麦角新碱、卡前列素氨丁三醇等。尽快促进子宫收缩以达到止血目的。防止发生致命性大出血。《产后出血预防与处理指

南 (201L1)》建议：积极正确地处理第三产程能够有效降低产后出血量和产后出血的危险度，为常规推荐 (1 级证据)；预防性使用宫缩剂是预防产后出血最重要的常规推荐措施，首选缩宫素；不推荐常规控制性牵拉脐带以协助胎盘娩出 (1 级证据)；不推荐常规进行预防性子宫按摩来预防产后出血 (1 级证据)。

二、早期识别产后出血

早期识别产后出血的症状和体征是治疗的关键所在。临床应采取积极措施，进行风险因素的动态化评估和管理，降低诸多可控性诱因或风险因素，减缓不可控性风险因素或并发疾病的风险，最终达到减少或消除产后出血对母婴健康的影响。针对宫缩乏力、胎盘异常、软产道损伤与凝血功能异常这四大高危因素，临床应强调进行"早识别、早检查、早诊断、早治疗与早康复"的干预管理，降低产后出血发生率。另外，由于部分孕产妇仅在发生大量出血时才会出现心动过速、低血压等临床表现，对此，应考虑到孕产妇的实际失血量与预估出血量之间的差异。通常对于这类出现心动过速或低血压症状的孕产妇，其实际失血量很可能已经达到全身血容量的 25%(≥ 1500ml)。因此，对产后出血实际失血量的极早期正确识别在改善孕产妇结局方面具有重要意义。鉴于产后 2h(有高危因素者产后 4h) 是发生产后出血的高危时段，尤其应密切观察这个时期的子宫收缩情况和出血量变化。

三、产后出血救治

产后出血的临床救治应采用多学科综合管理模式，在维持孕产妇血流动力学稳定的同时，鉴别出血原因，并进行积极对因处理。尽量选用创伤最小的治疗方法，如果失败的话再考虑使用有创治疗手段。需要强调的是，产后出血孕产妇的处理技巧应根据其自身情况和导致出血原因而进行选择。

(一) 产后出血的出血控制流程

对于产后出血的孕产妇，妇产科医师或其他医护人员首先需要考虑的是出血的来源 (子宫、宫颈、阴道、尿道周围、阴蒂周围、会阴周围，肛门周围或直肠周围)，这些部位都可以通过详细的体格检查后迅速判断清楚。确定出血的解剖部位后，下一步要做的就是鉴别引起出血的原因，因为不同病因引起的产后出血，其治疗方案存在着明显的差异，针对病因进行个体化干预和治疗是改善产后出血预后的关键所在。当然迅速止血是治疗产后出血的最根本、最关键措施，应根据不同部位、不同病因的出血情况采取相应的止血措施。对有活动性出血而且出血部位明确的产妇应尽快手术或介入治疗，对有活动性出血但出血部位不明确的孕产妇应迅速通过各种辅助手段查找出血部位及原因并予以处理。任何止血的延迟都可能导致孕产妇大量失血、低血压、组织缺氧、酸中毒。表 5-1 为 HAEMOSTASIS 法产后出血处理流程，其中 HAEMO 代表产后出血的及时处理方法，STASIS 则代表严重大出血所需要的进一步治疗措施。

表 5-1　HAEMOSTASIS 法产后出血处理流程

HAEMOSTASIS 法产后出血处理流程
H — 寻求帮助，按压子宫
A — 评估及复苏
E — 明确病因，确保血液制品及宫缩剂的使用（包括缩宫素和麦角新碱）
M — 按摩子宫
O — 输注缩宫素 (10U/h) 或肌内注射前列腺素 (250μg)
S — 安全转运（大动脉压迫、双手压迫，同时抗休克处理的前提下）
T — 球囊压迫或子宫填塞（排除软产道损伤），静脉注射氨甲环酸 (1g)
A — 子宫压迫缝合 (B-Lynch 或其他改良缝合术)
S — 血管阻断（子宫、卵巢、髂内血管）
I — 血管介入，合适情况下行子宫动脉栓塞
S — 经腹次子宫或全子宫切除

　　产后出血手术治疗方式虽然多种多样，但缺乏相关的临床研究大数据。已有的文献大多数仅为小样本的病例报道，证据质量有限，无法明确这些治疗方法孰优孰劣。由此也使得临床指南往往无法做出什么时候该使用何种止血方法的具体推荐。不同产后出血患者病情复杂多变。手术治疗应该个体化，手术方式不但取决于患者病情本身，而且还与手术医师对不同手术方式掌握的熟练程度密切相关。基于既往的研究及临床经验，提倡选择产后出血手术治疗的"四最原则"，即首先选择"最快、最简单、最熟练、创伤最小"的手术方式止血，如果保留子宫手术治疗无效，则应尽早切除子宫以挽救产妇生命。

（二）产后出血的多学科团队协作及救治流程

　　对于医疗保健机构而言，做好预案、加强管理是成功救治产后出血的重要前提。各地医疗机构都应结合自身条件制定规范化的产后出血救治预案并进行演练和督查。由于只有少数产后出血的孕产妇存在高危因素，而许多产后出血往往发生在无高危因素的孕产妇身上。因此，不仅要重视高危人群，对低危人群也应严密监测、及时诊断和处理。这需要救治团队都具备危机管理意识：危机发生前，做好抢救预案，早期监测相关指标；危机发生时，及时启动急救流程，预防并发症；危机发生后。及时启动多学科抢救团队，阻断恶性循环。根据产后出血的风险水平和孕龄，在分娩前制订相应的综合防治策略和计划，包括准备人员、药品、设备和血液制品等。待产分娩时需要配齐成套用品，包括治疗产后出血可能需要的药品和器械，以便有需要时立即可用。制定产后出血治疗的标准化、制度化的处理方法可以改善结局。国际医疗卫生机构认证联合委员会推荐，产科人员应定期进行临床演练，以便为应对产后出血做准备。产后出血的治疗是多方面的，需要由院内多个团队，包括产科医师、护士、麻醉科医师、输血科工作人员、实验室检验人员、外科医师及介入放射科人员共同提供医护管理。团队合作至关重要，可预先制定方案和流程图以指导团队更好地交流和共同发挥作用，促进合作。

全球几乎所有产后出血的临床诊治指南都涉及产后出血抢救时的多学科团队协作，这是提高抢救效率、降低孕产妇死亡率的重要举措。医院应该建立一支包括以下四个关键元素的产后出血抢救梯队：①能够对孕产妇出血做出快速反应。②能够对所有孕产妇就地识别和预防。③能够对产后大出血进行多学科救治。④能够通过报告和系统学习提高医疗质量和不断改进反应能力。产后出血救治过程中，产科医师主要负责寻找出血原因并进行相应的治疗 (包括药物和手术止血)，麻醉科医师负责生命体征的管理，输血科或血库负责成分血的准备，检验科负责各项重要实验室指标的监测等。多学科团队中的各个抢救环节中没有主次或者重要与次要之分，每一环节均是必不可少，而且是相互影响的。各医疗机构需制定符合医院自身条件的产后出血多学科联合抢救规范及流程图；团队成员需要具备 24h 都能够对产后出血做出快速反应和抢救的能力；如果不具备多学科抢救条件，经评估有转诊条件者应及时转诊。

2015 年 12 月，法国妇产科医师协会 (CNGOF) 联合法国麻醉及重症监护学会 (SFAR) 联合颁布了处理产后出血的临床指南，明确了麻醉团队在产后出血救治过程中的重要作用和具体负责内容。从其产后出血治疗流程图中不难看出，麻醉科医师是管理产后出血和输血的专家，在产后出血救治中起到了不可取代的作用。围术期如此，围产期也不例外。他们也是产房团队必不可少的一员，除了合理输血管理外，还可为及时处理产妇产后出血、子宫收缩不良、产道修补和胎盘残留清宫术等提供合理的麻醉和治疗措施，尤其是预见性的麻醉思维方式，为产后出血的救治提供了更有力的安全保障。无独有偶，全球其他几家妇产科医师学会，包括美国妇产科医师学会 (ACOG) 和英国皇家妇产科医师学会 (RCOG) 等，推出的关于产后出血指南中也一致认为，有关产后出血的复苏讨论重点在于液体管理和使用血液制品的指征，并强烈推荐多学科管理尤其建议与麻醉科的沟通和协作。由此也可以看出麻醉科医师在产后出血救治团队中的关键作用。麻醉科医师应充分发挥其良好的复苏训练、出血管理和危重症监测治疗的特长：包括休克诊断、早期复苏、麻醉方式的选择、血液管理、血细胞回收与监测等，并在产后出血的围术期救治中承担起更多的责任。2014 年《产后出血预防与处理指南》中也指出：病因治疗是产后出血的最重要治疗，应同时兼顾抗休克治疗，并可求助麻醉科、重症监护病房 (ICU)、血液科医师等协助抢救。在抢救产后大出血时，团体协作十分重要。中华医学会麻醉学分会指南与专家共识 (2014) 中也提到，在高危妊娠和分娩后失血的监测中，麻醉科医师应与整个团队进行充分沟通，评估建立大静脉通道输液、准备快速输血装置、血流动力学监测装置、液体加温装置的必要性。如有需要，做好围术期的血液回收准备，但并没有列出具体的救治细则和流程。在临床具体工作中，可由麻醉科医师对产后大出血孕产妇制定周密的围产期方案，包括建立静脉通路、提供分娩镇痛 / 手术麻醉、生命体征的管理、实施输血及各种非外科出血疾病包括大输血并发症的预防和处理。麻醉科医师在麻醉方式和药物选择中，会充分考虑它们对子宫收缩力的影响及后续的预案。

第五节 产后出血防治展望

在英国和美国等医疗资源发达的国家，产后出血已不再是导致孕产妇死亡的首位原因，但近年来的大数据研究显示，其产后出血及由出血导致严重不良后果的发生率仍呈逐年上升趋势。美国全国住院患者样本数据分析显示，1994—2006 年期间产后出血的出院诊断率增加了 26%(从 2.3% 升至 2.9%)，主要与产后宫缩乏力发生率增加有关。同时，在全球大多数中等发达及欠发达国家和地区，由于宫缩剂缺乏、医疗技术落后以及产后出血救治管理缺陷等原因，使得产后出血导致的孕产妇病死率仍居高不下，与 "联合国千年发展目标" 中关于改善产妇保健、产妇死亡率降低 3/4 的目标仍存在较大差距。由此也说明，在全球范围内，产后出血至今仍是需要密切关注的事关孕产妇安危的重大难题。

自 21 世纪初联合国 "千年发展目标" 提出以来，通过近 20 年的努力，我国产后出血的防治和降低孕产妇病死率的工作取得了显著进步。全国妇幼卫生监测数据显示，1990 年全国孕产妇病死率为 88.8/10 万，2018 年下降至 18.3/10 万，较 1990 年下降了 79.4%，已比较接近发达国家 (10 ～ 15)/10 万的孕产妇病死率水平。其中主要的贡献来自产科出血导致的孕产妇死亡大幅减少。2000 年全国产科出血的病死率为 20.8/10 万，2017 年下降至 5.7/10 万，下降幅度为 72.6%，对全国孕产妇病死率下降的贡献比例达 45.2%。尤其是农村地区下降更为明显，2000—2017 年间下降幅度达 80.9%，对农村地区孕产妇死亡率下降的贡献比例达 52.4%。中国在包括产后出血防治和降低孕产妇病死率方面所取得的巨大成就举世瞩目。联合国千年发展目标要求到 2015 年，孕产妇病死率要在 1990 年基础上下降 3/4。我国于 2014 年提前实现，是全球为数不多的实现这一目标的国家之一。

但我国幅员辽阔，全国不同省市、不同地区的孕产妇病死率仍存在较大差异，欠发达和贫困地区的孕产妇病死率尤其是产后出血导致的孕产妇病死率仍明显高于发达地区。因此，更应该从国家政策层面进一步针对性地加大贫困地区的围产保健力度，并致力于提高这些地区的住院分娩率和围产保健人员处理产后出血的临床水平。以及规范其产后出血的转诊机制和流程，这些都需要得到当地政府和社会相关部门的大力支持。研究表明，产后出血导致不良后果的直接因素包括：①孕产妇及家属延误做出就诊求医的决定与经济、文化落后，缺乏保健自觉性有关。②转运途中的延误受社会资源缺乏的影响。③医疗处理延误受医务人员技术水平、服务态度、医疗设备影响。但这三个方面问题的解决都需要有政府部门的政策和资金支持，特别是对于低收入、偏远地区或贫困地区的孕产妇保健及医疗水平的提高、鼓励住院分娩及补助政策的落实、孕产妇个人和家庭对围产期保健重要性和知识的普及，包括加深孕产妇个人和家庭对降低流产率和剖宫产率重要性的认识、全面提高个人和家庭产后出血相关的知识技能等。都是有效降低产后出血导致孕产妇严重不良后果的关键措施。我国更是要向发达国家借鉴先进模式和管理经验，全面提高围产期的保健水平以及产后出血的救治能力。在医疗资源丰富的发达国家，与产后出血相关的病死率已经降到非常之低的水平。如英国在 1994 年至 2014 年间，直接由产后出血引起的病死率一直保持在很低的稳定水平 (每 10 万例产妇 0.39 ～ 0.9 例)。

2016 年 1 月 1 日，中国全面实施一对夫妇可生育两个孩子的 " 二孩政策 "。在这一政策指引下，大批高龄、既往有子宫手术史 (包括剖宫产和人工流产等手术) 的妇女再次生育，其产后出血的概率也将大大增加，这将给我国产科医师、麻醉科医师的工作带来极大的挑战，这一情况需要引起我们的高度重视。如何进一步降低产后出血导致的孕产妇死亡仍然是我们面临的重大难题，尤其是我国欠发达和贫困地区的产后出血救治水平亟待进一步提高。希望国内也能尽快多部门联合，组织相关专家共同制定出适合我国国情的产后出血围术期救治指南或共识。

产后出血的防治道路仍是任重而道远。

第六节　快速控制出血

出血导致的最直接后果是血容量不足，在此基础上会引起组织缺氧及凝血功能障碍等，所以治疗急性大出血当务之急是尽快控制出血，对于血管开放性出血应该采用损伤控制性手术，对于凝血功能障碍的应予以止血性复苏，同时实施损伤控制性复苏，减少止血过程中的失血和防止稀释性凝血功能障碍，有效切断由失血引起的病理生理改变，使病情不再继续恶化。

一、损伤控制性手术

手术治疗一般是在药物治疗失败后使用。一旦药物治疗失败，应该尽早采用损伤控制性手术，以达到迅速控制出血的目的，包括很多子宫缝合术、子宫切除、腹主动脉血管内或血管外阻断等。产后出血的手术治疗应根据不同原因进行针对性处理。常见处理方案有：

(1) 保守治疗措施：包括清宫术、子宫按摩、子宫压迫缝合 (B-Lynch 缝合、方块缝合等)、子宫内球囊填塞、软产道损伤修补、内翻子宫还纳术、盆腔血管结扎等。

(2) 子宫切除术：在于挽救生命，保护主要脏器功能及内环境稳定。预计保守性治疗方法无效者。尽早决定将子宫和胎盘一起完整切除。

(3) 对于有条件的医院，术前也可采用预防性血管内球囊阻断术，以减少术中出血，并为手术操作提供清晰术野，同时也为保留子宫创造条件。对于术前未预见的凶险性前置胎盘出血，腹主动脉外压迫也可降低盆腔血流。控制出血。

二、损伤控制性复苏

出血尚未控制情况下，过于积极的液体复苏可以通过多种机制造成出血增加，凝血功能受损和组织损害。所以。对于严重产后出血孕产妇，在出血尚未得到有效控制情况下，允许在有限的短时间内，使动脉血压和器官灌注压处于低于正常水平，直至出血得到确定性控制，以控制出血和减少大量液体复苏的潜在风险。中华医学会重症医学分会2007年《低血容量休克复苏指南》推荐：对出血未控制的失血性休克患者。早期采用控制性复苏，收缩压维持在 80 ～ 90mmHg，以保证重要脏器的基本灌注，并尽快止血，出血控制后再进行积极的容量复苏。大多数创伤外科患者实施损伤控制性复苏时，允许目标复苏压力将收缩压控制在 90mmHg，MAP ≥ 65mmHg，低压复苏时间最好不超过 90min。但对于孕产妇来说，妊娠中晚期多个脏器存在高流量灌注，对缺血缺氧耐受性低，特别是垂体前叶和子宫。妊娠期间垂体前叶增大，血流量增加，发生出血休克时血流由垂体前叶分流至其他器官。尽管产后出血引发垂体缺血坏死这种情况在现代产科已经非常常见，但是继发于垂体性腺激素的降低而导致的闭经却很常见。同样，胎儿娩出后子宫的有效收缩依赖于子宫良好的灌注和氧供，子宫缺血缺氧可以导致宫缩乏力和凝血功能障碍，进一步加重出血。因此。孕产妇在产后出血救治过程中的损伤控制性复苏需要更高的收缩压，同时持续的时间更短，一般控制收缩压在 100mmHg，同时低压复苏时间最好不超过 60min。

三、止血性复苏

大量失血容易发生凝血功能障碍，主要原因：①大量失血造成凝血因子丢失和消耗。②大量的液体和红细胞输入可以继发性稀释性凝血障碍。③低体温和酸中毒均可导致凝血因子及血小板活性的降低。④急性创伤和低灌注引起 C 反应蛋白急剧升高，而 C 反应蛋白具有抗凝血及纤溶作用。种种因素所导致的后果是凝血功能障碍，加重出血，所以早期就应该重视凝血功能监测和处理，积极止血性复苏与积极控制出血同等重要。止血性复苏包括以快速恢复正常凝血功能为核心，增加新鲜冰冻血浆 (FFP) 和血小板等血液制品，减少晶体液的大量输注，以避免使已经缺乏的凝血因子进一步稀释。

第七节　产后出血液体复苏

由于正常情况下机体内存在约相当于 20% 全身血容量的自体内血库，所以一定范围内的失血可以通过自我调节维持血压和重要脏器的灌注，也不需要外源性输血防止机体缺氧及凝血功能障碍。产后出血出血量经常被低估，失血期间拐点明显，可从代偿期突然演变到失代偿状态，所以产后出血休克早期应尽快恢复有效循环血容量。出血一旦到休克中晚期，随着机体微循环血管大量开放和毛细血管发生渗漏，不仅容量复苏疗效不理想，而且广泛组织水肿影响灌注和氧供。

一、复苏液体种类

液体复苏治疗时可以选择晶体溶液（生理盐水和等张平衡盐溶液）和胶体溶液（如白蛋白和人工胶体液）。目前，尚无足够证据表明晶体液与胶体液用于低血容量休克液体复苏的疗效与安全性方面有明显差异。

（一）晶体液

使用生理盐水会导致高氯性酸中毒，因此临床诊疗指南多推荐在复苏与扩容时常规使用平衡液。乳酸钠林格液含有与血浆相近的电解质，但 pH 仅 6.5，渗透压为 273mOsm/L。肝脏乳酸代谢障碍或休克期间存在乳酸性酸中毒者，大量输注乳酸钠林格液须注意出现低渗性水肿和乳酸性酸中毒的风险。勃脉力 -A(Plasmalyte-A) 又称为改良醋酸林格液或复方电解质注射液，其 pH 为 7.4，渗透压为 294mOsm/L。电解质组成和浓度更接近人体血浆。而且以醋酸盐代替乳酸盐提供碳酸氢根 (HCO_3^-) 前体，大量应用不会引起乳酸堆积，有利于纠正酸中毒，因此更适用于失血性休克患者的早期容量复苏。由于其不含钙离子。也可以同一静脉通路在输血前后输注，也可以与血液制品混合输注。

（二）胶体液

由于晶体液在血管内维持时间短，输注后很快进行血管内外再分布，而且绝大部分会分布到血管外间隙。因此，低血容量休克时若以大量晶体液进行复苏，可导致血浆蛋白稀释，胶体渗透压下降，从而出现组织水肿，影响组织氧供。而胶体液在血管内停留时间长，对血容量的扩充起效更快速且作用更持久，所以低血容量休克液体复苏时，一般采用晶胶复合。除血浆外可供选择的胶体液包括白蛋白、羟乙基淀粉、明胶、右旋糖酐等。人工胶体在使用安全性方面需要关注过敏反应，潜在具有一定的剂量相关性肾功能和凝血功能影响，因此使用应限制在处方剂量范围内。白蛋白是天然血浆蛋白质，分子量为 66 ～ 69kDa，构成正常人体血浆胶体渗透压的 75% ～ 80%，在容量复苏过程中也常被选择用于液体复苏。但由于白蛋白为血浆制品，资源有限，并有传播血源性疾病的潜在风险，且价格较人工胶体昂贵，并有传播血源性疾病的潜在风险，所以使用上也受一定限制。

二、补液速度及补液量

根据出血量、出血速度和血流动力学监测指标等进行调节，一般维持收缩压 > 100mmHg 和尿量 > 30ml/h。多个指南对产后出血早期液体复苏推荐输液总量一般不超过 3500ml，其中补充晶体液一般不超过 2000ml，胶体液一般不超过 1500ml。当患者存在输血指征时，应及时输注血制品，同时对于血流动力学不稳定、出血不可控制或止血效果不理想的患者，输血指征应适当放宽。但在严重产后出血无法及时获得血液制品的情况下，还是应该保证重要脏器灌注为首要目标，不应该限制液体输入，从而为获得血制品或者转诊争取时间。对于快速大量失血时血流动力学不稳定或液体复苏效果不佳时，除了尽快启动输注血液制品外，还应使用血管活性药物(如去甲肾上腺素、去氧肾上腺素等)以保证心脑等重要器官的灌注。

第八节　产后出血输血治疗

血液制品的输注是抢救严重产后出血过程中非常关键的措施，其主要目的是提高血红蛋白浓度以保证组织氧供和补充凝血因子纠正凝血功能障碍。产后出血直接导致产妇死亡病例中，50%以上与不规范治疗相关，包括没有认识到出血的危险因素，没有准确评估出血严重程度，没有迅速决策输血治疗。患者是否需要输血、输什么、输多少，都需要一个指导原则，这个原则就是输血指征。输血指征是从无数临床输血实践和科学研究总结而来，同时又对临床输血起着重要的指导作用。由于相关临床大数据研究证据有限，目前对于输注红细胞、血浆、血小板、冷沉淀和纤维蛋白原等的指征、输注量和输注比例，尚无针对产科患者的统一标准。但输血是一把"双刃剑"，在起到治疗作用的同时，还会给患者带来一系列的不良反应。2018年《全血和成分血使用》指出输血的通则是：①不可替代原则：只有通过输血才能缓解病情和治疗患者疾病时，才考虑输血治疗。②最小剂量原则：临床输血剂量应考虑输注可有效缓解病情的最小剂量。③个体化输注原则：临床医师应针对不同患者的具体病情制定最优输血策略。④安全输注原则：输血治疗应以安全为前提，避免对患者造成额外伤害。⑤合理输注原则：临床医师应对患者进行输血前评估。严格掌握输血适应证。⑥有效输注原则：临床医师应对患者输血后的效果进行分析，评价输注的有效性，为后续的治疗方案提供依据。同时，《临床输血技术规范(2019版征求意见稿)》指出：临床用血应当遵循不可替代、最小剂量和个体化输注原则，紧急用血时应当遵循生命权第一原则。

一、红细胞

输注红细胞的目的是提高血液携氧能力。改善慢性贫血或急性失血导致的缺氧症状。红细胞输血包括输注异体红细胞和自体红细胞。

(一)异体红细胞

目前尚缺乏产科患者输注红细胞的指征，也没有发表关于产科患者不同血红蛋白浓度输注策略的随机对照临床研究。

1. 输注指征

大多数输血指南将 Hb < 70g/L 作为输注红细胞的指征是鉴于血流动力学稳定、血容量基本正常或低血容量已被纠正的情况下。对于急性产后出血患者来说，由于绝大多数孕产妇为青壮年，是否需要输注红细胞，除了参考 Hb 指标外，更多地需要结合临床表现、出血速度、出血是否可控，以及止血效果等进行综合考虑。

(1) 血流动力学是否稳定：产后出血往往具有致命性和不可预测性，对于不能控制的活动性出血，如果按照输血指征再启动输血往往会错过最佳的治疗时机。因此对于不能短时间内有效控制的出血，应尽快启动输血，不应将 Hb 作为输注红细胞成分的唯一指征。《全血和成分血使用》建议将红细胞输注指征分为血流动力学稳定的患者和活动性出血患者，其中活动性出血患者由临床医师根据出血情况及止血效果决定是否输注红细胞。美国妇产科医师学会 (ACOG)2017 年《产后出血实践公告》指出当出血量达到或者超过 1500ml 且持续出血并伴有生命体征的异常 (心动过速和低血压) 时，应该迅速准备启动输血治疗。

(2) Hb 目标值：对于产科患者来说，为保证机体充足的氧供，避免不良预后，需要维持更高的 Hb 目标值，鉴于以下考虑：①由于妊娠期间垂体前叶增大，血流量增加，当发生休克时，血流由垂体前叶分流至其他器官，因而容易发生缺血坏死，从而继发垂体性腺激素降低导致希恩综合征。②子宫平滑肌的有效收缩也依赖于充分的氧供，输血不及时子宫缺血缺氧加重子宫收缩乏力出血，面临止血困难，甚至切除子宫风险。③产后出血患者术中采用宫腔球囊填塞和子宫动脉上行支结扎等保守治疗，往往还会面临后续出血风险，由于子宫胎盘剥离面大，一旦发生出血，往往出血量大，速度快。因此，多个指南推荐针对产后出血输血指征应适当放宽，多数建议维持 Hb > 80g/L，包括中华医学会妇产科学分会产科学组 2014 年《产后出血预防与处理指南》建议输注红细胞的指征为 Hb < 70g/L，如果出血凶险且出血尚未完全控制或继续出血的风险大，可放宽输血指征，维持 Hb > 80g/L 为宜；2015 年法网妇产科医师学院 (CNGOF) 联合法国麻醉及重症监护学会 (SFAR) 共同颁布的关于产后出血临床指南建议维持 Hb > 80g/L。

综上，产后出血患者维持 Hb 目标值为 80g/L，将 Hb < 80g/L 作为血流动力学稳定或出血已经控制情况下输注红细胞的指征 (排除后续出血风险也可以将输血指征设为 Hb < 70g/l.)。但对于出血尚未控制或继续出血风险大的患者，应根据出血情况及止血效果决定是否输注红细胞可以采取更高的 Hb 水平，甚至不受 Hb 限制。

2. 输注剂量

患者未出现活动性出血时。红细胞使用剂量根据病情和预期 Hb 水平而定，输注 1U 红细胞可使体重 60kg 的成年人 Hb 水平提高约 5g/L(或使 Hct 提高约 0.015)。患者处于活动性出血时，红细胞输注剂量取决于失血量、失血速度及组织缺氧情况。

(二) 自体红细胞

术中回收式自体输血技术已成功应用于剖宫产手术中并被众多研究证明安全有效，

也被多个指南推荐用于产后出血高危产妇。回收式自体输血作为简便经济的节约用血措施，在产科应用可以减少或避免输注同种异体红细胞，尤其适用于预计有明显失血（如前置胎盘和胎盘植入等）或拒绝接受异体输血的孕产妇，当然紧急血液回收在产后大出血的救治中可发挥重要作用。由于产后出血具有不可预测性和致命性，而异体血液制品是稀缺资源，红细胞储存时间较短且数量有限。同时存在输血反应风险，所以有条件的医院和分娩量相对较大的医院均应该开展回收式自体输血，同时需要常规配备自体血回收装置及24h管理该设备的专业人员。

二、血浆和冷沉淀

血浆和冷沉淀用于补充凝血因子，预防或治疗凝血因子缺乏引起的出血或出血倾向。对于产后出血患者，积极纠正凝血功能与控制出血同等重要，因为子宫胎盘剥离面止血有赖于子宫正常的收缩功能、完善的止血和凝血功能。

（一）血浆

2018年《全血和成分血使用》建议：血浆输注宜参考凝血功能检测结果及临床出血情况。PT大于正常范围均值的1.5倍和（或）APTT大于正常范围上限的1.5倍，或INR大于1.7时可考虑输注血浆。凝血试验结果不易获取时，由临床医师根据患者出血情况决定是否输注血浆。输注剂量由临床状况和患者体重决定，通常成人为10～20ml/kg。

由于传统凝血功能检测需要30～60min，孕产妇一旦发生产后出血，容易进展到凝血功能障碍，所以应根据出血情况尽早决定是否输注血浆，有条件的单位应配备血栓弹力图（TEG）和旋转式血栓弹力图（ROTEM）等床旁凝血功能检测。尽管血浆不适用于单纯扩充血容量和升高蛋白浓度，但是输注血浆不仅可以补充凝血因子还有助于容量复苏。

（二）冷沉淀

2018年《全血和成分血使用》中冷沉淀输注指征为大量输血或DIC伴纤维蛋白原水平＜1.0g/L时，可输注冷沉淀凝血因子。创伤、产科和心脏手术患者纤维蛋白原维持在1.5～2.0g/L。输注剂量和频率取决于纤维蛋白原消耗速度、恢复时间和半衰期。纤维蛋白原在无其他消耗（如出血、DIC等）的情况下半衰期大约是4天。通常成人每5～10kg输注2U（1U：由200ml全血分离的血浆制备，且符合GB18469质量要求）。

血浆虽然含有一定的纤维蛋白原，但浓度低。通过输注血浆不可能纠正低纤维蛋白原血症，当纤维蛋白原＜1g/L时应考虑输注冷沉淀或纤维蛋白原浓缩剂。冷沉淀是补充纤维蛋白原和纤维结合蛋白的重要来源，输注时不需要交叉配血，每单位冷沉淀含纤维蛋白原1.5～2.5g及凝血因子Ⅷ80～100IU。妊娠期纤维蛋白原的浓度成倍增加，孕产妇的纤维蛋白原浓度低于1.5g/L时，虽然还是非妊娠妇女的正常值，但是已经提示孕产妇病情危重了。2016年欧洲麻醉科医师学会《围术期严重出血管理指南》指出：建议对出血的孕产妇评估纤维蛋白原水平，当血浆纤维蛋白原低于2g/L时可预测有发生严重产后出血的风险。分娩时血小板计数动态下降或低于 $100×10^9/L$，特别同时伴有血浆纤维蛋白原低于 2.9g/L 是预测产后出血风险的指标。Charbit 等研究发现，进行性产后出血时如基础纤维蛋白原浓度低于 2g/L，则发展成严重产后出血的阳性预测值为 100%，而纤维蛋白原浓度大于 4g/L 时，发展成严重产后出血的阴性预测值为 85% ～ 90%。2015 年 CNGOF 联合麻醉及 SFAR 共同颁布的关于产后出血的临床指南指出，在活动性产后出血的情况下，建议纤维蛋白原水平维持在 ≥2g/L。可以在实验室结果回报之前就开始红细胞、纤维蛋白原和新鲜冰冻血浆的输注。

综上，大量出血尚未控制时，可以按照大量输血方案补充凝血因子，但等出血控制后可以转为床旁凝血功能检测指导下的目标输血方案，维持纤维蛋白原目标值为 1.5g ～ 2.0g/L。

三、血小板

《全血和成分血使用》中输注血小板目的是预防或治疗因血小板数量减少或功能异常而引起的出血或出血倾向，适用于血小板数量减少或功能异常引起的凝血功能障碍。急性失血患者，血小板输注指征为血小板计数 ≤ $50×10^9/L$。患者无活动性出血时，输血剂量取决于患者输注前血小板数及预期达到的血小板数。通常成人每次输注一个治疗剂量。患者处于活动性出血时，血小板的输注剂量取决于患者的出血情况及止血效果。输注一个单位血小板 (200ml 全血分离，10 个单位相当于一个治疗剂量)，成人 (70kg) 可升高 $4×10^9/L$ ～ $8×10^9/L$ 血小板。

大多数指南推荐血小板计数 < $50×10^9/L$，应考虑输血小板，使血小板计数维持在 $(500 ～ 1000)×10^9/L$。当患者伴有活动性出血，压迫和电凝止血无反应或无效时，输注血小板的阈值应提升至 $75×10^9/L$。Miller 等指出了血小板的重要性，当其大约为 $75×10^9/L$ 或更低时，可能出现出血倾向，单一供体浓缩血小板容积为 200 ～ 250ml，输注后会增加循环中血小板计数 $(30 ～ 60)×10^9/L$。

对于产后出血的孕产妇来说，当出血尚未控制时应维持血小板 ≥ $75×10^9/L$。当出血已经控制同时后续出血风险较小，可以维持血小板 ≥ $50×10^9/L$。

四、其他

包括纤维蛋白原浓缩剂、凝血酶原复合物和重组活化凝血因子Ⅶ等，这些物质具有容量小，浓度高，不需要交叉配血，有助于降低输血相关性急性肺损伤，缺点是价格相对较高，在产后出血治疗中的应用尚存在一定分歧。

五、大量输血方案 (MTP)

目前尚无公认的 MTP，来自创伤和战地患者的救治经验认为积极输注红细胞和早期补充凝血因子可以改善预后。提高生存率。大多数 MTP 推荐红细胞、血浆和血小板达到一个相同比例，近似于全血替代治疗。ACOG 推荐当需要大量输血 (24h 内输注红细胞

≥10U 或 1h 内输注红细胞达 4U 且仍需继续输血或输血量已达全身血容量)时，建议红细胞、血浆和血小板按照固定比例进行输注，最常用的比例为 1:1:1。来自斯坦福大学医学中心的 MTP 是浓缩红细胞 6U:FFP4U 及单一供体浓缩血小板 1U(6:4:1)。有些医疗中心在这个方案的基础上增加了冷沉淀 6～10U。对于需要大量输血的产后出血孕产妇，较高的冰冻血浆与红细胞的比例能带来较低的介入治疗及手术需要，得到更高的收益。

第九节 产后出血药物治疗

对于产后出血的防治，药物治疗是一个很重要的环节，其中主要为加强子宫收缩的药物和止血类药物的应用。

一、加强子宫收缩的药物

产后出血最常见原因是子宫收缩乏力，其次是胎盘因素、产道损伤以及凝血功能障碍。因此，促进子宫收缩的药物在治疗产后出血中起着至关重要的作用，也是治疗子宫收缩乏力的一线治疗措施。

(一)常用宫缩剂

促进子宫收缩的药物可分为三类：缩宫素、麦角新碱和前列腺素类。

1. 缩宫素

缩宫素是最常用的子宫收缩药物，也是预防和治疗产后出血的一线药物。缩宫素作用机制是选择性促进子宫平滑肌及乳腺管平滑肌收缩，具有引发及加强宫缩的作用，其作用相对比较温和。缩宫素通过与缩宫素受体结合而发挥作用，随着孕周的增大，缩宫素的受体增多，子宫对缩宫素越敏感。受体的分布密度按照宫体、子宫下段、宫颈递减，故缩宫素主要对宫体起作用。小剂量缩宫素可使子宫平滑肌张力增高、收缩力加强、收缩频率增加，但仍然保持节律性、对称性和极性，临床上主要用于引产；缩宫素剂量增大，将引起子宫肌张力持续增高乃至舒张不完全，最后发生强直性收缩，临床上用于产后止血。但因缩宫素有受体饱和现象。无限制加大用量反而效果不佳，并可出现不良反应，故 24 小时总量应控制在 60U 内。

缩宫素作为治疗产后出血的最常用药物，可以降低约 60% 的产后出血。预防性静脉滴注或肌内注射缩宫素 (10IU) 一直是效果最好、不良反应较少的促宫缩治疗方案。最近 Begley CM 系统评价了预防性应用缩宫素的治疗效果，发现在第三产程中使用 3～10IU 的缩宫素可以至少减少 500ml 的失血量。在 2015 年法国妇产医师学院 (CNGOF) 颁布的产后出血指南中指出，无论何种分娩方式，缩宫素均为一线预防性药物 (A 级)，并建议采用 5～10IU 缓慢静脉或肌内注射 (A 级)。有关缩宫素的使用时机：是在延迟脐带结扎后或是在胎儿前肩娩出后或胎盘娩出后使用尚无足够的研究支持，也无缩宫素使用时机与产后出血危险因素关联的研究。特别提出的是，并未发现延迟脐带结扎后使用缩宫素会增加产后出血的发生风险。世界卫生组织、美国妇产科学会等机构推荐促宫缩药物最好在胎儿完全娩出后使用。

缩宫素用于预防和治疗产后出血时，可肌内注射或静脉给药。缩宫素静脉滴注立即起效，但半衰期很短。滴注完毕后其效应逐渐减退，故需持续静脉滴注；肌内注射开始起作用比较慢。但是维持时间比较长。缩宫素治疗产后出血的常用方法为：缩宫素 10IU 肌内注射或子宫肌层或子宫颈注射，以后 10 ~ 20IU 加入 500ml 晶体液中静脉滴注，给药速度根据患者的反应调整，常规速度 250ml/h，约 80mU/min。静脉滴注能立即起效，但半衰期短 (1 ~ 6min)，故需持续静脉滴注。相对肌内注射和静脉注射途径来说。研究表明在胎儿娩出 1min 内，通过脐带静脉推注缩宫素可更有效减少第三产程时间及失血量。

缩宫素相对安全，但在应用过程有如下注意事项：

(1) 缩宫素最好能冷藏保存。

(2) 因缩宫素有受体饱和现象，无限制加大用量效果不佳，反而容易出现不良反应，因此一般 24h 总量应控制在 60 ~ 80U 以内。

(3) 缩宫素无明显禁忌证，不良反应比较少见，但大剂量应用时可引起水钠潴留和心血管不良反应。

要特别注意的是：快速静脉注射没有稀释的缩宫素，可导致产妇显著的短暂性低血压、心动过速或心律失常。这种影响对大多数产妇不会导致严重后果，但对于高位椎管内阻滞、低血压或心动过缓、大出血的剖宫产患者，可能造成严重低血压，甚至心搏骤停。缩宫素的心血管不良反应与剂量相关，多数学者认为，每次以 < 5U 缓慢静脉注射，或以一定剂量稀释后静脉点滴，对血流动力学影响较轻。临床上还有相当数量的产科医师习惯于一次性大剂量应用缩宫素，比如 20U 宫体注射，再加 20U 静脉注射，这种用法是完全不符合用药原则的。

2. 卡贝缩宫素

属于一种人工合成的新型制剂，其与临床上常规使用的缩宫素在分子结构上有着明显的不同，但临床和药理特性与缩宫素类似，也是与子宫平滑肌的缩宫素受体结合而发挥作用。与传统的缩宫素比较，卡贝缩宫素的稳定性更强，亲和力更显著，半衰期 (约 40min) 较传统缩宫素长 4 ~ 10 倍，明显弥补了传统缩宫素半衰期短的缺点。研究表明，在剖宫产手术中，尤其对于双胎妊娠等合并高危因素的产妇，卡贝缩宫素比缩宫素能更有效预防产后出血，并减少额外宫缩剂量及血制品输入。卡贝缩宫素的优势就是单次给药、维持时间长、使用便捷。用药后可迅速达到作用高峰，持续时间相对更长，强度较其他缩宫素更强，止血也更迅速；主要的缺点就是价格较昂贵。

应用卡贝缩宫素的指征：用于硬膜外麻醉或腰麻下的选择性剖宫产术后以预防子宫收缩乏力和产后出血。用法：剖宫产胎儿娩出后，缓慢地在 1min 内单剂量静脉注射

100μg。静脉注射卡贝缩宫素后恶心、腹痛、瘙痒、面红、呕吐、低血压、头痛和震颤等不良反应发生率为 10% ～ 40%。应用卡贝缩宫素的注意事项还包括：

(1) 需要在 2 ～ 8℃冷藏保存。

(2) 对于急诊剖宫产、全麻下剖宫产，或产妇有明显的心脏病、高血压、凝血系统疾病或肝、肾和内分泌疾病的情况使用卡贝缩宫素还没有明确的研究结论，但对于伴有血管疾病的孕产妇，尤其是冠状动脉疾病，须谨慎使用。

(3) 经阴道分娩后给予卡贝缩宫素治疗也还没有进行适当的研究，其剂量还未确定。

(4) 单剂量注射 100μg 卡贝缩宫素后，在一些孕产妇可能没有产生足够的子宫收缩，此时不能重复给予卡贝缩宫素，但可联合其他子宫收缩药物如麦角新碱等进一步治疗。

3. 麦角新碱

对于子宫平滑肌具有高度的选择性，对子宫底和子宫颈部都有很强的收缩作用，且持续时间通常达 2 ～ 4h。用法一般选择肌内注射，单次剂量为 0.2mg，必要时 2 ～ 4h 可重复注射，最多不超过 5 次。麦角新碱促进子宫收缩的效果明显，可以明显减少产后出血量，在预防产后出血中的应用已有较长历史，多国指南将其推荐为预防产后出血的　一线药物。虽然因为各种原因，麦角新碱一度在我国停产 10 余年，但是现在已经重新恢复生产，它将再次成为我国预防产后出血的重要药物，提倡积极使用以降低我国产后出血的发生率。一项纳入 9332 例产妇的荟萃分析表明，使用缩宫素—麦角新碱合剂与单独使用缩宫素相比，能够显著降低产后出血 (产后出血量 ≥ 500ml) 的风险 (OR0.82，95%Cl 0.71 ～ 0.95)。英国皇家妇产科医师学会 (RCOG) 在 2016 年的指南中推荐：产后出血高危人群可联合使用缩宫素＋麦角新碱来预防产后出血。基于该大数据研究结果及英国指南推荐，提倡产后出血高危人群联合使用缩宫素和麦角新碱预防产后出血。

高血压、子痫前期、外周血管疾病和缺血性心脏病是麦角新碱使用的禁忌证。另外，静脉给予麦角生物碱可能与较高的恶心、呕吐发病率相关，故不推荐静脉使用。

4. 卡前列素氨丁三醇

为前列腺素 F2α 衍生物 (15- 甲基 PGF2α)，能引起全子宫协调有力地收缩，是治疗产后出血的二线药物，主要用于常规处理方法无效的子宫收缩乏力引起的产后出血 (常规处理方法应包括静脉滴注缩宫素和子宫按摩)，国内 2014 年的指南建议对高危孕产妇可直接作为第三产程的预防性用药。通常为 0.25mg 子宫肌层内注射，可以每 15 ～ 20min 重复给予，最多达到 8 次剂量 (2mg)。不良反应主要是由于全身平滑肌收缩反应，导致支气管收缩、胃肠道平滑肌痉挛 (恶心呕吐、腹泻)，低血压、通气 - 血流比失调、肺内分流和低氧血症也有报道。

5. 米索前列醇

米索前列醇 (15- 脱氧 16 羟甲 -16- 甲基前列腺素 E_1) 是一种合成的前列腺素 E_1 的衍生物，可引起全子宫有力收缩，该药的优点包括室温下较稳定、不良反应小和价格低廉。除了口服给药也可以通过舌下含服、阴道、直肠给药。米索前列醇还具有吸收迅速、起效时间短、持续时间延长的优点。但口服给药会影响药物的依从性，也限制了该药的使用范围。因此，目前临床上大多采用直肠给药，以弥补口服给药的缺陷，当缺乏缩宫素或应用缩宫素效果不佳而又缺乏卡前列素氨丁三醇时，可以考虑应用米索前列醇预防和治疗产后出血。不良反应包括腹泻、恶心、呕吐、发热和寒战等。

（二）其他促宫缩药物

每前列甲酯栓是一种前列腺素 F2α 的衍生物，对子宫平滑肌有较强的收缩作用，尤其对于妊娠晚期的子宫最为敏感。该药具有给药方式简单、起效快、持续时间较长、引起子宫收缩作用较强等优点。卡前列甲酯栓对于宫缩乏力造成的产后出血具有较满意的效果，值得应用。使用时可将卡前列甲酯栓 2 枚 (1mg) 置入阴道内，贴附于阴道前壁下 1/3 处，约 2min。卡前列甲酯栓易受体温的影响变软甚至融化，并通过黏膜快速吸收。若前列甲酯栓可引起腹泻、恶心、呕吐、腹痛及面部潮红等不良反应，停药后上述反应均可消失。对于合并心血管疾病、哮喘及严重过敏体质、青光眼孕产妇应禁用。

归纳起来，国内预防产后出血时使用最广泛的宫缩剂是缩宫素和麦角新碱。卡贝缩宫素是一类长效宫缩剂，其对产后出血具有较好的预防效果和安全性。许多发达国家和我国的发达地区，均已将该药常规用于剖宫产产后出血的预防治疗。但国外的相对落后地区及我国的不少基层医院，缩宫素、麦角新碱或米索前列醇仍是预防产后出血的首选药物。除了缩宫素以外，还有 3% ~ 25% 的孕产妇会用到二线促宫缩药物，15- 甲基前列腺素 F2α 以及米索前列醇，但目前尚未发现最有效的二线促宫缩药物。

二、止血类药物

产后止血治疗中如使用宫缩剂止血失败，或者出血可能与创伤相关，可考虑使用止血类药物。另外，临床检查如发现子宫质硬、收缩佳，但仍有阴道大量出血，在排除胎盘因素及软产道损伤后，也可考虑应用止血类药物治疗产后出血，如氨甲环酸、钙剂等。

（一）氨甲环酸 (TXA)

氨甲环酸 (TXA) 属于赖氯酸类似物的抗纤溶剂，在围术期包括创伤患者中的使用可以减少出血及输血的可能。其中最令人瞩目的是 Lancet 杂志 2010 年发表的一篇关于在创伤患者中使用 TXA 的多中心研究，结果显示，对于创伤后 8 小时内有大出血或大出血风险的患者，TXA 能显著降低病死率和出血所致的死亡率。TXA 能与纤溶酶和纤溶酶原上的纤维蛋白亲和部位的赖氨酸结合部位 (LBS) 强烈吸附，阻抑了纤溶酶、纤溶酶原与纤维蛋白的结合，从而强烈抑制由纤溶酶所致的纤维蛋白分解，因此理论上 TXA 也有助于减少产后出血量。并可用于产后出血治疗。国内杨慧霞教授曾在 10 多年前进行了有关氨甲环酸的前瞻性多中心随机对照研究，研究结果表明该药在治疗产后出血方面有效。2011 年，英国指南推荐 TXA 作为难治性产后出血的可选治疗方法。近年来，TXA 在产科领域的应用逐渐增加，大量研究报道，TXA 能有效降低产后出血量和发生严重产后出血的机会，且并不增加术后血栓栓塞的发生率。鉴于产后出血的严重性以及高危孕妇发生产后出血风险增加。应考虑在产后出血高危孕妇中常规使用 TXA 预防产后出血。

产后出血伴随的纤溶亢进现象和早期控制纤溶状态的重要性得到越来越多的证据证实。纤溶活性般在怀孕期间减少，在产后增加。分娩 3h 左右达高峰。纤溶亢进也可能是一些并发症的表现，如休克和羊水栓塞。纤溶亢进可抵消血凝块的形成，并导致凝血因子的消耗，尤其是纤维蛋白原。限制纤溶亢进已被建议作为产后出血获得性凝血障碍治疗的第一步。WHO 强烈推荐对临床诊断的产后出血 (阴道分娩或剖宫产) 在常规治疗之外早期 (分娩后 3h 内) 静脉使用 TXA，以减少出血量，并明显降低产科出血所致的死亡率。WHO 给出的氨甲环酸治疗产后出血指导建议包括：

(1) 用药方案：固定剂量 1g 静脉注射 (给药浓度 100mg/ml，给药速度 1ml/min，给药时间超过 10min)，如果 30min 后仍有出血或者第一剂注射后 24h 内再次发生出血，则可以再静脉注射 1g。

(2) 参考时间点：以胎儿娩出时间作为开始使用氨甲环酸的 3h 时间窗参照点。如果胎儿娩出的具体时间不清楚则可以最精确的估计时间作为参照点，因产后出血导致的死亡多发生在胎儿娩出后的最初 2～3h，所以要取得临床效果，尽早给予 TXA 将十分关键。

(3) 超时用药的效果：胎儿娩出 3h 以后应用 TXA 未发现有临床获益。不支持在胎儿娩出 3h 以后应用 TXA。

(4) 纳入产后出血的常规治疗：应该考虑将使用 TXA 纳入产后出血的常规治疗方案中。TXA 的管理应被视为标准产后出血治疗包的一部分，包括液体复苏药物治疗 (宫缩剂)、生命体征监测、非手术 (例如双手压迫宫内球囊压塞、非气动抗休克服，主动脉压迫) 和手术干预 (例如动脉结扎或子宫切除术) 或适应当地的产后出血治疗方案。

(5) 适应证：所有产后出血患者均应考虑使用 TXA，无论出血是否源自生殖道创伤或其他原因。

(6) 禁忌证：对于抗纤溶治疗 (包括 TXA) 有明确禁忌的患者 (如妊娠期间已知的血栓栓塞事件)，应避免使用 TXA。

(7) 不管卫生系统资源的多少，TXA 都应被视为挽救生命的干预措施并在产后出血救治中可方便获得。

(二) 钙剂

钙离子本身就是凝血因子Ⅳ，其对凝血功能至关重要，而且子宫收缩也依赖于正常钙离子浓度。2017 年欧洲麻醉学会 (ESA) 的围术期输血指南建议：在大量输血时，反监测钙水平，如果钙离子浓度过低，或出现低钙血定的症状和体征时，可通过静脉补充钙剂，以维持血中钙离子 > 0.9mol/L(注意与血生化总钙区分)。过去曾主张每输注枸橼酸血 100ml，应静脉常规注射 10% 葡萄糖酸钙 10ml 以防枸橼酸盐中毒。但目前认为，在大量快速输血中，如果输血速度不超过每 5min 一单位，且产妇反应良好，可不必常规补钙。

因钙剂过量可造成高血钙对产妇有害无益，因而最好在实时监测下补钙，葡萄糖酸钙比较温和对静脉的刺激较轻，可以在轻度的产妇中使用。氯化钙外渗可导致组织坏死，一般主张通过中心静脉给氯化钙，外周静脉给药需缓慢推注。快速推注氯化钙时可导致产妇心电图 ST 段下降。

第十节　产后出血非药物治疗

针对产后出血的不同病因进行个体化干预和治疗是改善预后的关键所在。如对于子宫收缩乏力引起的产后出血，通常推荐使用子宫按摩、双手按压或促宫缩药物进行干预。而对于难治性的宫缩乏力性产后出血，可能要用到除药物治疗以外的二线治疗方案诸如子宫按摩或压迫法、宫腔内球囊填塞、子宫压迫缝合术、宫腔血管结扎术、经导管动脉栓塞术、子宫切除术等止血方法。胎盘组织残留可以通过体格检查或床旁超声辅助诊断，通常采用手法移除或钳刮取出。而对于凝血酶异常的孕产妇，则应充分评估其凝血功能，结合实验室检查结果输注相应的血或蛋白制品。

一、针对宫缩乏力的治疗

在配合应用宫缩剂的情况下，可采用子宫按摩或压迫法、宫腔填塞术、子宫压迫缝合术、盆腔血管结扎术、经导管动脉栓塞术、子宫切除术等非药物治疗手段。

（一）子宫按摩或压迫法

子宫按摩或压迫法是处理产后出血最简单的应急方法，无须任何器械，只需产科医师的一双手，可分为经腹部按摩法和经腹、经阴道联合压迫法，按摩时间以子宫恢复正常收缩并能保持收缩状态为止。这两种方法适用于产后子宫收缩乏力或前置胎盘产后子宫下段不收缩所致产后出血者。

1. 经腹部按摩法

一手在耻骨联合上方按压子宫，另一手拇指在子宫底部前方，其余 4 指在子宫底部后方，均匀有力地按摩子宫底以刺激宫缩，并压迫宫体迫使宫腔内积血排出。若是子宫下段收缩乏力出血，则采用一手拇指和 4 指放在子宫下段两侧，抓住子宫下段进行按摩。

2. 经腹、经阴道联合压迫法

一手戴消毒手套并涂抹聚维酮碘后，伸进阴道并向上挤压子宫，另一只手放在腹部宫底部，与阴道内的手相对应压迫子宫。可分为下述 2 种手法：

(1) 将一手伸入阴道内握紧子宫颈部，或置于后穹隆，另一手在腹壁将宫底向下推压，使宫颈和宫体重叠压紧。该法对子宫下段的压迫作用明显，更适用于前置胎盘所致的产后出血。

(2) 一手伸入阴道，做握拳状置于前穿隆顶住子宫前壁，另一手自腹壁推压宫体后壁并使宫底前屈。2 只手相对紧压宫体。该法主要着力点在子宫体，更适用于宫缩乏力所致的产后出血。

按摩或压迫中要反复评价患者情况，定时测量阴道出血量。评价有效的标准是子宫轮廓清楚、收缩有皱褶、阴道或子宫切口出血减少。按摩或压迫时间以子宫恢复正常收缩并能保持收缩状态为止，有时可长达数小时。按摩或压迫时要配合应用宫缩剂以达到止血目的。

（二）宫腔填塞术

宫腔填塞是最传统的止血方法，根据填塞的材料不同。分为宫腔纱条填塞和宫腔球囊填塞两种方法。

1. 宫腔纱条填塞

剖宫产术中遇到子宫收缩乏力，经按摩子宫和应用宫缩剂加强宫缩效果不佳时；前置胎盘或胎盘粘连导致剥离面出血不止时，直视下填塞宫腔纱条可起到良好的止血效果。经阴道宫腔纱条填塞法，因操作困难，常填塞不紧反而影响子宫收缩，一般不采用。

2. 宫腔球囊填塞

宫腔球囊填塞可用于阴道分娩或剖宫产术中。一般注入生理盐水 250 ～ 300ml。临床观察显示，使用宫腔球囊填塞术可以明显减低阴道分娩后因控制产后出血采用的侵入性手术（盆腔血管结扎、动脉栓塞、子宫切除术等）的使用率。

（三）子宫压迫缝合术

剖宫产术中子宫收缩乏力、胎盘因素或凝血功能障碍引起的产后出血，经按压子宫和宫缩剂治疗无效，应考虑使用子宫压迫缝合术。最为经典的是 B-Lynch 缝合术，实施前将子宫从腹壁切 1ml 托出，用两手托出并按压子宫体，观察出血情况，判断缝合成功的概率。加压后出血明细减少或停止，成功可能性大。B-Lynch 缝合术应尽早应用，以尽量减少产后出血。并且由于其操作简单，疗效肯定，且不需要特殊设备和条件，也很适合在基层医院应用和推广。

有些情况下。单纯的 B-Lynch 缝合并不能达到十分有效的止血，需与其他的止血或手术方式相结合，如胎盘植入局部楔形切除术或者 "8" 字缝扎宫壁内活动性出血点，以及子宫下段波浪式加压缝扎加子宫血管结扎术等。近年也因此衍生出多种改良的子宫压迫缝合术，如 Hayman 缝合术、CHO 缝合术、Pereira 缝合术等，可根据不同情况选择不同的缝合术。在一些难治性病例中，还可以联合使用子宫内填塞和子宫加压缝合术。

（四）子宫动脉栓塞 (UAE) 或结扎盆腔血管或行子宫切除术

在压迫或子宫内填塞或二者措施都不能充分控制出血的情况下，可以计划采用子宫动脉栓塞 (UAE) 或结扎盆腔血管或行子宫切除术。

1. 子宫动脉栓塞术

适应证通常是血流动力学稳定，具有持续性缓慢出血，并且在较小侵入性治疗（促宫缩药物、子宫按摩、子宫压迫和手动清除血凝块）失败情况下实施。

2. 盆腔血管结扎术

包括子宫动脉结扎和髂内动脉结扎，主要适用于经各种常规治疗及药物治疗无效，且患者相对年轻，强烈要求保留子宫时，可采用此种方法阻断子宫血液供应，以达到止血的目的。当小侵入性处理如子宫收缩剂（伴或不伴填塞措施）或 UAE 后仍无法控制产后出血后，则有指征进行剖腹探查术。在阴道分娩的情况下，通常选择腹部垂直正中切口，其具有优化暴露并降低手术出血的风险。在剖宫产的情况下，可以使用现有的手术切口。血管结扎的主要目的是减小血液流向子宫的脉搏压力。通常首选结扎双侧子宫动脉上行支（O'Leary 缝法），该法实现了减少血液流向子宫的目标，并且具有快速而容易进行的优点。为了进一步减少流向子宫的血流，可以采用相同的缝法缝合子宫卵巢韧带内的血管。子宫血管结扎术适用于难治性产后出血，尤其是剖宫产术中子宫收缩乏力或胎盘因素的出血，经宫缩剂和按摩子宫无效，或子宫切口撕裂而局部止血困难者。髂内动脉结扎术手术操作困难，需要对盆底手术熟练的妇产科医师操作。适用于子宫颈或盆底渗血、子宫颈或阔韧带出血、腹膜后血肿、保守治疗无效的产后出血，结扎前后需准确辨认髂外动脉和股动脉，必须小心，勿损伤髂内静脉，否则可导致严重的盆底出血，故此方案临床实际采用并不多。

3. 子宫切除术

经积极抢救无效、危及产妇生命时，应果断行子宫次全切除或子宫全切除术，以挽救产妇生命。正确掌握子宫切除手术时机，对成功抢救产后出血至关重要，稍有犹豫则很有可能失去抢救时机，这就要求决策者具有果断正确的判断能力。一般而言对于子宫收缩乏力、前置胎盘、植入胎盘等引起的产后出血，在经其他保守治疗无法解除这些病因或无法恢复病理改变，而且介入性治疗无效时，子宫切除是最确切的治疗。错过手术的最佳时机，再去进行子宫切除，很有可能遇到诸如创面渗血、组织水肿、解剖不清等困难，增加手术难度，延长手术时间，加重患者 DIC、继发感染或多脏器衰竭的发生。

二、针对胎盘因素的处理

胎盘因素引起的产后出血约占 20%，包括胎盘剥离不全、胎盘剥离后滞留、胎盘嵌顿、胎盘粘连、胎盘植入、胎盘和（或）胎膜残留等。

（一）胎盘滞留

胎盘滞留指胎儿娩出后 30 分钟内不能娩出全部的胎盘，如超过 30 分钟，产后出血的风险就会显著增加。胎盘滞留的风险包括胎盘滞留史、早产、分娩时使用缩宫素、子痫前期和初产妇。阴道分娩时的胎盘滞留发生率约为 3.3%。

胎儿娩出后，疑有胎盘滞留时，立即做宫腔检查，若胎盘已剥离则应立即取出胎盘。

胎盘和胎膜残留可行钳刮术或刮宫术。若胎盘粘连，可试行徒手剥离胎盘后取出。若剥离困难疑有胎盘植入，停止剥离，根据孕产妇出血情况及胎盘剥离面积行非手术治疗或子宫切除术，值得强调的是，手法清除胎盘和检查胎盘时，手法要正确、轻柔，勿强行撕拉。以防胎盘残留、子宫损伤或子宫体内翻的发生。清除胎盘后。可使用缩宫素提高子宫收缩力，而且应该严密观察患者，及时发现再次出血的证据。有些情况下，产科医师会要求松弛子宫以利于手法清除胎盘。此时麻醉科医师可采用快速序贯诱导的全身麻醉，给予大剂量卤化吸入麻醉剂以松弛子宫。等效的七氟烷和地氟烷都能产生相同的剂量依赖性的抑制子宫收缩力作用。1.5MAC(最小肺泡有效浓度)的吸入麻醉药可使子宫收缩力降低50%左右。这种全身麻醉诱导和卤化吸入麻醉技术可快速松弛子宫，而当子宫不需要松弛时，只要停止吸入麻醉药就能迅速恢复子宫收缩。当然。全麻诱导本身也会给产妇带来通气失败、插管失败和(或)误吸的风险。另一种可用于松弛子宫的替代药物就是硝酸甘油。硝酸甘油能产生可靠的平滑肌舒张功能，起效迅速且血浆半衰期短(2～3min)。硝酸甘油已经在各种产科急诊中使用。且没有发生明确的不良反应。Peng等描述，静脉给予硝酸甘油500μg后，成功剥离了15例滞留胎盘。DeSimone等使用了更小剂量的硝酸甘油(50～100μg)，得到了类似的结果，所有患者都不需要实施全麻诱导，且还可以通过舌下给予硝酸甘油喷雾或片剂给药。

（二）胎盘植入

植入性胎盘是指胎盘全部或部分侵入子宫壁，不易与子宫剥离。根据滋养细胞侵入子宫肌层深度的不同，病理学家们将植入性胎盘谱系疾病划分为三个亚型：

(1) 胎盘粘连，指绒毛组织仅黏附于子宫浅肌层表面。

(2) 胎盘植入，指绒毛组织侵入子宫深肌层。

(3) 穿透性胎盘植入则指绒毛组织穿透子宫壁达子宫浆膜层甚至侵入子宫比邻器官，大多数为膀胱。

胎盘组织残留和继发性宫缩乏力仍是全球范围内引起产妇大出血尤其是产后大出血的最常见原因，且已有证据表明胎盘植入的发病率正在逐渐上升，这主要是源于剖宫产率的增加。既往剖宫产史是发生胎盘植入的独立危险因素，可明显增加前置胎盘和胎盘植入的风险，二者之间存在显著的统计学相关性。美国1991—2007年间的统计显示，由于异常胎盘而实施的围产期子宫切除增加了20%，且与育龄妇女的重复剖宫产率上升密切相关。但剖宫产手术史并非造成植入性胎盘谱系疾病的唯一病因，任何影响子宫内膜完整性的有创操作或疾病诸如吸刮术、徒手剥离胎盘、产后子宫内膜炎和宫腔镜手术、子宫内膜消融术和子宫动脉栓塞术均与再次妊娠时发生植入性胎盘病变密切相关。不过随着全球范围内骤然上升的剖宫产率，由其他原因造成的植入性胎盘孕产妇仅占到了总发病原因的很小比例。

分娩过程中，产科医师可发现有些患者阴道分娩后难以剥离胎盘，此时首先要怀疑胎盘植入。任何试图徒手剥离或清除植入性或粘连性胎盘的行为均会引起大量出血，并且与孕产妇病死率密切相关。但一般要在剖腹探查时才能做出明确的诊断。胎盘植入的产前明确诊断则十分有利于分娩期间的及时正确处理和大出血的有效防治，可明显降低分娩时的失血量和血液制品输入以及孕产妇的严重并发症和病死率。超声筛查是一项有效的手段，可以筛查前置胎盘和（或）既往剖宫产患者，而且是确诊胎盘植入的主要影像学方法。在超声不能完全确诊胎盘植入时，MRI 可能有助于确诊。

已知胎盘植入的大多数孕产妇应该进行择期剖宫产，一般选择在胎儿足月前。若孕产妇一般情况良好，无活动性出血：胎盘植入体积小、子宫壁厚、子宫收缩好、出血量少者，可先采用保守治疗方法。包括局部切除、宫腔纱条填塞、髂内动脉或子宫动脉栓塞术等治疗。非手术保守治疗过程中应用彩色多普勒超声密切监测胎盘大小及周围血流变化、观察阴道出血情况以及是否有感染，如出血增多或感染，应用抗生素同时行清宫或子宫切除术。如有活动性出血、病情加重或恶化、穿透性胎盘植入时应切除子宫。需要注意的是，胎盘全部植入时可无活动性出血或小血较少，此时，忌强行剥离胎盘而造成大量出血，最安全的处理是切除子宫。如瘢痕子宫合并前置胎盘时，尤其是胎盘附着于子宫瘢痕处（凶险性前置胎盘）时，应做好充分的术前准备或转诊至有条件的医院。

（三）凶险性前置胎盘

凶险性前置胎盘为附着于子宫下段剖宫产瘢痕处的前置胎盘。常常合并有胎盘植入，出血量大。此处将其单独列出是强调要引起足够的重视。如果保守治疗措施如局部缝扎或楔形切除、血管结扎、压迫缝合、子宫动脉栓塞等无法有效止血，应早期做出切除子宫的决策，以免发展为失血性休克和多器官功能衰竭而危及产妇生命。对于有条件的医院，也可采用预防性髂内动脉球囊阻断术，以减少术中出血。

三、针对产道损伤的处理

产道损伤主要是指分娩所致的软产道损伤，是产科常见的并发症之一，也是产后出血的重要原因之一，多发生在初产妇，尤其是高龄初产妇。按部位分别称为会阴、阴道裂伤、宫颈裂伤、子宫破裂等，其中以会阴、阴道裂伤最常见，子宫内翻和子宫破裂较少见，但后果最为严重。

（一）软产道损伤

最常见的分娩损伤是会阴、阴道和宫颈的裂伤和血肿，一般没有不良后果，但有些分娩时的裂伤和血肿可导致严重的出血。迅速识别和及时治疗这种损伤，能最大限度降低发病率和死亡率。因此，对于所有阴道流血的患者（即使子宫收缩很好），都应怀疑有软产道损伤。要仔细检查这些患者的宫颈和阴道。超声、计算机断层扫描（CT）和（或）MRI 有助于判断血肿的位置和范围。

外阴血肿通常涉及阴部动脉分支，这种损伤的标志是极度疼痛或继发于失血的低血容量表现。阴道血肿多来源于分娩时的软组织损伤，可能涉及子宫动脉降支的出血，使用产钳或真空吸出胎儿会增加这种损伤的风险。研究显示，初产、高龄产妇和胎儿出生体重超过 4000g 是阴道血肿的危险因素，其他的危险因素包括第二产程延长、多胎妊娠、子痫前期和外阴－阴道静脉曲张。

对于软产道的损伤，应充分暴露手术视野，在良好照明下查明损伤部位，注意有无多处损伤，缝合时注意恢复解剖结构，并应在超过裂伤顶端 0.5cm 处开始缝合。发现血肿尽早处理，可采取切开清除积血、缝扎止血或碘伏纱条填塞血肿压迫止血，(24 ～ 48h 后取出)。广泛裂伤的修复和阴道血肿的引流多需要较深的镇痛或麻醉，但应根据裂伤或血肿影响的区域、手术要求、患者出血量／血流动力学状态，以及手术的紧急性来选择麻醉技术。

(二)子宫内翻

子宫内翻是指子宫底部向宫腔内陷入、甚至白宫颈翻出的病变，这是一种分娩期少见而严重的并发症，多数发生在第三产程，如不及时处理，往往因休克、出血导致产妇在 3 ～ 4h 内死亡。子宫内翻可以是急性，也可以是慢性的，但只有急性的围产期内翻才会需要产科和麻醉科医师参与抢救。子宫内翻的危险因素包括：子宫收缩乏力、短脐带、子宫畸形、第三产程过于激进的产科管理(包括宫底压力不当或脐带过度牵拉)。子宫内翻可以是子宫部分或全部由内向外翻转。而使用缩宫剂可能会把部分翻转变成完全翻转。

及时发现并明确诊断子宫内翻是治疗的基础。大多数子宫内翻表现为出血和阴道内团块，其诊断是显而易见的，但某些情况，如不完全性内翻不会突出于阴道口，也很容易导致漏诊或延迟诊断。因此，所有产后出血和低血压的患者都要怀疑子宫内翻。子宫内翻孕产妇在诊断和治疗的过程中常合并严重的疼痛、出血、感染和休克等临床表现，所以积极地缓解疼痛，控制出血、感染和休克是进行子宫内翻治疗的前提。影像学技术如 B 超对明确子宫内翻很有意义。

而一旦确诊子宫内翻，需立即复位子宫。早期诊断和迅速纠正，能极大地降低子宫内翻相关的发病率和死亡率。孕产妇如无严重休克或出血、子宫颈环尚未缩紧，可立即将内翻子宫体还纳。但有时候收缩良好的子宫可妨碍子宫的立即复位，子宫的成功复位往往需要子宫松弛。文献报道，硝酸甘油有利于松弛子宫并复位子宫，但可能需要相当大的剂量。如静脉给予 200 ～ 250μg 硝酸甘油，此时麻醉科医师多需要加大静脉补液和辅助应用血管收缩剂来维持循环稳定。也可采用卤化类吸入麻醉药实施全身麻醉来松弛子宫，并为开腹还原子宫内翻做准备。如经阴道还纳失败，可改为经腹子宫还纳术，如果患者血压不稳定，在抗休克同时行还纳术。一旦子宫复位，理想的子宫状态是坚硬且收缩良好，所以在子宫复位后首先应该输注缩宫素等缩宫类药物，并可考虑宫腔球囊填塞以避免子宫再次内翻。

也可根据患者的全身状况、子宫内翻的时间、感染程度、有无生育要求、是否合并其他生殖系统肿瘤等，选择经腹或经阴道行部分或全子宫切除术。

（三）子宫破裂

子宫破裂是指子宫体部或子宫下段于分娩期或妊娠期发生裂伤，为产科严重并发症，可威胁母婴生命（主要死于出血和感染、休克）。随着产科质量的提高，城乡妇幼卫生保健网的建立和逐步健全发生率显著下降，现城市医院已很少见到，而农村偏远地区仍时有发生。子宫破裂多发生于难产、高龄多产和子宫曾经手术或有过损伤的产妇。既往子宫手术（如剖宫产或子宫肌瘤切除术）可增加子宫破裂的风险，但剖宫产后子宫破裂的发生概率仍然很低（不超过1%）。表5-2列出了与子宫破裂相关的其他疾病。

表 5-2　与子宫破裂相关的风险

产科疾病
既往子宫手术
引产
大剂量缩宫素引产
前列腺素诱导
经产（＞5）
胎盘粘连
先天性子宫异常（如双角子宫）
孕妇合并症
结缔组织疾病
创伤
产科
使用产钳和旋转
内倒转术
宫底压力过度
非产科
钝性损伤
穿透伤

子宫破裂绝大多数发生于妊娠28周之后，以分娩期最多见，常因阻塞性分娩引起。发生子宫破裂的孕产妇病死率约为5%。婴儿病死率可高达50%～75%甚至更高。根据破裂的原因，可分为无瘢痕子宫破裂和瘢痕子宫破裂。几乎50%确诊的子宫破裂发生于无剖宫产史的患者。典型的子宫切口瘢痕破裂（纵切口包括子宫基底肌肉层）可导致更严重的致残率和死亡率。

子宫瘢痕导致的子宫破裂虽可发生在妊娠后期，但多数在临产后，一般先兆不明显，仅有轻微腹痛，子宫瘢痕处有压痛，此时要警惕可能亦有瘢痕裂开。但因胎膜尚未破裂，故胎位可摸清，胎心好，如能及时发现并进行处理母婴预后好。诊断完全性子宫破裂一般困难不大，根据病史、分娩经过、临床表现及体征可做出诊断。凡对产妇临产后进行认真观察者，在先兆子宫破裂时即可明确诊断。若已发生破裂，往往有不恰当地使用缩宫素史，产程中发生剧痛，患者有休克及明显的腹部体征，诊断可立即明确。但有时子宫破裂的多样化表现也可导致诊断困难，尤其是对子宫后壁的破裂诊断较困难时，可做阴道检查，必要时可借助于腹腔穿刺。不完全性子宫破裂只有在严密观察下方能发现。个别晚期妊娠破裂者，只有出现子宫破裂的症状和体征时方能确诊。

子宫破裂的治疗包括：修复子宫、动脉结扎和子宫切除。一旦确诊子宫破裂，应立即开腹行手术修补或行子宫切除术。也可选择行双侧子宫动脉上行支结扎、双侧子宫动脉下行支结扎、双侧卵巢子宫血管吻合支结扎。动脉结扎的缺点在于可能控制不了出血，还延误了最终决定性的治疗。

四、针对凝血功能障碍的处理

一旦确诊为凝血功能障碍，尤其是 DIC，应迅速补充相应的凝血因子，包括新鲜冰冻血浆、冷沉淀、纤维蛋白原，以及血小板等血制品。

第十一节　产后出血介入治疗

介入治疗是利用超声、数字减影血管造影 (DSA)、计算机断层摄影 (CT)、磁共振 (MRI) 等现代医学影像导向技术，定向地对病变所在器官和组织进行诊断及治疗的方法，它属于介入放射学，是与内科药物治疗、外科手术治疗并驾齐驱的第三大治疗体系。近年来介入治疗在产后出血的治疗中取得了突破性的进展，也为需要保留生育功能的患者提供了一种全新的治疗方法。对于预计术中可能发生不可控性急性大出血的孕产妇。术前预置血管内球囊导管并在胎儿娩出后实施血管内球囊阻断技术，可以减少术中出血速度和出血量。对于药物和手术治疗未能止血的难治性产后出血，经动脉导管栓塞术也是一种有效的治疗手段。

一、血管内球囊阻断技术

血管内球囊阻断技术是在数字减影血管造影 (DSA) 引导下，将球囊导管置于主要供血动脉以阻断血供，起到减少术中出血、提供术野清晰和缩短手术时间的作用。这一技术已有应用于产后出血的研究报道，并显示可明显减少出血量及减少出血相关并发症，但该技术也存在一些问题或并发症。目前对于其在产科应用的范围、阻断血管选择、阻断时间以及并发症预防方面也无统一的标准或共识。

（一）理论基础

子宫血供主要来自子宫动脉，还有一小部分来自卵巢动脉。子宫动脉起自髂内动脉前分支，卵巢动脉起自肾动脉以下的腹主动脉。妊娠期间左右两侧的子宫动脉血流可能不同，胎盘侧子宫动脉的血管直径和血流量均比对侧增加，并与对侧的子宫动脉、阴道动脉和卵巢动脉相吻合，形成丰富侧支循环。另外，子宫供血也可以有来自骶正中动脉、髂外动脉等异位供血。

血管内球囊阻断操作通常在介入放射科或 DSA 杂交手术室进行，通过股动脉穿刺，在 DSA 系统显影下将球囊导管置于供血动脉。如髂内动脉、髂总动脉或腹主动脉。血管内球囊阻断辅助凶险性前置胎盘伴胎盘植入剖宫产手术，是近年来应用逐渐增多的预防产科出血的一种有效方法，操作简单，控制出血效果明显，并为保留子宫创造条件。球囊阻断下，手术视野清晰，子宫创面得以快速精确的缝合，避免了术中对周围组织的损伤。但并非所有孕产妇均能采用血管内球囊阻断技术达到完全有效止血及降低子宫切除率的目的，许多时候需要配合娴熟的手术操作技能。并可能联合术后子宫动脉栓塞，才能最大程度地达到治疗效果。提高血管球囊阻断技术应用的有效性和安全性，关键在于选择合适的病例、球囊放置位置正确、有指征地预防性阻断且阻断充分、把握阻断时间以及监测并发症的发生。

（二）适应证和禁忌证

1. 适应证

生命体征稳定，对估计可能发生严重出血的胎盘植入患者。

2. 禁忌证

生命体征不稳定、不宜搬动的孕产妇；合并有其他脏器出血的 DIC；严重的心、肝、肾和凝血功能障碍等的患者。

（三）时机选择

血管内球囊阻断技术可在择期剖宫产术前预防性放置或在刮宫产术中大出血时紧急放置阻断，胎儿娩出后扩张球囊阻断血流，既不影响胎儿血供，又可以避免胎儿娩出后可能发生的难以控制的出血。

（四）阻断平面选择

目前血管内球囊阻断技术已逐渐由髂内动脉发展至髂总动脉，最终转向腹主动脉阻断。根据盆腔血管的供应范围，胎盘植入程度及范围的判断，选择合适的血管阻断平面，既可达到止血的要求又不至于累及广泛的部位而出现其他并发症。一般将盆腔血管的阻断、平面分为腹主动脉、髂总动脉、髂内动脉和子宫动脉 4 个平面。放置血管内球囊的难易度、减少出血的效果依次是腹主动脉优于髂总动脉、髂内动脉。腹主动脉球囊预置只需在一侧外周动脉植入导管，操作相对简单易行，X 线暴露时间短，甚至在紧急情况下，可经超声引导完成。阻断平面越高，止血效果当然越好，有利于手术操作，并为保留子宫创造机会。但就并发症的发生率及其严重程度而言，腹主动脉球囊阻断最高，髂内动脉球囊阻断最小。因此，技术难度、减少出血的效果、可能的并发症需要进行权衡，平衡这三个因素及进行充分的病例选择十分关键。

1. 腹主动脉平面

腹主动脉供应双侧肾脏、盆腔及下肢的供血，其范围超过盆腔的血供，从理论上推测腹主动脉阻断后对盆腔止血效果应该是最好的，但因其同时供应肾脏和下肢的血液，为避免对肾脏的影响，阻断的平面要求：

(1) 定位准确，即球囊定位于肾动脉和腹主动脉分叉之间 (双肾动脉水平下，腹主动脉分叉近端 2 ～ 3cm 处)。

(2) 为避免下肢缺血时间过久，阻断的时间一般不宜超过 15 ～ 60min。

腹主动脉阻断主要适用于极度凶险的穿透性胎盘植入，估计出血部位主要为子宫下段、宫颈、阴道及膀胱底部，而阻断髂内或子宫动脉效果有限。所以选择腹主动脉阻断术。

2. 髂总动脉平面

髂总动脉供应盆腔及下肢的血供，远离双肾脏及卵巢的血液供应，其分支范围主要在盆腔，从理论上推测髂总动脉阻断后对盆腔止血效果也应该比较理想，但因其在骨盆入口处分为左、右两侧髂总动脉，需要预置双侧球囊；同时也存在下肢缺血时间过久的影响，其阻断的时间一般也不宜超过 45 ～ 60min。髂总动脉阻断，虽然不像腹主动脉阻断有预置部位精确的要求，但对阻断的时间限制是一样的，主要适用于严重凶险的穿透性胎髓植入和估计出血部位主要为子宫下段、宫颈、阴道及膀胱底部。以及阻断子宫动脉效果有限的患者。

3. 髂内动脉平面

髂内动脉供应盆腔及其内脏的血液 (不包括卵巢，卵巢血供从腹主动脉发出)，且盆腔内有广泛的血管吻合支，髂内动脉可以长时间阻断，阻断后可减少绝大部分盆腔的血液供应，同时降低了远端血管血栓形成及下肢供血不足等风险，对于保留子宫的产后出血患者还可在剖宫产术后进行子宫动脉栓塞。其缺点是：

(1) 导管定位于髂内动脉的难度相对较高，而且需要放置双侧髂内动脉，操作时间和胎儿及母体射线暴露时间长。

(2) 侧支循环丰富和子宫动脉变异，胎盘附着处异常血管增生，导致大出血的不仅仅是动脉，还有异常增生的粗大密集的静脉丛，阻断双侧髂内动脉很难达到止血目的。

(3) 双侧髂内动脉球囊导管如果不在杂交手术室内置入，转运中可能发生移位风险。

4. 子宫动脉平面

子宫动脉为双侧髂内动脉前干的分支，主要供应宫体、宫颈及阴道上段的血供，也可以长时间阻断。理论上其阻断后可以大大减少子宫的血液供应，且不影响盆腔其他脏器的血供，但由于子宫动脉侧支循环丰富，且部分子宫存在异位血管，如卵巢动脉和或髂外动脉参与供血，单纯阻断双侧子宫动脉的止血效果较阻断腹主动脉、髂总动脉或髂内动脉差，且由于阻断双侧子宫动脉需要超选择性插管，耗时长。胎儿及母体所受射线暴露剂量也增加，主要应用于放弃胎儿的引产前准备或治疗产后出血。

（五）操作实施

目前应用较多的为预防性球囊阻断术，方法为局麻下采用 Seldinger 技术行右侧股动脉穿刺，穿刺成功后置入动脉外鞘管，先行腹主动脉造影，根据不同的阻断平面选取合适直径的球囊，将球囊置于相应的血管（腹主动脉、髂总动脉、髂内动脉），术中胎儿娩出后立即以适当压力充盈球囊阻断血管。既不影响胎儿血供，又可以避免胎儿娩出后可能发生的难以控制的出血。腹主动脉及髂总动脉球囊阻断术根据双侧足背动脉搏动或末梢血氧饱和度的变化来充盈球囊，球囊阻断安全时限一般为 45～60min，如手术需要延长阻断时间，则需间歇恢复血流 10～15min。以防止长时间缺血导致的下肢缺血性病变及缺血再灌注损伤。髂内动脉球囊阻断术可以长时间进行阻断，但是考虑到阻断时间越长，球囊的近端血液会产生血栓，球囊拔除时把血栓带出至髂外而导致下肢血栓，所以建议间断性进行球囊充填。

合适球囊的选择也尤为重要，与动脉内径相等的球囊血流阻断效果较为满意，球囊扩张时压迫血管内膜。球囊直径较大压迫时间过长，可造成血管内膜损伤，诱发动脉壁内血栓形成，造成患者住院时间延长和经济费用增加。球囊直径小不能完全阻断血流，达不到术中有效减少出血量的目的，影响手术效果。患者术前应常规行 MRI 平扫，不仅有助于诊断并评估病情的严重程度，还可以测量腹主动脉直径，便于选择合适球囊。

（六）预期效果

大多数学者认为球囊阻断术具有微创性、准确性、易操作性、不良反应小和患者恢复快等特点，能提供清晰术野、减少术中术后出血量、缩短手术时间及降低子宫切除率，是一种有效、安全的减少产后出血的方法，但也有报道，即使术前预防性应用了血管内球囊阻断，因为深部盆腔侧支开放导致出血更难控制，仍有个别患者存在严重失血和切除子宫的可能。由于预置血管内球囊技术在产科止血中应用的研究难以做到大样本的随机对照研究，且患者病情严重程度性个体差异较大，目前由于潜在的风险和可用的证据尚不足以强烈推荐使用，还需要积累更多的病例资料证明其安全性和有效性。对于严重病例不能仅借助或依赖血管介入的方法，仍需要多技术联合止血，甚至切除子宫以保障孕产妇生命安全。

（七）并发症

相关并发症包括母体的损伤以及胎儿安全性影响。

1. 母体损伤

包括穿刺点的感染或出血、血肿形成、假性动脉瘤,与无菌操作技术、凝血功能及局部压迫时间等相关。术后球囊导管拔出后应压迫穿刺部位 10 ～ 15min,再进行加压包扎 6h,制动 12h,防止局部血肿及假性动脉瘤形成。由于孕产妇在孕晚期处于高凝状态,血管球囊预置和阻断本身即是血栓形成的独立危险因素。阻断时间过短不能达到有效的止血效果,阻断时间长虽有利于止血,但侧支循环建立可能会削弱止血效果,且时间过长增加并发症的风险,一些患者可能发生严重的血管血流中断和下肢缺血。另外,医院如不具备杂交手术室条件,则需先在介入放射科放置球囊,再转运至手术室行剖宫产,在此过程中可发生球囊移位而导致相应并发症。其他并发症还有球囊导管或动脉导管置入失败、导管导丝折断、急性肾功能衰竭、卵巢功能损害和造影剂过敏等。

2. 胎儿安全性

预置血管内球囊导管,可致胎儿面临暴露于射线辐射的风险,因胎儿组织对辐射损伤更易感。足月胎儿接受大剂量射线的危害主要在于增加儿童癌症的发生率,但文献报道 100mGy 以下的射线剂量不会造成明显影响。国际辐射防护委员会 (ICRP) 认为吸收剂量 < 100mGy 不会造成胎儿发育功能障碍。尽管目前国内外报道的预置血管内球囊导管操作时间因熟练程度不同而存在巨大差别,但绝大多数远低于 120min。即使在 120min 左右,辐射剂量也不超过 50mGy,远低于导致胎儿疾病发生的最低射线剂量标准,因而对胎儿是安全的。为减少胎儿 X 线暴露时间,也可根据妊娠期 MRI 结果测量腹主动脉直径判断放置球囊的管径和充盈的大小,或通过监测足趾氧饱和度或足背动脉血压变化判断球囊充盈的阻断效果,从而可避免为确定球囊阻断效果而进行的再次造影。另外,置入动脉导管 (球囊不充气) 也可能导致致命性的胎儿心动过缓,并需要实施紧急分娩。因此,美国母胎医学学会 (SMFM) 推荐为以下孕产妇放置预防性髂内动脉球囊导管:经过仔细考虑的、强烈要求保留生育能力的妇女,拒绝使用血液制品的患者,胎盘植入手术无法切除的患者。

二、经动脉介入栓塞术

此方法适用于有条件的医院,包括子宫动脉栓塞术、髂内动脉栓塞术和卵巢动脉栓塞术。临床最常用的技术是子宫动脉栓塞术。

(一)理论基础

女性生殖器官主要由双侧髂内动脉及卵巢动脉参与供血,而髂内动脉为终末支,这为产后出血介入治疗的实施提供了较为理想的血管解剖学基础。产后出血介入治疗就是通过插管到髂内动脉,造影显示出血部位后,将栓塞剂注入病区血管内,阻断血流,可以迅速而彻底地止血。栓塞剂不但可在血管内引起血小板凝集和纤维蛋白沉积,形成血栓,达到闭塞出血动脉的目的,而且导致出血器官 - 子宫内的动脉压明显降低,血流减慢,有利于血栓形成。同时由于子宫血供减少，子宫平滑肌纤维缺血缺氧而导致收缩加强，达到间接控制出血的效果。

（二）适应证和禁忌证

1. 适应证

产妇生命体征稳定，因各种原因所致的产后出血经系统的非手术治疗无效均可考虑实施该手术，包括：子宫收缩乏力性产后出血、胎盘植入性产后出血、严重的软产道撕伤、凝血功能障碍所致的产后出血。

2. 禁忌证

生命体征不稳定、不宜搬动的产妇；合并有其他脏器出血的 DIC；严重的心、肝、肾和凝血功能障碍；对造影剂过敏者。

（三）实施方法

以 Seldinger 技术完成股动脉插管。先行盆腔造影，再行双侧髂内动脉及子宫动脉造影，显示出血部位及出血侧子宫动脉，大量造影剂外溢区即为出血处。迅速将导管插入至出血侧的髂内动脉前干，行髂内动脉栓塞术或子宫动脉栓塞术，二者均属经导管动脉栓塞术的范畴。固定导管，向该动脉注入带抗生素的明胶海绵颗粒或明胶海绵条或明胶海绵弹簧钢圈后，直至确认出血停止，DSA 造影证实已止血成功即可，不要过度栓塞。同法栓塞对侧。

因子宫供血呈明显的双侧性，仅栓塞一侧子宫动脉或髂内动脉前干将导致栓塞失败。临床研究结果表明术中发生的难治性产后出血以髂内动脉结扎术来代替子宫动脉栓塞时，往往出血难以停止而导致子宫切除。剖宫产术后或顺产后发生的顽固性出血可选择子宫动脉栓塞术和髂内动脉栓塞术。对于复发出血者，根据前次动脉栓塞的范围及程度决定再次接受动脉栓塞治疗。

目前产后大出血以子宫动脉出血量为常见，而优先选择子宫动脉栓塞术可直接栓塞出血血管，把组织出血控制在最小范围，止血迅速彻底，为治疗产后大出血最直接有效的方法。在患者情况允许条件下，优先选择栓塞双侧子宫动脉。遇到出血灶有子宫动脉外的髂内动脉分支参与供血者，应同时栓塞相应髂内动脉。若子宫动脉痉挛。子宫动脉插管困难者以及出血靶血管不确定时，为争取时间尽快止血，可仅栓塞两侧髂内动脉。部分患者经导管造影显示有卵巢动脉出血者，行卵巢动脉栓塞术需慎重考虑，栓塞的程度及栓塞的部位需要进一步探讨。

（四）栓塞材料的选择与应用

明胶海绵栓塞剂是可溶性的中效栓塞物质，可根据需求任意将其制成不同大小的颗粒、条状等，使用方便，且无毒、无抗原性的可吸收材料，在栓塞血管内可触发外源性凝血系统引起血小板凝集、纤维蛋白沉积，从而有效的止血。在栓塞后 2～3 周即可被吸收，血管复通。明胶海绵进入血管后吸水膨大只能栓塞至末梢动脉，不能栓塞毛细血管前动脉及毛细血管床，这样既可使毛细血管前小动脉及其分支持续闭塞达有效止血，又能保证前毛细血管平面侧支循环的畅通。使子宫等脏器获得少量血供。不致出现缺血坏死。

另外，PVA 微粒 (500μm ～ 700μm 或更大颗粒) 是长效栓塞剂，单用明胶海绵栓塞物进行子宫动脉栓塞不能彻底止血者，需要 PVA 微粒和明胶海绵进行子宫动脉栓塞，达到有效的止血目的。弹簧钢圈用于较大血管栓塞效果较好，主要用于髂内动脉栓塞。

（五）疗效评价

目前用盆腔内动脉栓塞技术治疗产后出血在国外已广泛应用，成功率高达85% ～ 95%。这种技术治疗的主要优点是：

(1) 可直接看到动脉出血点，阻断远端动脉出血，实时评估止血效果，止血迅速而彻底。

(2) 操作时间短、创伤小、恢复快、可重复、不良反应小。

(3) 保留了子宫和生育能力。避免了开腹手术，易被生育年龄的妇女所接受。

缺点是：

(1) 需要临时通知介入科放射人员，操作者需要具备丰富的插管经验和娴熟的技能。

(2) 如果不在 DSA 手术室则需转运患者至介入放射科。

(3) 当动脉栓塞术治疗疗效不佳时，可能还是需要行子宫切除术。

（六）并发症

1. 栓塞术后综合征

低热可能为造影剂和栓塞剂的反应。如果出现高热提示有合并感染的可能。下腹疼痛为血管阻断后局部组织器官缺血所致，疼痛大多能忍受，不需特别处理。

2. 异位栓塞

膀胱动脉被栓塞可致尿痛和血尿：过度栓塞或异位栓塞可致臀部疼痛红肿及下肢麻痹等。

3. 月经减少、闭经或卵巢功能减退

由于子宫动脉有卵巢支供应卵巢，部分栓塞剂可进入卵巢形成卵巢栓塞，因此在栓塞剂的选择时尽量栓塞直径大或条状栓塞剂来完成栓塞。对于有卵巢动脉参与供血的，栓塞卵巢动脉需要慎重考虑。

4. 栓塞后感染及子宫坏死

子宫内动脉之间有丰富的侧支循环，而使用明胶海绵颗粒不会造成末梢栓塞，栓塞后不会导致子宫的坏死。术中进行严格的无菌操作，一般不会出现子宫的感染。

产后出血的介入治疗已在临床上取得了可喜的效果，其最大优点就在于创伤小，危险性低，康复快，疗效可靠，可保留生育能力等。随着各种新技术的普及，采用微创技术来治疗产后出血将是今后的发展趋势，甚至可望预防性应用于有潜在出血倾向的患者。

随着剖宫产率的升高，产后出血的发病率有上升趋势。因此，介入治疗在产后出血的防治方面必将获得长足的发展。但这一技术在产后出血的应用，目前尚缺乏系统的、大样本的循证医学研究结论，也需要进一步加大远期随访以充分论证此种治疗方法的有效性及可行性。

第六章　产科重症

第一节　重症孕产妇成分输血

产后出血仍然是美国孕产妇死亡的主要原因之一，正确输注血制品在产后出血的救治中发挥着重要作用。本章将详细介绍血制品的种类、使用指征及潜在风险。此外，也将简单介绍血制品替代物，如胶体液，以及可避免输血的相关技术，如自体输血、急性等容性血液稀释等。

目前并不主张全血输注，而是将全血分离成各种成分血 [红细胞 (RBC)、血小板、纤维蛋白原和其他凝血因子] 并贮存。成分输血可用于治疗特殊血液病患者。使用血制品时，应充分权衡利弊，包括近期及远期可能出现的风险。

一、输血风险

输血并发症可分为感染性及非感染性。美国每年输注 14200000U 红细胞，其中 10% 可能出现输血并发症。幸运的是，严重并发症不超过 0.5%。然而，由于输血所导致的死亡却被严重低估。人们通常认为，输血的主要并发症是病毒传染性疾病。然而，由于输注血制品导致死亡的患者中，有 40% ～ 50% 是由于非感染性疾病及细菌污染所致。报道指出，美国异体输血所致死亡的首要因素是输血相关的急性肺损伤 (TRALI)、ABO 及非 ABO 溶血性输血反应 (HTR) 和输血相关脓毒症 (TAS)。

（一）感染性输血风险

通过改善捐献者监测方法及检测捐献的血制品，可大大降低由于输注污染血制品所致病毒感染的风险。在美国，每一份捐献的血制品都需要检测乙型肝炎病毒表面抗原 (HBsAg)、乙肝核心抗体 (HBcAb)、丙肝抗体 (HCV-Ab)、HIV、人类 T 细胞白血病病毒 (HTLV) Ⅰ 型及 2 型抗体、西尼罗病毒及梅毒。核酸检测技术可在病毒抗体产生之前检测病毒基因，用于检测 HIV-1 及 HCV。表 6-1 总结了输血感染的种类及其发生率。HIV、HBV、HCV 及 HTLV 感染的综合风险低于 1/30000。

其他感染性疾病也可通过血制品传播，但是未通过直接检测血制品进行普遍监测。此外，可通过对血制品捐献者进行详细的问卷调查来判断其是否有患潜在特殊性疾病的风险。这些疾病包括巨细胞病毒 (CMV)、美洲锥虫病、巴贝西虫病、痢疾、Creutzfeldt-Jakob 病、甲型肝炎病毒、莱姆病、EB 病毒和人类单纯疱疹病毒。需要注意的是，每 100 位捐献者中有 1 ～ 2 例 HGV、SEN 病毒及血液传播病毒阳性。这些病毒的致病性仍有待进一步研究。

症状型 CMV 感染常常发生于免疫抑制患者，也可发生于对 CMV 无先天性免疫的原发性患者。成人 CMV 感染常常为无症状性，而妊娠妇女原发性感染所致宫内感染的发生率达 40%，常常会导致严重并发症。因此，血清 CMV 阴性者，建议输注去白细胞血制品。

表 6-1　输血感染的种类及其发生率

输血感染的种类	发生率
乙型肝炎病毒 (HBV)	1/100000 ～ 1/400000
丙型肝炎病毒 (HCV)	1/1600000 ～ 1/100000
HIV 1 和 2	1/1400000 ～ 1/4700000
HTLV 1 和 2	1/500000 ～ 1/3000000
细菌污染的 PRBC	1/28000 ～ 1/143000
细菌污染的血小板	1/2000 ～ 1/8000

血制品（尤其是血小板）细菌污染，占血制品输注所致感染性死亡的 17% ～ 22%，是血制品污染的首要原因之一。

（二）非感染性输血风险

非感染性输血风险比感染性输血风险更为常见，并且常常被忽视。非感染性输血风险可进一步分为溶血性及非溶血性。

（三）溶血性输血反应

1. 急性溶血性输血反应

目前已确认的红细胞抗原超过 250 种，当用于不相容的患者时，其中任何一种都可导致溶血性输血反应。可通过检测血型、抗体及交叉配血来避免输注不相容的血型。全人类中约有 0.2% ～ 0.6% 的人敏感。每输注 12000 ～ 19000U 红细胞就会有 1 例患者出现因 ABO 血型不合所致的急性溶血反应。临床表现为突然出现发热、寒战、侧腹及背部疼痛、循环衰竭及微血管血栓形成，是错误输注所致的最常见反应。

2. 迟发性溶血性输血反应

迟发性溶血性输血反应常发生于人类白细胞抗原 (HLA) 不合者，发生率为 1/1000 ～ 9000 次红细胞输注除幼稚红细胞外，其他所有细胞表面均可表达 HLA。HLA 同种免疫反应常发生于有血型不合血液输注史或前次妊娠史的患者。由于这些抗原存在于红细胞之外的组织细胞，溶血反应发生于血管外，因此严重程度低于由红细胞抗原不相容所致的溶血反应。

（四）非溶血性输血反应

非溶血性输血反应更常见 (1/100)，通常表现为发热或荨麻疹，更严重的反应包括输血相关的急性肺损伤以及移植物抗宿主病。

1. 输血相关的急性肺损伤

输血相关的急性肺损伤 (TRALI) 是指输血 6 小时内出现的急性肺损伤，而缺乏左肺动脉高压或急性肺损伤的其他危险因素 (如肺炎、脓毒症、吸入、骨折及胰腺炎)。TRALI 发生率约为 1/5000，死亡率为 6%，被认为是输血相关死亡的最常见原因。临床表现为突然出现呼吸窘迫、肺水肿、发热及低血压。发病原因仍不清楚，二次突变假说可用于解释 TRALI 的发病机制，即血制品中的某种因子激活受血者的中性粒细胞，从而导致中性粒细胞发生聚集反应。随着献血者中女性的增加，TRALI 发生的风险也逐渐增加一项多中心队列研究指出，女性献血者的血浆或全血是导致 TRALI 的 3 种成分血之一。如果怀疑 TRALI，应立即停止输注并通知输血科，给予支持及通气治疗。与急性呼吸窘迫综合征 (ARDS) 不同的是，TRALI 可快速缓解，并且常常为非致死性。需要注意的是，应将急性肺水肿与 TRALI 进行鉴别诊断，避免使用利尿剂，否则会出现严重并发症。可通过更换有 TRALI 史的献血者及限制经产妇女来源的血浆来预防TRALI。

2. 发热反应

输注去白细胞血制品出现发热的概率为每人每年 0.1% ～ 1%，如果为非去白细胞血制品，发生率会更高。发热反应可能是由于白细胞释放细胞因子至血制品，使用去白细胞血制品以及进行预防性退热治疗可以减少发热反应的发生。

3. 过敏反应

过敏反应常常表现为荨麻疹、瘙痒、脸红、皮疹、无发热性血管性水肿。这些反应包括全身性过敏性反应都很常见，也可能很严重，可使用抗组胺药进行预防。症状轻微者，输注同时静脉使用抗组胺药。严重者需停止输注。

同种异体免疫反应会导致血小板抗体的产生，这些抗体可减少患者输注血小板所产生的治疗反应。少数情况下，免疫功能低下的患者在输注血制品后 (血小板、白细胞等)会导致移植物抗宿主病。

4. 输血相关移植物抗宿主病

这种并发症比较罕见，主要发生于免疫抑制患者，死亡率＞ 90%。对血制品进行辐照后这些风险会降低。

5. 其他并发症

大量输血，定义为 24 小时内全身血更换或短时间内输血超过 10U，风险很大。大量输血时，贮存血制品里含有的柠檬酸盐会与钙离子结合，从而导致低钙血症。大量输血还可能导致碱中毒、低体温、血钾紊乱以及 2，3-DPG 降低。将血制品预热及保持患者体温可减少这些副反应的发生。在大量输血时，必须监测酸碱平衡及血钾和血钙水平。大量输血时也会出现凝血功能障碍，需监测并纠正患者的凝血功能。

6.输血相关免疫调节

血制品输注可抑制患者免疫系统，产生有利或不利的影响。受血者出现肾移植排斥的发生率降低，但是会加重自身免疫疾病的病情，如类风湿性关节炎。然而，最新研究指出，手术及外伤患者接受输血者的死亡率、术后感染率以及多器官功能衰竭发生率都会增加。因此，需重新评估重症及手术患者的输血阈值。

二、输血阈值

输注红细胞的目的是增加携氧量。最新数据显示，对于无活动性出血的重症及手术患者，输血治疗的好处并不明显。一项大样本研究显示，将7g/dL作为输血阈值进行输血并不会改善重症患者的预后。然而，研究证实，限制输血量对于年轻（＜55岁）及非重症患者是有利的。在儿科重症患者，也得出了同样的结论，但是缺乏孕产妇相关研究一项对包含6264例患者的19次研究进行循证医学分析指出，限制性输血可使输注RBC的风险降低39%。与大量输血相比，限制性输血并未增加不良结局（如死亡率、心脏病变、心肌梗死、休克、肺炎、血栓形成），可明显降低住院患者死亡率(RR 0.77，95%CI 0.62～0.95)，但住院30天死亡率(RR 0.85，95%CI 0.70～1.03) 并未降低。限制性输血方案并不影响功能恢复、住院时间或重症监护病房住院时间。对于血红蛋白低于80g/L或有急性出血性贫血的患者予以输血，并不会改善术后恢复。对于血流动力学稳定且无活动性出血的患者，其确切的输血阈值仍有待于进一步研究。表6-2总结了出血量及其临床表现。

孕产妇常用的血制品通常可分为细胞或血浆成分。

三、细胞成分

（一）红细胞

(1) 进行红细胞替代治疗的大部分患者需输注浓缩红细胞 (PRBC)。

(2) 每单位浓缩红细胞约含红细胞 250mL、血浆 50ml、HCT80%。减少浓缩红细胞内的血浆成分可避免出现容量负荷过重。

(3) 每单位浓缩红细胞可使 70kg 患者的血红蛋白水平增加 10g/L。

(4) 1～6℃下可保存大约 6 周。

(5) 冰冻红细胞可在 -70℃下保存数年，但是在冰冻过程中白细胞会被破坏。

(6) 去除血液内的白细胞，可降低发热反应的发生。

(7) 孕产妇确切的输血阈值尚未确定。对于有活动性出血，且血流动力学不稳定或有胎儿窘迫征象的患者，应输注红细胞。

表 6-2　出血量、出血性休克及临床表现

休克程度	临床表现	出血率 /%[a]	出血量 /mL
无	无	达 20	达 900
轻度	心率 < 100 次 /min, 轻度低血压 末梢血管收缩	20 ～ 25	1200 ～ 1500
中度	心率 100 ～ 120 次 /min 血压 80 ～ 100mmHg 烦躁 少尿	30 ～ 35	1800 ～ 2100
重度	心率 > 120 次 /min 血压 < 60mmHg 意识改变 无尿	> 35	> 2400

[a] 基于孕 30 周时平均血容量为 6000mL。

ReproducedwithpermissionfromCreasyandResnick'sMaternalFetalMedicine，1998，Elsevier.

（二）自体血

自体输血是指采集及回输患者自身的红细胞。因此，供血者及受血者为同一人。单独或补充使用自体血可减少很多输血相关并发症，尤其适用于有多种抗体的患者。无论是妊娠还是非妊娠患者，术前进行自体血贮存都可减少输注异体血的可能。自体血贮存在孕期是非常安全的。然而，使用自体血并不能减少患者的风险，包括血液贮存过程中的细菌污染以及人为错误。输注自体血的适应证与异体血一致。美国输血标准指出，不允许将自体血应用于常规输血，因为自体血采集者并不是捐献者，未使用的自体血必须丢弃。

对于有癫痫或严重心肺疾病的患者，不能进行自体血贮存。

孕期自体血贮存的标准如下：

(1) 采血前血红蛋白水平不低于 110g/L。

(2) 红细胞在液体状态下冷冻的保存期是 6 个月。因此，自体血采集应在可能使用前 6 个月内进行，最后一次采集至少应在分娩前 2 周。

(3) 每次采血应间隔一周。

(4) 应选择性使用自体输血，不恰当的自体输血会增加循环负荷过重、细菌污染和人为错误等风险。

(5) 由于自体血保存的特殊性，其价格会高于异体输血，并且是在医疗保险之外。

(6) 应充分告知患者自体输血不能完全去除输血相关过敏反应的可能。

(7) 术前采血有可能导致贫血，也会增加术后输血的风险。因此，应补充使用铁剂、促红细胞生成素及维生素 B_{12}。

(三) 血小板

血小板可能是从多个或一个捐献者的血液中采集的。一单位单采血小板相当于 4～6 单位全血中所含的血小板量。血小板的保质期为 5 天。

当患者因血小板减少症或血小板功能下降出现出血时，需输注血小板。但是首先应明确血小板减少症或血小板病的原因。如免疫性血小板减少性紫癜 (ITP) 是由于抗体所致的血小板破坏，首选治疗应该是激素而不是输注血小板。此外，服用阿司匹林的患者，尽管其血小板计数正常，但也有潜在大出血的风险。输注血小板时应注意以下事项：

● 对于妊娠患者，血小板计数如果低于 $100000/mm^3$ 即可认为存在血小板减少症。血小板计数 ≥ $50000/mm^3$。术后或创伤后常不会出现出血，提示血小板功能正常。血小板计数为 $20000～50000/mm^3$，术后或创伤后常常会出现出血。血小板计数为 $10000～20000/mm^3$ 或更少，即使没有出血也可预防性输注血小板。血小板计数低于 $10000/mm^3$，术后或创伤后出血的风险很大，且会出现自发性出血。

● 短时间内接受大量输血的患者，会出现稀释性血小板减少。一个循环血量被替换，可存留 35%～40% 的血小板。在大量输血时，血小板替代治疗应在血小板计数的指导下进行。

● 每单位单采血小板平均含有 $4.2×10^{11}$ 个血小板。因此，每单位血小板可使 70kg 患者的血小板计数在输注后 1 小时增加 $7000～10000/mm^3$。因此，可在输注后立即检测血小板计数。

● 血小板含有足够的血清结合 RBC，可产生同种异体免疫。因此，在对 Rh 阴性女性患者输血时，应注意 Rh 阳性捐赠者血液中的 Rh 免疫。

● 血栓性血小板性紫癜 (TTP) 患者禁止输注血小板，在血小板破坏增加的情况下 (肝素诱导性血小板减少症和特发性血小板减少性紫癜) 输注血小板也将无效。

四、血浆成分

(一) 新鲜冰冻血浆

新鲜冰冻血浆 (FFP) 是指在 6 小时内采集、分离并冻存全血中的血浆。每单位 FFP 含有 250mL 液体及 700mg 纤维蛋白原、血浆蛋白及凝血因子。FFP 可纠正出血所致多种凝血因子缺乏。凝血因子不足也可由肝脏疾病、维生素 K 缺乏、大量出血或弥散性血管内凝血 (DIC) 引起。当缺乏特殊凝血因子进行治疗时，可以使用 FFP(因子Ⅱ、Ⅴ、Ⅶ、Ⅸ、Ⅹ、Ⅺ)，也可快速纠正华法林所致的凝血功能异常。华法林会导致维生素 K 依赖性凝血因子功能障碍 (Ⅱ、Ⅶ、Ⅸ、Ⅹ)，维生素 K 可治疗这种缺陷，但 FFP 效果更好。

(1) 每单位 FFP 可使纤维蛋白原增加 10 ～ 15mg/dL。使用 FFP 时，最初的用量为 15mL/kg(目标血浆纤维蛋白原水平约为 100mg/dL)。

(2) 需要注意的是，溶解 FFP 需要 20 ～ 30 分钟。

(3) FFP 内仍然含有抗 ABO 抗体，因此应注意 ABO 相容性。

(4) 如果只需要因子Ⅷ、血管假性血友病因子或纤维蛋白原，冷沉淀的治疗效果会更好。

(5) 使用 FFP 进行扩容或营养补充是不恰当的。

(二) 冷沉淀

冷沉淀是从融化的 FFP 中获得的，是在较低温度下 FFP 中不可溶解的部分。冷沉淀富含Ⅷ因子 (80 ～ 120U)、纤维蛋白原 (200mg)、血管假性血友病性因子以及ⅩⅢ因子。每单位冷沉淀提升纤维蛋白原的水平与 FFP 一致 (10 ～ 15mg/dL)。但是，由于 1 单位冷沉淀仅仅只有 40mL，比 250mL 的 FFP 提升纤维蛋白原水平更有效。冷沉淀可用于治疗血友病、Ⅷ因子缺乏病和产后出血所致的纤维蛋白原低下。使用冷沉淀时不需要考虑 ABO 相容性。

(三) 重组Ⅶ A 因子

重组Ⅶ A 因子 (rF Ⅶ a，NovoSeven) 是 FDA 批准用药，可用于治疗血友病 A 或 B 或先天性Ⅶ因子缺乏。然而，也有大量说明书之外的使用报道，包括创伤、心脏手术、围术期减少出血以及产科出血管理。其作用机制是结合在激活的血小板表面，促进Ⅹ因子激活以及凝血酶产生说明书之外的 rF Ⅶ a 使用并未改善生存率。但是缺乏产科相关的随机对照研究。与 rF Ⅶ a 使用相关的血检栓塞并发症发生率为 1% ～ 2%，也有报道高达 9.8%，最近一项研究报道动脉栓塞的风险有所增加。产科出血时该因子的适应证及使用剂量尚无定论。目前，该因子并不作为一线推荐用药，但是在常规方法治疗无效时可用于治疗出血。rF Ⅶ a 的使用剂量为 60 ～ 90mg/kg，如果临床效果欠佳，可在 30 分钟内重复使用。当出现脓毒症时应警惕，有指征时应及时行子宫切除。

五、胶体液

静脉内的液体含有不能透过半透膜以及分子量大于 10000Da 的物质，称之为胶体。与晶体液相比，胶体价格更贵，使用不太方便，也可能会带来过敏反应。胶体液所产生的胶体渗透压高于晶体液，会增加血浆容量，减少细胞外液体含量。使用胶体液前应输注足够量的晶体液。表 6-3 总结了可使用的胶体液。

(一) 白蛋白

白蛋白可快速恢复血容量，特别是血清白蛋白水平低于 20g/L 时。只有在血浆容量不足以及细胞外液量过多时使用白蛋白。可使用的白蛋白浓度有 5% 及 25%，烧伤或急性腹膜炎患者应使用 5% 的白蛋白。由于其存在胶体渗透压，25g 白蛋白可在 60 分钟内使血容量增加约 450mL。然而，使用过多也会导致一些并发症的发生，如肺水肿。补充白蛋白可使细胞外液快速重新分布，每小时达 8%。休克或脓毒症患者，速度可达每小时 30% 以上。

（二）右旋糖酐

右旋糖酐是葡萄糖多聚体，分子量达 40000(右旋糖酐 40) 或 70000(右旋糖酐 70)。6% 右旋糖酐 70 的适应证与 5% 白蛋白一样，右旋糖酐 40 很少用于急性扩容。使用 500mL 右旋糖酐 2 小时后可使血管内容量增加 1050mL，也可通过减少血黏度及红细胞聚集增加毛细血管血流。与白蛋白同时使用时，右旋糖酐的作用只是暂时的，如果使用太多可能会导致肺水肿。右旋糖酐最终降解为葡萄糖。

表 6-3　胶体液

胶体液	剂量 (mL)	等效晶体液	估计持续时间 (h)
白蛋白			
5% 溶液	500 ～ 700	同晶体液	24
25% 溶液	100 ～ 200	3.5 倍晶体液	24
轻乙基淀粉 (Hespan 或 Hextend)	500 ～ 1000	同晶体液	24 ～ 36
右旋糖酐 (70)	500	2 小时后 1050mL	24

使用剂量超过 20mL/(kg·24h) 时，右旋糖酐可通过影响凝血因子功能以及与纤维蛋白结合形成不稳定的凝血块而干扰血小板功能。输注右旋糖酐所致过敏反应的发生率为 1/3300。也有报道其可能会影响血交叉结果。因此，应在使用右旋糖酐之前进行血型检测及血交叉。

（三）羟乙基淀粉

羟乙基淀粉是一种生物合成分子，将其溶于生理盐水中配置成 6% 的溶液 (Hespan)。与白蛋白及右旋糖酐一样，它可产生胶体渗透压，增加血管内液体容量。羟乙基淀粉可更有效地增加胶体渗透压，持续 24 ～ 36 小时，推荐使用剂量是 20mL/(kg·24h)。羟乙基淀粉可延长凝血酶原及部分凝血活酶时间，降低血小板计数，减少凝血块抗拉强度。因此，有凝血功能障碍的患者应慎重使用。羟乙基淀粉可人为增加血清淀粉酶水平。Hextend 是一种新型的羟乙基淀粉 6% 的生理电解质溶液，它比 Hespan 分子量小，可减少凝血功能异常的风险。

六、围术期血液回收

可在术中或创伤后立即进行血液回收。自体血，包括术前或术中采集的血液，明显优于异体血。作为完全相容性血液，未贮存的自体血会减少病毒性疾病传染或同种免疫的风险。然而，产科术中自体血回收也存在很多潜在的问题。需要考虑的问题是，输注被羊水污染的血液后出现羊水栓塞的风险。这一问题限制了自体血回收技术在产科的应用。

细胞回收技术可有效去除回收血液内的污染物 P-361。大量研究报道指出，术中细胞回收技术可成功应用于产科。美国妇产科学会 (ACOG) 支持这一结论，推荐有术中出血风险的患者使用这一技术。

清除术野中的羊水后，更换吸管，将血液收集至细胞回收器。在清洗过程中，不能完全去除胎儿血细胞及血红蛋白，需要进行 Klei-hauer-Betke 检测，Rh 阴性患者还需要输注 Rh 免疫球蛋白。对于大出血患者，细胞回收技术会去除凝血因子及血小板，从而导致稀释性凝血功能障碍。细胞回收器可在 3 分钟内提供血细胞比容 (HCT) 达 50% 的一单位血液。对于预计可能出现大出血的患者，需要准备多个细胞收集器。

七、急性等容性血液稀释

术中有大出血风险的患者，如胎盘植入，可使用急性等容性血液稀释 (ANH)。术前行中心静脉置管，采集患者血液至含有抗凝剂的特殊保存袋中。同时，以 3:1 的比例输入晶体液和 (或) 胶体液，母体血 HCT 降低，术中丢失的血液被稀释。出血控制住后，回输采集的血液。采集的血液可在室温下保存 6 小时。其优势包括可保存凝血因子、降低过敏反应及其相应的发病率。

在这一过程中，未发现对胎儿有不良影响。然而，不能耐受 HCT 降低的患者不能使用急性等容性血液稀释，如贫血、冠状动脉疾病、肺部疾病、肾功能或肝功能不全患者，或有胎儿窘迫征象的患者。使用时需根据中心静脉压确定采集血量。急性出血时不能使用急性等容性血液稀释。尚无证据显示急性等容性血液稀释会降低同种异体血输注。

八、大量输血

大量输血是指 24 小时内输注红细胞超过 10U。大量出血是指血液丢失量超过患者总血容量的 50%。对于非产科患者，进行大量输血的死亡率高达 30% ~ 70%。在处理大量出血患者时，预防并纠正凝血功能障碍、酸中毒及低体温非常重要。有效的复苏包括：足够的静脉通道 (包括中心静脉)，保持体温高于 35℃，使用血液加温器，纠正低钙血症及高钾血症，以及及时输注晶体液及成分血治疗。

美国外科学会规定，一级创伤中心需制订大量输血方案。除确定血制品种类及需要量外，还包括相关部门之间的快速沟通方法。大量输血的最佳方案仍存在争议，尤其是FFP 与 PRBC 的适当比例。军事战场复苏的相关数据指出，其比例应为 1:1。民间数据尚不清晰，通常使用的比例是 1:1.5 ~ 1:2。最新数据显示，非产科创伤患者使用大量输血方案后死亡率会降低。这种降低主要是基于沟通更方便以及血制品输注更有效。方案修改后，死亡率下降了 58%，首次输注 PRBC 的时间缩短了 39%%。一些回顾性研究指出，提高 PRBC：血小板的比例，会使生存率提高。最近一项关于创伤患者的研究指出，FFP：PRBC 为 1:2 或更高时，可增加 30 大生存率 (59.6% 比 40.4%)。然而，使用以上比例所出现的生存率的不同可能受到存活偏倚的影响。大多数大量输血方案认为，血浆:血小板:RBC 的比例应为 1:1:1。

　　尽管血制品的最佳比例仍未确定，但对于大量输血方案的补充可不断增强学科交流以及多学科之间的合作。当出血得到控制且患者血流动力学稳定后，应注意纠正大量输血所带来的并发症，包括酸碱失衡、电解质紊乱、酸中毒及 TRALI。有必要在产科患者中进行大量输血的前瞻性研究。我们医院的方案见表 6-4。

九、新兴疗法

(一) 氨甲环酸

　　氨甲环酸是一种抗纤维蛋白溶解物，目前正在进行一项大规模随机双盲安慰剂对照研究，旨在确定早期使用氨甲环酸的效果，包括对于死亡率、子宫切除以及其他产后出血发病情况的影响。在这项名为世界孕产妇抗纤维蛋白溶解 (WOMAN) 的试验中，15000例诊断为产后出血的产妇被随机分为两组，一组使用单次剂量的氨甲环酸，另一组使用安慰剂。之前评估抗纤维蛋白溶解物的研究指出，其可减少产后出血量，但是无死亡率及远期影响方面的研究。一项包括 252 项试验的循证医学分析指出，术前预防性使用抗纤维蛋白溶解物可减少手术患者异体血输注量。

表 6-4　大量输血处理原则

气道及呼吸管理
评估并找出出血原因
建立两条大的静脉通道
考虑中心静脉及动脉置管
首先补充晶体液 (1 ~ 2L)
如可能，首先使用大量输血方案
及时补充 PRBC、FFP 及血小板
FFP:PRBC = 1:1.5 ~ 1:1.8
保持中心温度 > 35℃
每 30 分钟监测 CBC、PT、PTT 及纤维蛋白原
纠正低钙血症
纠正高钾血症
纠正酸中毒 (PH = 7.4，碱剩余正常，乳酸正常)
持续血制品替代治疗直至
血流动力学稳定
血小板计数 > 50000
INR < 1.5

（二）止血复苏

止血或损伤控制复苏是军事创伤中的一个新名词，目的在于：

(1) 避免晶体复苏。

(2) 允许控制性低血压。

(3) 早期积极使用血制品以防止凝血功能障碍。

控制性低血压可在手术或栓塞前控制血液丢失。由于未分娩患者有出现子宫低血压的风险，其在产科的应用受到一定限制。

第二节 产科肥胖高危患者

一、介绍

尽管肥胖对于健康的不利影响已经广为人知，但肥胖仍然广泛流行，由此导致大量人口面临许多严重疾病及过早死亡的威胁，这对于临床医师、科研工作者、公共卫生决策者和卫生保健系统的工作是一个挑战。这个问题并不局限在发达国家，由于肥胖关系到全球公共卫生的决策，它已经成为世界卫生组织 (WHO) 的关注焦点。恶性肿瘤、整容后遗症、糖尿病、高血压、脑卒中、心脏病、未成年死亡和其他严重疾病已经被详细描述，但是让大众达到一个正常的体重指数 (BMI) 仍是一个难以实现的公共卫生目标。不幸的是，肥胖是被公认为可增加死亡率的共同特征，而且，调查显示，较之瘦人，肥胖（包括超重）的成年人对于任何原因引起的疾病都处于更高的风险。尽管有社会心理学、经济、环境等多方面的因素，但久坐的生活习惯和不健康的饮食习惯对这种不幸而且代价昂贵的情况有很大的作用。讽刺的是，尽管多年以来无脂、低脂、无糖、低卡路里的食物和饮料已经广泛出现，还有大量的健康俱乐部，但肥胖的美国人比历史上任何时期都多。超过 78000000 的美国成年人（即超过 1/3 成年人口）达到肥胖标准，使得每年与肥胖相关的卫生保健费用达到将近 1500 亿美元。12500000 名美国儿童和青少年（占儿童及青少年人口的 17%）被认为达到肥胖的标准，同时，2 ～ 19 岁的所有美国儿童中 1/3 被认为达到超重或者肥胖的标准。成年男性和女性的肥胖比例大致相等，分别是 35.7% 和 35.8%，而近年来，男性肥胖比例增幅明显。虽然肥胖比例会因受教育程度、收入和种族而不同，但是所有社会经济阶层的男性和女性的肥胖比例都有所增加。1962 年，美国肥胖人口仅占 13%，现在大约 2/3 的美国女性被认为超重或者肥胖，其中最高比例出现在非西班牙裔黑人群体。科罗拉多州人最"苗条"，只有超过 20% 的人口是超重或者肥胖的，密西西比州人最"丰满"，将近 35% 的成年人口是肥胖的。显然，美国健康人 2010 年关于使成年人及儿童的肥胖率分别控制在 15% 及 5% 的目标并未实现。实际上，美国成年女性平均 BMI 为 28.7。这个有关体重的不幸数字，可能最终会使美国自 20 世纪末期以来取得的所有关于健康卫生方面的成果归零，并且导致现在每年 300000 名美国人的死亡。由于肥胖人口众多，而且肥胖对健康的不利影响较多，寻找对肥胖的遏制及治疗方法是所有健康卫生学科的首要任务。

糖尿病伴随着肥胖而来，已经影响了美国将近 10000000 名肥胖女性。与 1991 年相比，糖尿病发病率上升了 61%。所有女性中，将近 4% 是既肥胖又患有糖尿病的，而在糖尿病的女性患者中，超过 80% 为超重或肥胖。肥胖个体的血压、血糖及胆固醇水平更难控制，所以肥胖的糖尿病患者将面临更高的心血管及微血管疾病的风险。

肥胖对健康的不利影响不尽相同，肥胖在不同人群中的发生率各异。与西班牙裔女性及非西班牙裔白人女性肥胖率（分别为 41.4% 和 32.3%）相比，非洲裔美国女性肥胖率最高 (53%) 然而，很偶然地，整体肥胖率的趋势近期正在逐步减慢，而非西班牙裔黑人女性和墨西哥美国女性的肥胖率趋势持续升高。非洲裔美国女性与肥胖相关的早亡的人数最多，这是个很尖锐的数字。缺乏经济来源的患者却不成比例地达到更高的肥胖率。收入达到或高于贫困线 350% 的人肥胖率较低，只有 29%，而收入低于贫困线 130% 的女性肥胖率已经上升至 42%。另外，现在关于儿童肥胖率的研究显示，1/7 低收入家庭的学前儿童是肥胖的。3700000 名 2～4 岁的儿童中，将近 1/3 达到超重或者肥胖的标准。从 20 世纪 80 年代早期开始，6～11 岁的儿童超重的百分比上升一倍，而成人上升两倍。

（一）肥胖与妊娠

临床实践证实，繁忙的产科医师确信肥胖对围生期风险有着巨大影响，关于这方面的大量研究支持这一说法。肥胖实际上对所有不良妊娠结局都有消极影响，其中，肥胖对先天畸形、糖尿病、胎儿生长异常、产程异常、高剖宫产率、高剖宫产并发症率都是高危因素。最新的消息表明，肥胖所导致的额外负担对胎儿发育有不利影响，从而影响下一代的远期健康，因为孕期高 BMI 被认为是儿童期肥胖的高危因素。孕期肥胖被认为是围生期健康卫生资源高消耗的重要原因，导致了高昂的卫生保健费用。

即使对于有丰富经验的医师而言，这些患者身上与肥胖相关的疾病也是一种挑战，特别是它还与围生期的疾病诊断和分娩期处理有关。产科中最让人恐惧的情况 —— 孕妇死亡，在 21 世纪也呈现上升的态势，而肥胖被认为是很重要的原因。我们应该更多地关注这些高危患者，以尽可能地减少其发病率及死亡率，从而改善围生期结局。本章的目的在于通过回顾产前、产时、产后关于这一方面的考虑，告知读者对于肥胖孕妇的多方面的产科处理知识。

二、定义

关于肥胖，有着各种各样的定义和描述，我们会用各种词语描述其程度，例如，严重、极端、特大、大体积、病态，甚至"奇形怪状"。直到前不久，我们依然缺乏关于超重和肥胖程度的标准定义，现在文章中使用 BMI(表 6-5) 来区分被调查人口的不同组别，也用以作为区分体重分组的不同组别的标准程度。"超重"和"肥胖"两个词都用于描述大于特定身高而言适当的体重的范围，同时用于描述有证据表明会增加疾病和其他不良健康结局可能性的体重范围。重要的是，BMI 与体脂率有关，但并不能测量体脂率。因此，某些个体，例如运动员，其 BMI 或许达到"超重"，但其实其体脂率并未过高。评估体脂率及体脂分布的其他方法包括测量皮褶厚度、腰围、腰臀比，以及超声、计算机断层扫描和磁共振成像。

尽管上面提到，肥胖可能与很多因素相关，如社会心理、经济、环境因素，但肥胖通常主要与和消耗量、体力活动相比过多的热量摄入相关。各种神经及内分泌调节异常可能占一小部分原因。一个 BMI 大于或等于 30 的成年人，即被认为是"肥胖"，而如果 BMI 在 25～29.9 之间，则被认为是"超重"。在表 6-5 中，肥胖的分类也已经有所描述。肥胖的流行病学已广为人知，我们也注意到，女性中处于最高 BMI 值的百分比明显升高。超过 50% 孕妇超重或肥胖，8% 育龄女性"严重肥胖"(BMI ≥ 40)，在过去 20 年里，女性中 BMI ≥ 50 的人数百分比上升了 5 倍。这是个严峻的数字，因为肥胖与大部分严重健康问题和围生期疾病相关。

由于肥胖与健康之间的关系，减肥手术越来越普遍，而且在育龄患者群体中并不罕见。事实上，这些手术过半都是实施于育龄女性。既往有因肥胖而进行胃部手术史的孕妇在分娩前应得到专业的建议和有效的监督。普遍而言，为了保证充足的减肥时间和减少由于营养缺陷所导致的潜在有害影响，我们建议患者于手术 12 个月后再怀孕。尽管有报道指出，伴随着减肥手术带来的效果，一些问题得到了缓解，如子痫前期、妊娠期糖尿病和巨大儿，但也有报道提出孕期胃带并发症和营养不良的风险。孕期发生的胃肠道出血和其他手术相关并发症 (包括母胎死亡) 均已有报道。有这类手术史的患者如出现腹部不适，应立即予以全面评估，如出现急腹症体征，我们可以适当放宽外科会诊、外科探查的指征。大部分减肥手术后的患者于孕期内仍然符合肥胖的标准，而且持续处于肥胖相关的围生期不良结局的风险中。我们高度建议孕前咨询，而且孕前达到正常的 BMI(18.5～24.9) 应被看作是降低不良妊娠结局风险的首要目标。表 6-6 和表 6-7 包含了孕期与肥胖相关的主要母胎风险。

表 6-5　体重指数：计算方法与定义

体重指数 (BMI) ＝体重 (kg)/ 身高 (m²)		
定义	体重指数 /(kg·m²)	肥胖分类
体重过低	＜ 18.5	
正常	18.5～24.9	
超重	25.0～29.9	

体重指数 (BMI) ＝体重 (kg)/ 身高 (m²)		
定义	体重指数 /(kg·m²)	肥胖分类
肥胖	30.0 ～ 34.9	I
	35.0 ～ 39.9	II
极端肥胖	≥ 40.0	III

(一) 病理生理学

妊娠期间，血容量和心输出量增加约 40%，在分娩期间，心输出量增加更为显著，达到孕前的 180%。由于血容量和心输出量与体脂率和组织大小的增加等比例升高，肥胖将使以上变化更加明显。肥胖患者的药物动力学会有所改变，亲脂性药物在肥胖患者分布更广泛，在消瘦者和组织液中分布较少。以上的改变可能会使肥胖患者更易受药物低剂量效应和毒性效应的影响。

表 6-6　肥胖与围生期结局：母体风险

产科死亡
误吸
出血
血栓栓塞
脑卒中
软产道异常性难产
剖宫产 —— 首次 / 二次 / 急诊
失败的瘢痕子宫阴道试产 (VBAC)
剖宫产
手术及麻醉相关并发症
出血量多
子宫内膜炎发生概率升高
手术时间延长
硬膜外定位失败
呼吸系统并发症 (肺不张、肺炎)
切口感染 / 裂开
血栓栓塞

其余并发症
慢性高血压
糖尿病 —— 孕前糖尿病和妊娠期糖尿病
子痫前期
住院时间更长
尿路感染

表 6-7 肥胖与围生期结局：胎儿/新生儿风险

早产
围生儿患病率更高
阿普加评分较低
胎儿生长受限/低出生体重
巨大儿
过期妊娠
肩难产/产伤
NICU 监护
不良胎儿印迹/新生儿/儿童期肥胖
先天性畸形

妊娠期间存在着过度换气的状态，这可能是由孕酮介导。呼吸频率无改变，但由于潮气量增加，每分钟通气量增加约 50%，导致 PaO_2 升高、$PaCO_2$ 下降。因此，当评估呼吸系统疾病时，需注意"正常的"$PaCO_2$。肥胖患者在呼吸系统生理上有明显的不正常改变。事实上，肥胖孕妇的功能残气量明显减少，除了残气量(在大于 40 岁的孕妇中)得到相对保留，肺容量、肺活量、肺总量也明显下降。分娩中，PaO_2 减少。而且，还会出现通气量需求增加、呼吸功提高、呼吸肌低效率和呼吸系统顺应性下降。在仰卧位中表现特别明显的异常通气/血流比值和血氧不足，更加显示出肥胖对于母体呼吸系统生理的潜在不利影响。在肥胖患者中，肺总顺应性平均下降 50%，相当于在一个正常人的胸腹部放置了 50 磅 (22.7kg) 重物！这些呼吸系统的变化导致肥胖产妇的呼吸功较正常产妇提高 3 倍。正由于呼吸暂停期间，氧气由功能残气量提供，所以呼吸暂停期间缺氧情况会迅速出现。由于功能残气量下降和需氧量增加，在气管插管前预先吸氧显得尤其重要。

肥胖还与呼吸性睡眠暂停综合征 (OSA) 有关，即使努力呼吸，睡眠中仍出现呼吸暂停(无呼吸或严重低气流)，可能导致右心功能不全，继而出现肺动脉高压。产前呼吸系统合并症可能由于静止不动、体位、疼痛以及阿片类药物的使用而加重，产前确诊 OSA 对制订干预措施以减少呼吸系统发病率有所帮助。我们建议降低睡眠障碍评估、肺部疾病咨询、睡眠医学咨询和孕妇心电图检查的标准。经鼻持续正压通气 (CPAP) 可能可以改善结局。这些患者心脏做功增加，在评估潜在的心功能不全时应加以考虑。尽管缺乏相关数据，OSA 可能增加子痫前期和妊娠期糖尿病风险。即使没有 OSA，肥胖患者也应该进行母体心电图的检查，特别是在慢性高血压可能已经导致高血压性心肌病的情况下。

三、分娩期管理

肥胖患者的分娩期管理涉及多学科协作。产科医师、助产士、麻醉医师、麻醉护士的注意力都应集中在取得最好的围生期结局上。母胎医学专家应该成为这个团体中不可或缺的部分。存在合并症的患者如果已经进入产程，参与对其诊疗的医学专家都应知悉，如果出现既往未确诊的疾病，各专科医师，如心脏专科医师、呼吸科专科医师、内分泌专科医师等，都应召集起来参与会诊。鉴于肥胖孕妇明显的生理变化和合并其他疾病的高风险性，我们建议处于最高风险的患者 (处于高级别肥胖) 在临产后应予以迅速的麻醉科会诊。考虑到处于最高风险的肥胖患者 (例如，极端肥胖，既往存在其他合并症或并发症，既往腹部手术) 在分娩期的高风险，在这些患者的管理中，我们应该考虑到 " 内部 " 麻醉和产科团队反应能力的重要性。这些患者应被告知围生期需转诊至三级医疗单位。另外，医院应准备好适合这些患者的特殊设备，例如，更大更坚固的手术台、轮椅、电梯，及长器械、大血压测量袖带、大的正压通气设备等。

在患者临产前，应对其进行充分的病史采集及体格检查。除了患者的心血管及肺部的情况，气道情况也需进行详细的评估，包括子痫前期患者的咽部水肿情况。这一点无论怎么强调都不过分，因为与麻醉相关的产妇死亡中，80% 为肥胖患者，而无法完成气管内插管是其主要原因。由于肥胖患者的体型，保证静脉通道和准确的血压测量也存在难度，因此，使用中心静脉通道和动脉通道在个体案例中非常有帮助。极端肥胖的患者如果进入产程，她的医师可以预先制订一个关于一旦发生需进行剖宫产或出现其他分娩期并发症的情况的方案，以便获得其他手术相关的帮助。

我们应该持续监测母体脉搏血氧及胎心变化。如果由于患者肥胖的体型或者特殊的体位，使得体外胎心、宫缩监测无法持续监测，那么必须放置子宫内压力导管及胎儿头皮电极。我们应特别关注肥胖孕妇的分娩体位，左侧卧位被认为可以增加母体氧合、子宫胎盘血流，可以防止压迫下腔静脉。头、胸部抬高可以防止气道关闭，改善氧合，提高孕妇整体舒适度，肥胖的患者可由此受益。持续的脉搏血氧饱和度监测给产科医师提供了关于产妇血氧饱和度的信息，由此评估产妇缺氧程度及需要提供的氧气量，产妇的目标血氧饱和度是 ≥ 95%。此外，由于在极端肥胖的产妇身上进行体外监测非常困难，因此产妇脉搏血氧监测是胎心监测的一种辅助手段。产程异常并不罕见，我们必须密切监测及处理产程。肥胖的孕妇分娩巨大儿的可能性大，因此，产科医师必须警惕肩难产、产后出血及会阴Ⅳ度裂伤的发生。

　　产程管理中另一个重要的方面是提高肺功能、降低心肌耗氧量。肥胖孕妇的呼吸系统所需做功量约是正常 BMI 孕妇的 3 倍。硬膜外麻醉可降低呼吸系统做功量，提高氧合作用，而且由于疼痛缓解，可以降低儿茶酚胺（提高心脏做功、心输出量的激素）的释放，以上都有好处。也许硬膜外麻醉最重要的作用在于有利于紧急剖宫产的实行，通过已经存在的导管，可以尽快达到手术需要的麻醉水平。研究结果显示，新生儿结局并没有因此受到影响。这是非常重要的，因为从已有的病例来看，大约 6% 需进行剖宫产的产妇在气管插管方面遇到困难。与普通的手术患者相比，孕妇气管插管失败的可能性是其 10 倍，而麻醉导致的产妇死亡中，90% 归因于全身麻醉，这主要是由于胃内容物误吸并发症及气管内插管失败。尽管最近全身麻醉相关的产妇死亡率有所下降，但我们必须注意到，在麻醉相关的产妇死亡中，86% 出现在正在进行剖宫产手术的产妇，这接近全身麻醉产妇的麻醉相关死亡率的 2 倍。所以，文献报道在区域麻醉下进行剖宫产的产妇的死亡率明显降低。由于气管插管操作困难，肥胖孕妇的全身麻醉风险增大，所以，除非存在禁忌证，否则区域麻醉可以作为麻醉方式选择之一。禁忌证包括：凝血障碍、血小板减少、产妇使用抗凝药物、近期使用低分子肝素、血流动力学不稳定、急性出血和进针处感染。随着区域麻醉使用的增加，我们预测与麻醉相关的产妇死亡率会持续下降。已经有研究表明，对于肥胖患者来说，区域麻醉成功定位可能需要多次尝试，这对于紧急情况而言是个比较严峻的问题。因此，在肥胖产妇分娩期，强烈推荐在紧急情况发生前预先做好硬膜外置管定位。肥胖患者区域麻醉也可以减少术后肺部并发症的发生。长效的脊柱或硬膜外麻醉药物经常用于术后镇痛，可减少注射用麻醉药物导致呼吸抑制的风险。另外，使用这种方法的患者可以更早地走动，使血栓栓塞并发症发生的可能性下降。患者背部高高堆积的脂肪层、变形的解剖标志以及患者难以配合摆好体位等因素可能会妨碍麻醉的定位，即使在非紧急情况下，对于麻醉师的技术来说也是一种挑战。

　　由于孕期激素和体格变化及麻醉药物的使用，肥胖孕妇发生胃内容物误吸的可能性较一般患者高。禁食和预防性使用药物都可以降低这种风险。肥胖孕妇产程中应尽量避免进食固体食物，而发生误吸可能性较高的患者应该考虑限制进食，例如极端肥胖、困难气道插管和糖尿病患者。由于酸性胃内容物误吸可能导致严重的肺部损伤，在麻醉诱导开始前（区域／全身麻醉），患者应该接受非颗粒抗酸剂（0.3M 柠檬酸钠 30mL；双枸橼），如果区域麻醉的患者手术时间超过 1 小时，则应重复使用。如果患者发生误吸风险较大，产程中应用 H_2 受体阻滞剂（例如，雷尼替丁 150mg 口服或 50mg 静脉注射）和质子泵抑制剂 [PPI（奥美拉唑）40mg 静脉注射] 可能有助于减少误吸的后遗症。多巴胺拮抗剂（例如胃复安 10mg 缓慢静脉注射）可减少产前的恶心呕吐，从而减少误吸的发生。注射了 H_2 受体阻滞剂后，至少需要 60 分钟来降低胃酸达到"安全的 pH 值"。因此，这些药物应在入院或者产程期间使用，而不是只在紧急情况下。如果肥胖孕妇准备行计划性剖宫产或者引产，应在手术前晚使用雷尼替丁，入院后重复使用，术后或产后适当时间再次使用。

如果行剖宫产术，应联合使用双枸橼及 H_2 受体阻滞剂。这些预防性措施可使 99% 患者的胃酸 pH 值提高至大于 3。我们绝不是在过分强调这些措施的重要性，因为由于胃内容物误吸导致的肺炎和呼吸衰竭是麻醉相关产妇死亡的最重要的单一因素。如果通过评估患者气道情况发现可能出现气管插管困难，考虑清醒插管和使用纤维喉镜则很重要。应准备好困难气管插管的专业设备并经常检查，这可以帮助整个麻醉团队应对无法预料的产科气道突发事件。值得再次强调的是，这些有麻醉并发症高风险的肥胖孕妇在围生期应到麻醉科进行咨询，她们进入产程后应有一次麻醉科会诊。

肥胖产妇发生择期剖宫产和急诊剖宫产的风险升高，肥胖产妇的剖宫产相关围术期并发症加重了这一风险。肥胖产妇进行剖宫产术和发生围术期并发症的风险与 BMI 具有相关性，产妇 BMI 越高，进行剖宫产的可能性越大，其中多数与难产及不容乐观的胎心率有关。肥胖相关风险是这些不良结局的独立因素。肥胖孕妇行剖宫产的风险包括：需行紧急剖宫产、硬膜外麻醉最初定位失败、明显延长的皮肤切口、出血多、血栓栓塞、住院时间长，还有术后发生子宫肌内膜炎和伤口感染的概率升高 10 倍。而且，瘢痕子宫阴道试产 (TOLAC) 成功率似乎与 BMI 值负相关，BMI ≥ 40 的女性瘢痕子宫阴道试产失败率高达 40%。据报道，体重超过 300 磅 (136kg) 的女性瘢痕子宫阴道试产成功率仅为 13%。肥胖产妇发生子宫破裂的风险也较高。由于肥胖产妇在 TOLAC 过程中行紧急剖宫产和发生严重手术及麻醉相关并发症的可能性，她们如果考虑瘢痕子宫阴道分娩 (VBAC)，产科医师需为她们制订包含多方面的个体化方案。

（一）预防性使用抗生素

多种围生期保健方案已经被运用来防止肥胖孕产妇剖宫产相关并发症的发生，这些并发症中最普遍的是感染。预防性使用抗生素被认为是减少术后伤口感染和子宫内膜炎最重要的因素。在减肥手术患者中，术前一次性使用 2g 头孢唑林，其在血清和组织的水平与非肥胖患者使用 Ig 相一致。在这种情况下，加之最近的药代动力学数据显示头孢菌素在肥胖患者身上的药物分布体积和清除率较高，单次大剂量预防性使用抗生素是合理的。

（二）预防血栓栓塞

与阴道分娩相比，剖宫产后产妇发生致死性肺血栓的可能性高达 10 倍。早下床行走（例如术后 12 ～ 24 小时内或更早时间内）可降低血栓并发症的风险，应积极鼓励产妇早下床。我们也推荐术前、完全行走或出院前使用医用弹力袜和气压治疗。所有没有进行血栓预防的剖宫产患者，我们都推荐使用下肢气压治疗。尽管大量有力的前瞻性随机对照研究显示血栓栓塞预防在中 - 高危普通外科、泌尿外科、妇产科围术期减少静脉血栓栓塞方面有明显作用，但仅 3 个试验入组了剖宫产术后患者。无论如何，预防性使用低分子肝素减少血栓栓塞并发症的效果是确切的，特别是对于 BMI 值较高的孕妇，而对于合并其他高危因素（包括：糖尿病、高龄）的孕妇也有好处，使用时可以个体化。母胎医

学学会 (SMFM) 建议对于合并有 1 个或者 2 个或者更多高危因素 (特别是比较严重，例如 BMI > 50) 且需进行剖宫产的孕产妇可预防性使用抗凝药物，包括低分子肝素或者普通肝素 (例如：依诺肝素 40mg qd 或者普通肝素 5000 单位 q12h)。高危因素包括：高龄产妇、BMI > 30、多胎妊娠、吸烟、长期卧床或不动，还有血栓栓塞既往史。疗程不固定，笔者的经验是预防性使用直至完全行走自如为止，如果有其他高危因素 (例如：血栓形成倾向、静脉血栓既往史、BMI > 50、长期制动)，疗程会不同程度延长。尽管硬膜外或脊髓麻醉相关的出血并发症较为罕见，对使用抗凝剂孕产妇的区域麻醉的关注促使美国区域麻醉及疼痛医学学会 (ASRA) 推荐剖宫产术后或硬膜外导管移除后 12 小时 (以更迟的为准) 再使用预防血栓栓塞药物。

(三) 剖宫产

我们必须重视产科医师术前在产妇仰卧于手术台时对产妇进行触诊评估的重要性。关键在于注意解剖标志，关注耻骨联合、脐部、腹壁赘肉的深度和腹壁赘肉悬垂至在耻骨联合下的位置。重要的是在预测子宫位置时不要只依赖脐部，耻骨联合和髂嵴更为可靠，并且能够帮助避免在通过并切断腹壁赘肉的皮肤切口处出现严重并发症。

比切口选择更重要的是适当的患者体位，建议手术台向左倾斜 15°，这样可以防止仰卧位低血压综合征，促进胎儿氧合作用，保证产妇的舒适，减少产妇呼吸困难。适当的患者体位可减少围术期的神经、关节和软组织损伤。一些医师会根据不同患者的高危因素进行个体化处理 (例如，既往腹部手术史、贫血、前置胎盘)，并为这些有更多出血可能的患者进行交叉配血。同时，准备好适合这些患者体积尺寸的设备器械也是必须的。需要长的剪刀、手术刀柄、产钳、手术钳和带有更长手柄的宽牵开器。

由于缺乏随机临床试验，肥胖孕产妇剖宫产的首选皮肤切口尚不明确，因为切口可能影响到术野暴露、娩胎的容易程度、术后疼痛、产妇呼吸用力和伤口并发症。无论如何，研究表明竖切口发生伤口并发症 (以必须再次打开伤口为标准) 的概率较横切口高大约 12 倍。竖切口提供了将肥胖患者尽快开腹的途径，横切口关腹更安全，切断的脂肪更少，术后疼痛较轻。也许采取横切口最重要的原因是，降低了肺不张、血氧不足的风险，减轻了术后疼痛，促使产妇更早下地走动和深呼吸，这对于避免肺部和血栓栓塞并发症来说都很重要。对于低横切口的批评主要是，在一个温暖、潮湿易腐烂的环境里出现一个手术伤口，可能导致感染风险升高、难以暴露术野和难以暴露上腹部。对于肥胖患者而言，建议使用弹性绷带或蒙哥马利贴带固定在手术床的边缘。这样可以让下腹部充分暴露，使位置较低的横切口 (例如，Pfannensteil 切口) 切断的脂肪组织最少。然而有时候，腹壁赘肉太多，以致不能向头部方向移动，而这样做在脂肪层较厚的患者身上会导致明显的心肺功能损害，或者引起收缩，从而使血管翳形成一个垂直的 "墙"，妨碍进入下腹部。在这种情况下，脐周的横切口或者竖切口都可以采用。这在极端肥胖的患者 (> 226kg) 非常适用。这样可较好地暴露术野，而且无需进行腹壁赘肉切除，避免了潜在的心肺功能损害。切口围绕在腹壁赘肉的对擦区域，避免了在"高 Pfarmenstiel 切口"或低竖切口中既厚又水肿的脂肪组织。已证实，实施脐上竖切口、子宫基底部切口后以臀牵引取出胎儿这种方式，与低横切口相比，在病态肥胖的患者中术后并发症概率是相似的。

因为皮下组织中经常见大口径静脉，其解剖过程必须小心翼翼。注意不要过度切开筋膜层。一旦选定某种腹部切口，切口一定要足够大以便娩胎时不会伤害胎儿。部分医师提倡 Joel-Cohen 和 Misgav Ladach 剖宫产手术方式中的手术分离组织，而不倾向于锐性分离。这些方法在肥胖患者中有待进一步研究，但总体而言，对于高危患者，这些方法都值得考虑。

有时在剖宫产中，我们也需要使用胎头吸引术。在剖宫产术中，随着胎先露娩出，宫底压力会在患者腹腔中消散，所以对于娩胎不一定有帮助。

缝合子宫切口可采取普通方法，注意彻底止血。肥胖患者的手术时间更长，出血量更大。有时候，术野不够清晰，这种情况下医师必须注意尖锐的手术器械。针刺伤很常见，由此发生感染的风险升高，可考虑使用钝针。这些缝针在剖宫产中很有效，而且一项研究已经证实了它们的接受程度和有效性。在肥胖患者中使用一种特定的牵拉器 (CA) 可以通过压缩皮下组织深度和机械性地建立一个宽阔的术野来帮助暴露子宫。缝合筋膜层时必须小心谨慎。如果采用竖切口，建议使用 Smead-Jones 或者改良 Smead-Jones 方法缝合。娴熟的横切口筋膜层缝合提供了愈合过程中伤口所需的张力，因此是非常重要的。应使用可吸收或不可吸收缝线来进行简单连续缝合。如果采用可吸收缝线，0 号或 1 号 PDS 线是一个很好的选择。缝合筋膜层时应至少距离切缘 1cm，针距不应大于 1cm，同时应该避免过大的张力以防止皮下组织坏死 (伤口裂开的主要原因)。

当皮下组织至少 2cm 厚时，关闭皮下脂肪层可使随后伤口裂开的可能性减少 33%。由于随机试验结果显示其对伤口并发症发生率无改善作用，因此我们并不推荐在皮下组织放置闭式引流管。

缝合时可采用皮下缝合和无菌皮肤钉，然而，如果要在肥胖患者身上使用皮肤钉，一定要小心不要在切口愈合前移除。一般来说，如果术后第 3 天移除皮肤钉，伤口裂开的可能性较大。目前仍然缺乏在肥胖患者中这两种方法的随机试验，但一般而言，皮下缝合后发生伤口裂开的可能性较低。出院前良好的临床判断和密切的伤口观察可帮助判断哪位患者需要返院，出院后数天，患者需移除皮肤钉。

最后，这些患者出院时都应予以充分的指导，包括伤口感染和裂开、子宫肌内膜炎、血栓栓塞并发症 (深静脉栓塞 DVT 和肺栓塞) 的表现，并且对其合并症或并发症的管理要进行密切随访。

总而言之，对于肥胖孕产妇的管理和保健极具挑战性，同时也充满风险。我们必须重视准备工作，得到足够的手术方面的帮助、有尺寸适合的设备、术前对患者身体状况和病情充分评估和知悉疾病与手术方式的关系，对于获得最好的结果非常重要。医师的建议、干预和对细节的留意，会让高危孕妇获得最好的围生期结局，并减少她们的发病率和死亡率。我们希望，通过努力，我们可以建立一个互信的、紧密的医患关系，在肥胖孕产妇身上构建积极的长期影响。

预防是疾病管理的最佳方法，最后，我们再次强调，恰当地减肥非常重要，无论是改变生活习惯、使用药物或者是进行减肥手术。通过以上方式减肥后，以后妊娠的风险可降低，这些患者在下次妊娠前，建议先达到一个正常的 BMI 值，控制好已经存在的疾病。我们强烈建议预先制定管理方案，这对于患者远期及以后妊娠的健康有巨大的好处。

（四）肥胖孕妇剖宫产注意事项

(1) O：氧气 (OXYGEN)——通过镇痛，倾向于"预防性硬膜外镇痛"，以降低产妇心肌耗氧量。通过分娩或产妇左侧卧位来提高胎儿氧合能力。监测产妇血氧饱和度，必要时供氧。

(2) B：血液 (BLOOD)——失血量较大，产后出血风险较高。如果围生期出现贫血，需保证补铁。如果预计有输血可能性，需对患者进行血型检测及交叉配血。

(3) E：设备 (EQUIPMENT)——确保有可以承受肥胖孕妇体重的设备：手术台、马桶、轮椅。确保手术设备大小合适。Alexis 牵引器可提供很好的术野暴露。

(4) S：工作人员 (STAFF)——工作人员必须进行足够的恰当训练。受过纤维气管镜辅助插管训练的麻醉师很重要。全体工作人员都应该有同情心和娴熟的临床技术。

(5) I：气管插管风险 (INTUBATION RISK)——失败的气管插管是产妇死亡的原因之一，特别是对于肥胖产妇。"预防性硬膜外置管"可减少这种风险，在临床中强烈推荐，同时需在术前采取措施降低胃酸 pH 值。

(6) T：预防血栓 (THROMBOPROPHYLAXIS)一妊娠是发生致命性深静脉血栓的高危因素。额外的因素包括剖宫产和肥胖。须采取措施防止这种并发症的发生。术前应统一使用气压治疗，也可以个性化使用肝素。

(7) Y：自信心 (YES WE CAN!)——尽管肥胖孕妇的保健与管理面临着各种各样的挑战，特别是对极端肥胖的孕妇施行剖宫产所产生的手术相关的巨大困难，但积极的态度、良好的医患沟通、小心谨慎的准备工作和持续的教育培训都会对这些高危现象产生积极的影响。

第三节　羊水栓塞

羊水栓塞 (AFE) 是在产程中或产后短时间内发生的一种严重并发症。羊水栓塞的临床症状各异，常表现为在出现气短及精神状态改变之后，突然出现心血管衰竭、弥散性血管内凝血 (DIC) 及孕妇死亡。1926 年，巴西医学杂志报道了首例羊水栓塞年两位研究人员通过解剖一位突然死亡孕妇的尸体，在肺血管中找到属于胎儿的黏蛋白及鳞状细胞成分，证实羊水栓塞是一种综合征。迄今为止，已有超过 1000 项相关研究，包括病例报道、系列研究等，试图解释这一产科并发症的病因学、高危因素及发病机制。

关于羊水栓塞的发病率 (包括死亡及存活的病例)，美国报道为 1∶12953 次分娩，英国为 1∶50000 次分娩。羊水栓塞的确切发生率和死亡率往往被以下因素混淆：①不同报道对羊水栓塞的定义不同。②羊水栓塞的症状与体征被其他产科并发症所掩盖，例如产后出血导致的失血性休克。③羊水栓塞的诊断缺乏金标准。④羊水栓塞的诊断在很大程度上是排他性诊断。⑤许多基于人群的研究是根据患者出院时的诊断代码而不是根据其医疗记录来确定羊水栓塞的诊断。

同样，所报道的羊水栓塞孕产妇死亡率的差异也很大。美国国家注册局报道的发生于 20 世纪 80 年代末 90 年代初的 46 例羊水栓塞患者中，孕产妇死亡率达 61%，幸存者中只有 15% 未发生神经系统后遗症。近年来，许多基于人群的研究指出，羊水栓塞的病死率较之前下降。生存率的提高在一定程度上反映了美国总体及专业医疗水平的提升，但是羊水栓塞仍然是导致美国孕产妇死亡的第一位原因。若羊水栓塞发生在分娩前，则胎儿的预后很差。美国国家注册局的报告指出，尽管胎儿的存活率接近 40%，但仍有超过一半的新生儿将会出现远期神经系统发育异常。如孕产妇死亡率一样，过去数十年羊水栓塞的围产儿死亡率也有所改善。

虽然美国国家注册局的研究没有找到任何可预测羊水栓塞发生的关于人口学特征方面的危险因素，但研究指出 70% 的羊水栓塞发生于分娩期间，19% 发生于剖宫产期间，还有 11% 是在阴道分娩后短时间内发生。其他研究则发现，当剖宫产率在 20% ～ 60% 时，剖宫产患者的羊水栓塞发生率增加。其中约 50% 的患者会出现胎儿窘迫，提示羊水栓塞及与之相关的组织缺氧发生于剖宫产之前。78% 的羊水栓塞患者存在胎膜破裂病史，11% 的羊水栓塞是在人工破膜后 3 分钟内发生。另一研究发现，母亲的年龄 (平均年龄 33 岁) 及多产 (平均产次 2.6 次) 与羊水栓塞的发生相关。对于多胎妊娠是否与羊水栓塞的发生相关，目前仍有争议。美国国家注册局的资料显示，双胎妊娠的羊水栓塞发生率没有增加，但是一项回顾性研究指出双胎妊娠的发生率大约升高了 3 倍。一些研究指出，引产会增加羊水栓塞发生的概率。但另一些研究则认为两者无关这两者之间是否存在因果关系仍不清楚，不过由于绝对风险的增加，临床上要有指征才进行引产。

一、病因学及发病机制

目前羊水栓塞的发病机制仍不清楚。最早，研究者通过解剖突然死亡产妇的尸体，发现肺组织中的羊水成分并描述了其组织学表现。随后有文献报道，在死亡和抢救成功的羊水栓塞患者的血液循环中也发现了羊水成分，因此可以推测，羊水栓塞是由于羊水成分进入母体血液循环，引起肺循环血管的机械性阻塞，最终导致肺源性心脏病的发生。然而，研究人员在一些未发生羊水栓塞 (无临床症状证据的支持) 的产妇血液中也找到了羊水成分。此外，并非所有有典型羊水栓塞表现的患者的中心静脉血或肺组织内都可以找到羊水成分。

羊水中含有各种胎儿成分 (如鳞状上皮细胞、胎毛、胎脂和黏液) 以及其他可以诱发血管活性和促凝作用的成分 (如前列腺素、血小板激活因子等)。羊水栓塞可能的发病机制包括羊水中的促凝血物质和血管活性物质直接作用于母体循环。Romero 等对两例羊水栓塞患者的研究发现，患者血浆 TNF-α 明显升高，并早于临床羊水栓塞的发生，从而推测感染 / 脓毒症也是羊水栓塞的病因之一。也有学者对羊水中不同物质进行实验室检查分析，或对可能涉及其病理生理过程的物质 (粪卟啉锌、唾液酰 Th 抗原、血清类胰蛋白酶、补体 C3 和 C4) 进行研究，但是迄今为止，仍未发现较可靠的可以预测羊水栓塞发生或可确诊羊水栓塞的指标。

二、临床表现

尽管典型的羊水栓塞发生于产程中或产后短时间内，但也有极少数病例发生于妊娠终止、经腹羊膜腔穿刺术、经腹羊膜腔灌注术及外伤后 PA。羊水栓塞典型的临床表现包括呼吸窘迫、精神状态改变、严重低血压、凝血功能障碍甚至死亡。既往研究描述羊水栓塞的基本症状是呼吸窘迫，然而其他一些研究发现，在分娩前发生的羊水栓塞最常见的首发症状是精神状态改变。美国国家注册局的报告指出，癫痫或癫痫样表现是最常见的羊水栓塞首发症状 (30%)，其他常见症状包括呼吸困难 (27%)，致命性的心动过缓 (17%) 和低血压 (13%)。从发病到病情恶化、衰竭之间的时间间隔差异很大，从几乎立即发生至超过 4 小时。羊水栓塞的其他症状和体征还包括恶心、呕吐、发热、寒颤和头痛。

心血管系统的改变是羊水栓塞的临床特征性表现之一。根据美国国家注册局的资料，所有羊水栓塞患者都会出现低血压大部分患者 (93%) 有一定程度的肺水肿或急性呼吸窘迫综合征，并伴有组织缺氧。对于这些表现可能的解释是，羊水成分进入母体的肺血管中引起了严重的支气管痉挛。但研究发现，只有 15% 的羊水栓塞患者有支气管痉挛。研究人员采用经食管超声心动图和肺血管导管插入法进行研究发现，羊水栓塞患者肺动脉压短暂升高，同时伴随左心室功能不全。这证实了肺部病变与心源性休克所引起的病变相同。也有报道指出，单纯右心室功能不全与身体右侧高血压和三尖瓣反流有关。研究人员对早期羊水栓塞患者采用经食管超声心动图检查发现，由于右心室扩大与室间隔的偏移使左心室充盈受损，导致左心衰竭。现有证据显示，羊水栓塞患者首先出现的血流动力学改变是肺血管阻力增加，右心衰竭，最后出现左心功能不全。表 6-8 显示羊水栓塞发生后使用肺血管导管进行血流动力学检查的结果。心肌缺氧可能与心输出量减少、心室充盈受损，以及继发的冠状动脉灌注减低有关。如前所述，由于心源性或阻塞性因素，血管收缩之后往往伴随着严重的低血压和休克。患者在度过羊水栓塞的初期后，其组织缺氧更多是与非心源性的休克有关，同时，肺毛细血管通透性增加，体液渗漏严重导致肺水肿和供氧下降。

弥散性血管内凝血 (DIC) 是羊水栓塞的另一个特征性表现，在羊水栓塞患者治疗过程中常常伴有弥散性血管内凝血。根据美国国家注册局的资料，不管羊水栓塞的患者采用何种分娩方式，83% 的患者会出现 DIC 的临床症状和实验室证据。DIC 出现的时间因人而异，50% 的患者出现于发病 4 小时内，但通常在发病后 20 ～ 30 分钟内出现。羊水中的凝血因子有可能激活凝血级联反应。在美国的资料中，即使有适当的抢救措施，仍有75% 的羊水栓塞患者出现出血，最后死于单纯的凝血功能障碍。

表 6-8　非孕期妇女、正常孕晚期妇及羊水栓塞患者的血流动力学指数（平均值 ±30)

	MPAP(mmHg)	PCWP(mmHg)	PVR[dynes/(s·cm^{-5})]	LVSWI[gm/(m·M^2)]
非孕期 (n = 10)	11.9±2.0[a]	6.3±2.1[b]	119±47[b]	41±8[b]
正常孕晚期 (n = 10)	12.5±2.0[a]	7.5±1.8[b]	78±22[b]	48±6[b]
羊水栓塞 (n = 10)	26.2±15.7[c]	18.9±9.2[c]	176±72[c]	26±19[c]

LVSWI，左心室每搏作功指数；MPAP，平均肺动脉压；PCWP，肺毛细血管楔压；PVR，肺血管阻力。

[a]Steven L.Clark(未发表数据)。

[b]Clark SL，Cotton DB，LeeW，etal.Central hemodynamic assessment of normal term pregnancy.Am J Obstet Gynecol.1989；161：1439-1442.

[c]Clark SL，Cotton DB，Gonik B，etal.Central hemodynamic alterations in amniotic fluid embolism.Am J Obstet Gynecol.1988；158：1124-1126；and unpublished data from the National AFER egistry.

由于羊水栓塞的症状与其他疾病有许多相似之处，做好鉴别诊断十分重要。羊水栓塞的鉴别诊断见表 6-9。

三、治疗

羊水栓塞的治疗目的是改善急性多系统功能不全，保护脏器功能。最初的诊断性检测也要考虑羊水栓塞的鉴别诊断。怀疑有羊水栓塞的患者进行初步诊断所需的检验项目见表 6-10。对于羊水栓塞患者，无论有无出血这一临床表现，医师都应预计到有大出血或 DIC 的可能，应迅速预约血制品。心肌酶有可能升高，动脉血气分析会显示低血氧，超声心动图可能显示心动过速，有可能出现右心室劳损。胸片上可能出现非特殊性斑点增多，经食管超声心动图将会显示严重肺动脉高压、急性右心衰竭和室间隔偏移。

表 6-9　羊水栓塞患者的鉴别诊断

肺血栓形成
输液反应
出血
空气栓塞
过敏性反应
高位脊髓麻醉
胎盘早剥
围生期心肌病
子痫
心肌梗死
感染性休克
子宫破裂

　　羊水栓塞的基本治疗目标是迅速维持心肺功能稳定，防止组织缺氧，维持血管灌注。这可能需要气管插管使血氧饱和度达到 90% 或以上。对于低血压的治疗则是首先给予晶体液维持血管灌注，保持血压稳定。对于有顽固性低血压的患者则在必要时使用血管收缩剂进行升压治疗，如多巴胺和去甲肾上腺素。中央监测心血管功能对治疗有帮助。

　　87% 的羊水栓塞患者会发生心搏骤停，40% 是在发病后的 5 分钟内出现。最常见的心脏节律障碍是心脏的电机械分离，其次是心动过缓、心动过速或房颤，需要使用正性肌力药物改善心脏功能。对于这类患者，应马上应用所有对心脏有保护作用的保守性（非手术）疗法，例如复苏的药物，不要拖延。在对孕妇进行胸外按压前，孕妇应取左侧卧位，避免增大的子宫压迫下腔静脉。对于心搏停止或出现恶性心律失常超过 4 分钟的患者，要考虑采取古典式剖宫产分娩。对于这类患者，剖宫产不会对新生儿的预后有不良影响。因为即使对心搏骤停的孕妇进行正确的心肺复苏（非常困难），也只能提供最大相当于正常心输出量 30% 的血量。在这种情况下，人体将会自发地减少直接供应子宫和其他内脏的血流比例（以维持心脑的供应），因此在母体心搏骤停后胎儿将出现严重的组织缺氧。对于妊娠期妇女心肺复苏的 ABC 标准需要修改，增加一条：第四条，分娩。

表 6-10　对怀疑有羊水栓塞的患者进行初步诊断所需的检验项目

实验室	其他
全血细胞计数和血小板	胸片
动脉血气分析	12 导联心电图
血电解质	超声心动图
心酶	
血型和抗体筛查	
凝血功能 (PT、INT、PTT、纤维蛋白原)	

当羊水栓塞发生在分娩前，围生儿死亡的可能性明显增加。存活的新生儿出现远期神经系统发育缺陷的风险也大大增加。孕妇出现心搏骤停至胎儿娩出的时间间隔的长短直接影响新生儿的结局。新生儿在母体心搏骤停后 5 分钟内娩出，远期后遗症的发生率将会大大下降。但是若时间超过 5 分钟，也并不意味着要放弃娩出胎儿，仍应尽力抢救。

对于血流动力学不稳定，但没有发生心搏骤停的孕产妇来说，则应更多考虑母体而不是胎儿的利益，是否要给一个生命体征不稳定的孕妇进行手术 (剖宫产) 是很难决定的，需要个性化处理。然而，若不得不做出决定，则应遵循母亲利益优先于胎儿的原则。

有文献报道将选择性动脉栓塞术应用于羊水栓塞患者的治疗，但其有效性仍未得到证实。也有病例报道采用重组Ⅵ因子治疗羊水栓塞的严重凝血功能障碍 (使用常规血液制品无效)。此外，还有采用持续血液滤过、体外膜肺及主动脉球囊反搏术治疗羊水栓塞的病例报道。在一个病例报道中，研究人员使用经食管超声心动图，发现心肺分流术可以解决羊水栓塞所引发的肺血管严重收缩和肺心病等相关问题。还有一例采用一氧化氮治疗羊水栓塞的病例报道。但是，上述这些方法治疗羊水栓塞的疗效仍不确切。

羊水栓塞的孕产妇死亡率很高。在英国，超过 75% 的羊水栓塞存活者需要在 ICU 进一步治疗，平均 ICU 入住 5 天及输注血制品 34 单位。在美国，只有 15% 的存活者在经历心搏骤停后未出现远期神经系统的后遗症。其他后遗症包括肝脏血肿、肾衰竭、多器官衰竭和缺血性脑病。目前，由于疾病的早期发现和包括多学科合作的救治措施的改进，羊水栓塞总体的发病率和孕产妇死亡率有所下降。通过对英国羊水栓塞病例报道的研究发现，发生羊水栓塞后存活的患者，在其症状出现和获得治疗之间的时间窗明显缩短 (42 分钟比 108 分钟)。

还有一些关于发生羊水栓塞后继续妊娠成功的个案报道，但是没有羊水栓塞复发的相关报道。尽管目前资料有限，但没有证据显示发生过羊水栓塞的患者再次妊娠有发生羊水栓塞的风险。

四、总结

尽管目前对羊水栓塞的研究有许多新进展,但是其病因及病理生理过程仍不清楚。因此,目前羊水栓塞仍没有诊断的"金标准"和特别有效的治疗方法。羊水栓塞仍是排他性诊断,主要依靠临床评估和判断。理想的治疗手段是对羊水栓塞这一复杂的产科并发症的每一个临床特征性表现进行迅速的评估及有效干预。由于羊水栓塞的发生不可预测,是罕见事件,因此任何一家产科医疗机构单独进行研究并不实际。进一步对羊水栓塞的研究应该作为国家级项目,依靠团队合作进行,例如英国的产科监测系统 (https://www.npeu.ox.acuk/ukoss) 和非营利机构,例如羊水栓塞基金会 (https://www.afesupport.org),该基金会最近与贝勒医学院成为伙伴关系,展开合作。

第四节　孕产妇脓毒症

脓毒症、严重脓毒症和感染性休克是感染引起的一系列全身性反应。在北美洲,脓毒症是重症监护病房中的主要死亡原因,是 10% 孕产妇死亡的直接原因。多数脓毒症患者的死亡原因是多器官功能障碍综合征 (MODS),其为脓毒症的终末阶段。因妊娠与感染性疾病,如肾盂肾炎、绒毛膜羊膜炎、子宫内膜炎、伤口感染、坏死性筋膜炎和胆囊炎等之间的关系,产科患者易受脓毒症的攻击。高达 4% 的菌血症患者会出现感染性休克,而 40%～60% 的感染性休克者患有菌血症。菌血症与脓毒症的关系也受其他因素影响,如免疫抑制和相关的医疗状况。革兰阴性需氧菌曾被认为是脓毒症的主要病原体,然而,近年来脓毒症患者的革兰阳性菌感染率逐渐上升,与革兰阴性菌的感染率相当。

一、定义

脓毒症是指由感染引起的全身炎症反应综合征 (SIRS)。若合并器官功能障碍,则称为严重脓毒症。感染性休克由脓毒症所致,经补液(血管升压药)仍无法纠正的低血压(收缩压 < 90mmHg,平均动脉压 < 70mmHg,或较基础血压下降 > 40mmHg)。脓毒症导致的组织低灌注是指感染引起的低血压、乳酸升高($\geqslant$ 4mmol/L)或少尿 [尽管予以足够的液体复苏,仍至少有 2 小时尿量 < 0.5mL/(kg·d)]。

二、病因

有学说认为,脓毒症是继发于感染的不受控制的炎症反应。这个假说是基于动物实验以及人类免疫反应的检测,包括细胞因子水平。但在临床试验中使用抗生素并不能减少死亡率,而且严重受损的免疫系统也无法抵御感染。脓毒症患者的免疫反应可能是双相的，在最初的反应后是抗感染相。脓毒症患者的心血管表现是周围血管张力和心功能改变的结果。使用平滑肌松弛剂如一氧化氮引起血管张力下降，同时影响动静脉系统。微血管的变化，如内皮细胞肿胀、纤维蛋白沉积和循环细胞的聚集均能导致脓毒症患者的血流异常。心输出量依赖于患者的心室内容量。感染性休克的早期，心输出量因低血容量和低心脏充盈量而减少。补液后心输出量可增加。感染性休克的患者常有心功能不全，并影响左右心室。许多细胞因子，如一氧化氮，都是心肌的抑制因子。

三、诊断

妊娠者脓毒症的体征和症状不如非妊娠者明显，因此不易诊断。某些临床表现可能与正常的妊娠一致，如心动过速、呼吸过快、白细胞增多症和血小板减少症；而有些表现则相反，如体温低和白细胞减少。少尿 [经足量的液体复苏后，仍至少有 2 小时尿量 < 0.5mL/(kg·h)] 和血清肌酐升高 (升高 > 0.5mg/dL) 有时会被误诊为子痫前期或低血容量。其他的体征和症状为呕吐、腹泻、斑丘疹和精神改变。早期识别和治疗需要有高度的警惕性。对可疑感染并伴有任何上述症状的患者应考虑为脓毒症。

四、治疗

脓毒症患者的一般治疗原则见表 6-11。下面主要讨论脓毒症，尤其是感染性休克的治疗总原则。每一项细节 (中心血流动力学的监测、药理学、胎儿情况等) 将于后续章节中详细阐述。大量研究表明，遵照指南早期识别和管理脓毒症能改善结局。

在进行初始评估时，应对孕产妇常见的感染来源进行筛查。行胸部 X 线片检查以除外肺炎，行盆腹腔 CT 或 MRI 探查是否有脓肿、子宫肌层坏死和子宫积脓，行羊膜腔穿刺以除外羊膜腔感染。感染的诊断依赖于临床征象和找到感染原。经放射检查确诊后，应按指南抽出或吸出标本，进行革兰菌和真菌的染色和培养。化脓的伤口或弥散性蜂窝织炎应用棉签快速刷取标本送培养。若怀疑污染伤口合并感染，在培养结果回报前先考虑厌氧菌感染。当有发热或寒颤时，应在使用抗生素前尽快抽取血培养送检。使用70% 异丙醇或含碘溶液擦拭皮肤两遍后，穿刺获取新鲜静脉血培养。每个培养瓶需10 ～ 30mL 血液，若血液不足，则优先供给需氧培养瓶。进行培养瓶接种前，应更换静脉穿刺针头。可疑菌血症患者应行 2 ～ 3 次血液培养。重症患者脓毒症的来源常常是医源性的，如中心静脉导管 (CVC)、留置尿管或使用呼吸机引起。应遵照特定的技术和操作来进行这些感染原的培养。包括从 CVC 中抽取血液进行培养、CVC 末端的定量培养和CVC 穿刺部位的培养。从气管内获取的分泌物标本应进行革兰染色和细菌真菌培养。大于 10mm 的胸腔积液应抽液、培养并行革兰和真菌染色。除非有禁忌证，否则对可疑呼吸机相关肺炎者应进行支气管镜检查。不推荐住院患者常规进行假丝酵母菌的筛查。在脓毒症患者中，重症患者更常见侵入性真菌感染。假丝酵母菌感染的脓毒症患者应进行两个以上不同部位的血培养。

表 6-11 脓毒症的一般治疗原则

- 广谱抗生素

- 根据中心静脉压或肺动脉导管，计算补液量

- 使用血液制品 (贫血、DIC)

- 血管收缩药和强心药

- 去除感染源

- 呼吸通气支持

- 支持治疗 (预防深静脉血栓形成、营养支持、预防应激性溃疡、血液滤过)

- 免疫治疗

- 终止妊娠作为最后手段 (非绒毛膜羊膜炎)

最初几个小时的治疗对脓毒症患者至关重要，尤其是组织低灌注者。产科医师应警惕合并感染的孕产妇进展成脓毒症的可能。若怀疑脓毒症，应尽快进行治疗和复苏，不要延误至患者病情加重。因此，产科医师应熟练掌握脓毒症的早期识别和管理。尽早使用抗生素能减少脓毒症患者的患病率和死亡率。起始治疗应经验性使用广谱抗生素。对于妊娠合并的感染，青霉素、氨基糖苷类联用针对厌氧菌的克林霉素或甲硝唑能覆盖大部分病原体。碳青霉烯类、三代或四代头孢菌素可用于非中性粒细胞缺乏的患者。氨曲南和氟喹诺酮类抗革兰阳性菌活性不强，因此并不推荐用于最初的经验性治疗。万古霉素应用于疑有耐甲氧西林葡萄球菌感染者 (导管相关感染或耐甲氧西林葡萄球菌为优势菌的病灶)。抗真菌药不常规应用于经验性治疗。当机体有免疫抑制或其他易导致真菌感染的情况时，可导致最初的刺激反应，应考虑两性霉素或等效的抗生素。氟康唑与两性霉素 B 具有相同作用，对非中性粒细胞缺乏者毒性小。两性霉素 B 在药敏试验确诊前应作为中性粒细胞缺乏的脓毒症患者的一线治疗用药。在最初和后续治疗的抗生素选择中，应考虑患者过敏史、肝肾功能、培养结果和院内或社区的特定微生物药敏试验。培养结果可能有假阳性或假阴性，因此有些病原体可能未被检出。产科有潜在多重感染的患者更需警惕。

血流动力学支持是脓毒症管理的核心组成部分，目的是重建组织灌注和恢复细胞代谢。容量治疗，通常仅补液就足以逆转低血压，重建血流动力学的稳定和改善氧气的运输。容量治疗应根据血压 (维持收缩压至少在 90mmHg，或平均动脉在 60 ～ 65mmHg 之间)、心率、尿量 ≥ 0.5mL/(kg·h) 进行调整。开始时应快速输液，速度至少为 30mL/kg，推荐在 5 ～ 15 分钟内输注 250 ～ 1000mL 晶体液。严重脓毒症或感染性休克的液体复苏不应使用羟乙基淀粉。对于需补充大量晶体液的严重脓毒症或感染性休克患者，可使用白蛋白。妊娠期渗透压下降，而营养不良或子痫前期的患者更明显。脓毒症患者的毛细血管渗出倾向和妊娠相关的渗透压下降使得妊娠期或产褥期女性发生肺水肿概率升高。起始的液

体输注量可根据患者的血管内容量状态（最初的液体补充和丢失）、血管内渗透压（营养状态、可致渗透压下降的疾病等）和肺功能的检查（氧饱和度、肺部听诊等）来决定。若治疗后仍有持续低血压，应根据中心静脉压(CVP，维持在 8 ～ 12mmHg) 或肺毛细血管楔压 (维持在 12 ～ 16mmHg) 做进一步的扩容治疗。某些情况下 CVP 不能完全反映左心室收缩末压（如子痫前期），或 CVP 升高时，肺毛细血管楔压可能更适于指导扩容治疗。若有中心监测的指征，放置导管监测上腔静脉或混合静脉血的氧合血红蛋白饱和度有益于指导后续的治疗。全身氧气的运输依赖于心输出量及血液的携氧能力。心输出量的增加与血管扩容的程度成正比，通过增加血红蛋白含量可提升携氧能力。脓毒症患者的血红蛋白浓度推荐维持在 9 ～ 10mg/dL。

当液体和红细胞替代疗法无法重建适宜的器官灌注时，需使用血管收缩剂。不同血管收缩剂的选择根据心脏和外周血管之间的平衡决定。多巴胺和肾上腺素比去甲肾上腺素和苯肾上腺素更易增加心率，多巴胺和去甲肾上腺素升高血压和心脏指数。总的来说，去甲肾上腺素是最优的血管收缩剂，与其他血管收缩剂相比更少导致心动过速，不干扰下丘脑垂体轴。在感染性休克中，去甲肾上腺素比多巴胺更有效，可增加心输出量、肾血流和尿量。当需要额外的血压维持时，可添加肾上腺素或作为去甲肾上腺素的有效替代。接受血管收缩剂治疗的患者应开放动脉通道。尽管脓毒症对心功能有负性作用，但多数患者在接受伴或不伴去甲肾上腺素的血管扩容后能增加心输出量。若心输出量持续低于正常值或下降，则需要强心剂，而多巴酚丁胺是最适当的选择 [起始 2.5μg/(kg·min)，每 30 分钟增加 2.5μg/(kg·min) 以达到心指数 3 或以上]。若存在低血压，多巴酚丁胺应联合血管收缩剂去甲肾上腺素。最后，在使用高剂量血管收缩剂和强心药的情况下，若仍有器官灌注不良，应添加血管升压素，剂量限制于 0.01 ～ 0.04U/min 以防止内脏、冠状动脉缺血或心输出量的降低。不推荐常规行静脉碳酸氢盐治疗酸中毒和超常氧运输（增加的氧运输高于正常）。最初几个小时的治疗对预后影响很大，因此，识别感染患者发生感染性休克对积极和及时的心血管管理十分重要。在最初的 6 小时，复苏的目标是维持 CVP 在 8 ～ 12mmHg，平均动脉压大于或等于 65mmHg，尿量大于或等于 0.5mL/(kg·h)，上腔静脉血氧饱和度 70% 或混合静脉血氧饱和度 65%。在乳酸升高的孕产妇中，纠正上述失衡是另一种改善组织灌注的重要方法。

应在患者状况允许的情况下尽早排除感染源。若为伤口感染或筋膜炎，则有指征进行感染和失活组织的清创术。子宫超声能确定是否有残余物的存在及是否需要刮宫。若经 CT 或 MRI 检查发现界限清晰和易处理的腹腔或盆腔内脓肿，可先经皮引流，一可明确治疗，二可暂时性改善患者情况，为腹腔镜检查作准备。对于界限不清晰、需要清除坏死组织和经皮引流失败的，应考虑腹腔镜探查。放射科医师应警惕产褥期患者子宫肌层坏死的可能，可通过 CT 或 MRI 发现，须行子宫切除。妊娠合并脓毒症的患者，若未发现明显的感染来源，需行羊膜腔穿刺以排除绒毛膜羊膜炎。通过羊水葡萄糖浓度和革兰染色，若确定为羊膜腔内感染，需终止妊娠。因妊娠和产后女性有发生胆囊炎的倾向，需排除胆囊炎，若有胆囊炎则行胆囊切除术。同样，肾盂肾炎与尿路梗阻相关，应行输尿管支架和引流。

严重脓毒症或感染性休克的患者应尽早行气管插管和机械通气，避免无创正压通气。机械通气的指征是呼吸急促 (呼吸频率＞ 40 次 /min)、呼吸肌衰竭 (使用呼吸辅助肌)、精神状态改变和吸氧情况下严重的低氧血症。在一些复杂病例中，少数措施如减少潮气量 (标准体重 6mL/kg 维持呼气末峰压＜ 30cmH_2O) 和采取俯卧位能改善高碳酸血症。

在重症患者的治疗中，部分为支持疗法，尤其是产科脓毒症患者，如静脉血栓栓塞的预防、营养支持、应激性溃疡的预防和肾功能不全的血液滤过。脓毒症和妊娠均为血栓栓塞的高危因素，故需预防深静脉血栓的形成。可使用小剂量普通肝素 (5000U 3 次 / 天) 或低分子肝素，必要时可加用间歇充气加压装置。若患者有肝素禁忌证 (凝血功能异常、活动性出血、过敏)，可改用物理措施预防。推荐给予脓毒症患者营养支持。这部分在其他章节会作更详细的介绍。总之，首选口服或肠内营养，肠外营养为第二选择。美国胸科医师协会和美国肠内肠外营养协会对脓毒症患者给予特定的建议。最近倾向第一周给予低卡路里的营养支持 (如，500kcal/d)。大量重症患者的临床试验证实，使用抗酸剂如硫糖铝或 H_2 受体拮抗剂有益于预防应激性胃溃疡出血。严重脓毒症患者，若血小板计数≤ 10000/mm^3 而无明显出血，或≤ 20000/mm^3 而有明显的出血征象时，应预防性输注血小板。

近年来，某些辅助治疗兴起又衰落，而有些尚处于试验阶段。可的松目前被认为是最好的免疫治疗药物。可的松可应用于难治的感染性休克，但不能用于不伴休克或轻度休克的脓毒症患者。若液体复苏和血管收缩剂未能重建血流动力学的稳定性，可添加氢化可的松 200mg/d。现在不推荐强化胰岛素治疗以维持血糖在 80 ～ 100mg/dL，目前推荐的目标血糖值，高值≤ 180mg/dL，低值为不至低血糖。每 1 ～ 2 小时监测血糖，而当连续 2 次血糖值高于 180mg/dL 时需开始胰岛素治疗。治疗过程应避免高血糖 (＞ 180mg/dL)、低血糖和血糖大幅波动。脓毒症患者的末梢血糖值可能不能反应循环血糖的水平。粒细胞集落刺激因子不应用于非粒细胞缺乏的患者，无肾功能不全指征不应使用血液滤过。其他如丙泊酚、前列腺素、己酮可可碱、N- 乙酰半胱氨酸、硒、抗凝血酶III、免疫球蛋白和生长激素等若无研究表明有明显益处则不应用于脓毒症患者。一项回顾性分析指出，无足够证据支持脓毒症患者使用重组活性蛋白 C(rhAPC)，且其已撤出市场。

重症脓毒症对妊娠的影响将在其他章节讨论。妊娠合并脓毒症患者存在子宫胎盘供血不足和早产的风险。根据孕周和患者的意愿决定是否予持续性胎心监测和 (或) 安胎治疗。可疑的胎心率曲线和频繁宫缩可通过纠正孕妇的低氧血症和短期的酸中毒而改善。孕妇长期低氧血症和酸中毒可能导致永久性胎儿损害或发动产程分娩。若无绒毛膜羊膜炎、临产、胎儿窘迫，应基于孕周和患者状况决定是否终止妊娠。若经积极治疗，患者的呼吸和心血管功能仍持续恶化，孕 28 周后可通过降低妊娠子宫压力而提高静脉回流和肺容量。

第五节　创伤与妊娠

一、流行病学

创伤是导致母胎发病及死亡的主要原因之一。孕期创伤发病率估计为 3% ~ 8%。2002 年，在美国有 16982 名创伤孕妇，每 1000 例分娩中存在 4.1 例。然而，更多的妇女寻求创伤护理而不是住院治疗。一项研究显示，2001—2005 年间，295 名创伤孕妇有52% 被送到急诊处理，只有 18% 得到创伤治疗服务 % 另一项研究显示，2002—2003 年间，在马萨诸塞州，1/7 妇女寻求创伤护理，在一些其他群体中，这个比例高达 1/4 美国大学外科创伤数据中心 (NTDB) 分析显示，与非孕妇女比较，受伤孕妇趋向年轻化、非严重的创伤更常见于黑人和西班牙裔。20% 怀孕患者检查发现呈药物和酒精阳性，其中 1/3 在机动车事故中 (MVC) 不使用安全带。其他研究也同样表明，创伤更多发生在只有公共医疗保险、未完成高中教育、药物滥用及缺少安全监管的青少年和黑人妇女中。

(一) 创伤的类型

通常孕期创伤类型包括车祸 (48%)、摔伤 (25%) 和袭击 (17%)。蓄意创伤 (谋杀 / 自杀)、枪伤、烧伤和中毒所致的略少于 5%。关于腹部创伤，一项大中心报道显示 91% 是钝挫伤，9% 是刺入伤。

1. 车祸

孕期创伤至少有 2/3 来自车祸，这个事实并不奇怪，因为在 1975—2001 年，生育年龄的妇女每年平均驾驶距离从 3721 英里 (5988km) 增长到 8258 英里 (13290km)。一项对427 例孕妇遭遇车祸的研究显示，孕妇年龄与未怀孕妇女相似，且病例分布于孕期的各个阶段。70% 遭遇车祸的孕妇是司机，其中 14% 没有系安全带，这个比例与未怀孕妇女是比较相似的。孕妇平均创伤严重程度相对较低，但是孕妇的伤情更可能出现转移。孕妇车祸后送往医院被认为可能有导致不良妊娠结局的风险，但是最近的数据表明，即使孕妇在轻微的碰撞后这种风险也会有所上升。

2. 跌倒损伤

妊娠早期姿势相对稳定，妊娠中晚期和产后 6 ~ 8 周都将出现姿势不稳定的情况。一项关于静息平衡姿势的研究指出，25% 的孕妇在怀孕后的前 3 个月都有跌倒的情况，对照组上一年度均没有跌倒情况。生物力学的研究确认，怀孕晚期姿势摇摆幅度增加，站立时双腿宽度增加，平衡感降低。孕妇因跌倒被送往医院的概率是普通人的 2.3 倍。一份报道对比了 693 例因跌倒损伤而送去医院的孕妇与 2079 例对照组孕妇，因跌倒而送医的发生概率是 49/100000，其中，79% 发生在妊娠晚期，11% 和 9% 分别发生在妊娠中期与妊娠初期。骨折是最常见的损伤 (47%)，通常涉及下肢，与此同时，18% 伴有挫伤，

17% 伴有扭伤。大多数由跌倒而引发的创伤是轻微的。尽管如此，孕妇跌倒导致早产的风险相对于未发生意外的孕妇达到 4 倍，发生胎盘早剥的风险达到 8 倍。

3. 人身侵犯 / 亲密伴侣暴力

与大众的认知相反，孕期的亲密伴侣暴力 (IVP) 并不罕见，而且在各个社会经济阶层都有发生。孕期的人身侵犯涉及身体的各个部分。约有 15% ~ 25% 的妇女在诊所接受产前护理的时候表达了亲密伴侣暴力的情况。青春期的少女似乎在孕前或怀孕的过程中更容易有这方面的危险。白人亲密伴侣暴力的发生概率高于黑人和拉丁人，但是黑人被谋杀的危险更高。酗酒和药物滥用对行凶者和受害者在亲密伴侣暴力的过程中都扮演着重要的角色。总的来说，IVP 受害者往往倾向于不接受产前保健或比较晚接受产前保健。事实上，亲密伴侣暴力是妇女选择终止妊娠的最普遍原因。孕期 IVP 往往与各种不良结局有关。妊娠风险评估监测系统 (PRAMS) 对美国 26 个州，118579 名孕妇进行调研的数据显示，孕前 1 年有 IVP 的情况下妊娠后容易出现以下情况，包括：高血压和水肿、阴道出血、严重的恶心和呕吐、肾脏感染和尿路感染、多次就医、早产 (DTB)、新生儿低体重 (LBW) 和新生儿重症监护。另一项回顾性研究显示，在妊娠前或妊娠期间经历暴力的妇女与之前没有经历暴力的妇女相比，总体早产比例相似，但遭受过暴力的已婚妇女发生新生儿低体重和早产的概率较高。在一份对 105 例遭受亲密伴侣暴力妇女的产前保健研究中，也发现亲密伴侣暴力与产科风险相关。社会统计学研究发现，烟草、酒精、毒品、子痫前期和糖尿病，导致创伤风险达到 3 倍，胎盘早剥风险达到 5 倍。亲密伴侣暴力最极端的结果是杀人。有一项在 10 个城市进行的病例对照研究，研究将 437 例经历了杀人未遂或杀人的孕妇与有类似经历的未孕妇女进行对比。研究指出：在孕期有受虐待经历的妇女中，23% ~ 26% 的孕妇经历了杀人未遂或已经被杀，而对照组只有 8%。5% 的被杀害者是孕妇。女性在怀孕期间受到虐待，被谋杀的风险增加 3 倍。纽约首席法医办公室进行的研究孕期杀人的数据显示：在 27 个案例中，有 18 个案例的受害者和嫌疑人是相互熟识的，其中 16 个案例是现在的或曾经有亲密关系。证实了亲密伴侣暴力在孕妇被害中的强大影响作用。专业机构建议对家庭暴力进行筛查，这些机构包括：美国医学协会 (AMA)、美国妇产科学院 (ACOG) 和美国家庭医师学会 (AAFP)。当患者表明存在亲密关系侵犯时，需要引起我们的关注，可以拨打家庭暴力热线获得帮助，在一些社区中也有各种各样的资源可以利用。

(1) 美国家庭暴力的免费热线电话 1-800-799-7233

(2) ACOG 反对妇女暴力：www.acog.org/About_ACOG/ACOG_Departments/Violence_A-gainst_Women

(3) 反对家庭暴力全国联盟：hUp：//www.ncadv.org

（二）创伤机制

1. 腹部闭合性损伤

腹部闭合性损伤占孕妇创伤的大多数，其中大部分都与车祸有关。摔倒、行走损伤和暴力攻击是其他常见原因。母体或胎儿的并发症与分娩孕周直接相关。骨盆保护子宫直到大约12周左右。在20周左右，宫底高度平脐。20周以后，宫底高度与孕周相关。随着子宫的增大，膀胱的位置向上移动进入腹腔，更容易受到损伤。随着妊娠羊水减少，子宫壁逐渐变薄，这些改变可能会导致胎儿及胎盘更易受到损伤。钝性外伤的影响与暴力的性质及子宫的大小有关，包括胎盘和子宫破裂，甚至胎儿直接受伤。

2. 腹部穿透伤

约9%的产妇腹部损伤是由于穿透，如枪击伤 (73%)、刺伤 (23%) 以及枪伤 (4%)。母胎风险决定于腹部损伤的程度和母体低血压。虽然孕妇死亡的风险 (3% ~ 4%) 低于非妊娠妇女，但胎儿的损伤和死亡的风险高达73%。这很容易理解，因为在妊娠晚期妊娠子宫吸收穿透物大部分能量，并使肠管移位和通过占用大血管的前方空间防止血管损伤。

与非怀孕患者治疗的总体思路相似，穿透物体在体内的位置需要依靠影像和 (或) 手术探查。在几乎所有情况下，必须进行剖腹探查。然而，对14例穿透伤孕妇进行剖腹探查发现，如果伤口是在上腹部而不是在宫底，内脏器官损伤的可能性更大。而下腹部损伤的患者，需要观察和评估胎儿状况。一般来说，如果浅表伤口限于腹壁，可以观察到；如果怀疑有腹腔内出血或肠损伤，必须进行开腹手术探查。如果发现胎儿存在死亡的危险或患者子宫太大影响了母体损伤的手术治疗，可进行剖宫产术。

二、孕期创伤的结果

(一) 母体损伤和死亡

一项大型研究表明，孕妇创伤最常见的有骨折、脱位、扭伤和劳损。创伤导致需要急诊分娩的孕产妇死亡 (OR69)、胎儿死亡 (OR4.7)、子宫破裂 (OR43) 和胎盘早剥 (OR9) 概率非常高。

创伤是非产科因素导致孕妇死亡的主要原因。一项对在芝加哥发现的孕产妇死亡的报道显示，46%是由于创伤。其中，57%是被杀害，9%是自杀，23%是枪伤，21%是车祸，14%是刺伤，14%是勒伤，9%是头部钝器伤，7%是烧伤，5%是摔伤，5%是中毒和2%是溺水。同样，纽约医学检验记录得出39%的孕妇死亡与创伤有关，其中谋杀占63%，自杀占13%，车祸占12%。实际上，当年龄和损伤程度相匹配时，孕妇的死亡率比未孕妇女低。

对于孕期和产褥期妇女，谋杀是重要的死亡原因。妊娠死亡率监测系统数据 (1991 ~ 1999年) 被用于审查的617起凶杀案中，活产婴儿数据为1.7/100000。这些占孕产妇死亡总数的8%，以及妊娠相关伤害导致死亡的31%。在车祸之后，谋杀是孕产妇损伤导致死亡的第二大原因。孕妇被谋杀的危险因素包括年龄小于20岁和没有或更晚接受产前护理。枪械是谋杀的主要工具，约占半数。黑人妇女被谋杀的概率是白人的7倍北卡罗来纳州一个全州范围的研究发现了类似的结果，在谋杀案统计中，36%创伤相关孕妇死亡是由于谋杀，非白人妇女的风险是白人妇女的1.8倍。

自杀比谋杀相对少见，约占孕产妇死亡的10%。有自杀经历者自杀的风险会大幅增加，有家族史者自杀风险加倍。其他风险包括青春期、未婚状态、资金紧张和亲密伴侣暴力。大多数自杀发生在孕早期，常见方法是药物使用过量。产后妇女自杀通常发生在产后2个月内，往往会使用更多的暴力方法尝试自杀行为。

（二）流产和胎儿死亡

创伤后产妇胎儿死亡率的评估各不相同。在瑞典一项以人群为基础的研究评估了交通、医疗和尸检记录，并发现车祸与围生期死亡率 (3.7/100000) 有关。在丹麦，妇女妊娠期间接受过损伤治疗的，更有可能引发自发流产或死胎。一项美国覆盖16个州、超过3年时间的关于胎儿死亡的研究得出了相似的结果。研究者确定了240例由于母亲创伤导致胎儿死亡的案例，活产婴儿比例为3.7/100000。其中车祸占82%，枪支伤和摔倒分别占6%和3%。在15～19岁的青少年中胎儿死亡率最高 (9.3/100000)。胎盘损伤占42%，孕妇死亡占11%。胎儿死亡的其他危险因素包括：产妇长期低血压或低氧血症、胎盘早剥、子宫破裂和直接子宫损伤。一位研究者估计，由于车祸导致胎儿死亡的概率超过婴儿死亡概率的7倍。

在腹部钝挫伤后预测胎儿死亡的具体临床因素，包括从汽车中摔出、摩托车或行人碰撞、孕产妇死亡、母体心动过速、异常胎心率 (FHR)。未系安全带和受伤严重程度分数 (ISS) 大于9。2005年一项对376例胎儿死亡原因的分析发现，流产或胎儿死亡的风险与创伤的时间和严重程度显著相关。正如预期的那样，严重的损伤使胎儿死亡或早产／新生儿低体重的概率增加6倍。在孕早期，轻微损伤导致胎儿死亡的风险增加1.8倍，孕中期增加1.68倍。

（三）胎儿结构畸形

最近的数据表明，在妊娠早期母体损伤能够导致胎儿结构畸形的风险增加。美国出生缺陷预防研究对怀孕早期的损伤和随后的出生缺陷进行了评估。确定了纵向肢体缺失、腹裂和左心发育不良综合征 (HLHS) 与故意伤害之间存在联系。其他先天性心脏畸形均有所增加，包括主动脉弓中断、房间隔缺损 (ASD)、肺动脉闭锁和三尖瓣闭锁，如肛门直肠闭锁或狭窄一样。这是值得关注的，需要进一步的研究。

（四）早产和新生儿低体重

早产 (PTL) 在创伤患者怀孕超过20周时候是常见的（尤其是钝挫伤后），但在许多情况下自然缓解。研究显示，最能够预测早产的风险因素是孕周超过35周，受到攻击或与行走时发生碰撞。然而，最近的文献表明，早产会随即发生在创伤之后。一项研究发现，因创伤住院的孕妇出院后，早产与新生儿低体重概率增加了2倍。早产的高风险与创伤的严重程度及孕24周之前的损伤明显相关。相似的结果在美国田纳西州对11817例早产／新生儿低体重 (LBW) 的一项研究报道中也有体现。研究者发现，分析调整了种族因素后，在高龄产妇、吸烟和经历过早产的受创伤孕妇中，早产／新生儿低体重情况在孕中期或孕晚期增加了1倍。令人惊讶的是，孕早期及孕中期有轻度损伤的孕妇相比未受伤的产妇，早产/新生儿低体重风险也达到了1.2倍。最后，对严重的、轻微的或没有损伤的582名来自美国华盛顿州的妇女进行了一项评估研究 (1989—2001年)。超过80%的妇女在因创伤住院后被通知出院。那些伴随严重和不严重创伤的孕妇胎盘早剥、剖宫产和胎儿死亡的风险均有所增加。令人惊讶的是，即使在碰撞中没有受伤的孕妇也有一定的早产 [相对危险值 (RR)7.9] 和胎盘早剥 (RR6.6) 风险因此，这时更重要的是及时发现早产的迹象，而不是只关注创伤。

对受伤孕妇使用保胎药治疗早产是有争议的。一项研究评估了84例孕晚期经历重大创伤的患者。28%的患者发生早产宫缩情况，17例患者接受保胎治疗。5例患者应用了1剂量的特布他林，而8例患者和4例患者分别静脉注射了硫酸镁和利托君。总体而言，14/17例患者足月分娩。在另一项研究中，对205例创伤患者进行了评估，其中18例患者出现产科并发症。10例患者发展成为早产并接受安胎药物治疗。这10例有早产反应的患者中，有3例患者由于胎盘早剥在12小时内早产，其他7例分娩延迟了1～2周。最后，对85例腹部闭合性损伤的患者进行了前瞻性随访，其中13例早产，只有7%足月产，31%的患者应用硫酸镁治疗。各组的临床因素无差异，但46%的早产患者伴有并发症，比如早产、胎膜早破 (PROM) 和胎盘早剥，而足月产患者并发症比例为13%。ACOG实践公告127号 (2012) 讨论了当前对早产的管理有早期宫缩但无宫颈变化的妇女，特别是宫颈扩张小于2cm的，一般不应给予宫缩抑制剂。对创伤后没有早产迹象的，文件指出："因为抗分娩药物和类固醇治疗所带来的风险，应限制这些药物在早产或自发性早产孕妇中的使用。当母体和胎儿在使用这些药物时的风险大于早产的风险时，安胎是禁忌的"。

(五) 胎盘早剥

胎盘早剥发生率约为1%。1979—2001年间，在15%白人妇女和92%的黑人妇女中，胎盘早剥发生率整体增长，可能是真正的增长或者是由于诊断水平的提高。胎盘早剥是腹部钝性损伤最严重的并发症，估计7%～9%在无或轻微损伤的创伤后发生，13%在严重损伤后发生严重腹部创伤的孕妇胎盘早剥发生率更高。并发症取决于胎盘出血的严重程度和孕周。胎盘早剥典型症状与特征包括阴道出血、宫缩痛和胎心率无反应型或者晚期减速。然而，临床状况可能是微妙的，尤其是发生隐匿性出血的病例。创伤相关的胎盘早剥可能是由于剪切断裂 (由于子宫和胎盘的弹性差异) 和拉伸断裂 (对冲性损伤)。关于胎盘早剥的各种临床研究报道的风险指标包括母亲受教育程度低、非白人种族、未使用安全带和高速碰撞。

车祸后住院的妇女已被证明存在更高胎盘早剥的风险，即使目前母体没有损伤。妇女由于车祸导致胎盘早剥的风险是没有发生碰撞的妇女的7倍虽然有报道称患者腹部闭合性损伤发生48小时之后有1%～2%发生胎盘早剥，但胎盘早剥的诊断通常是在受伤后2～6小时之间。对85名妇女采用电子胎儿监护 (EFM) 进行创伤后持续4小时的观察发现，24 小时内任何 10 分钟间隔内没有宫缩时，均无疼痛或出血症状。尽管最佳观察持续时间尚不清楚，但大多数建议对孕期妇女或超过孕期妇女在受创伤后 2 ~ 6 小时内监测胎心率和宫缩。

(六) 胎母输血综合征

胎母输血综合征 (FMH) 发生在胎儿血液进入母体循环时。FMH 发病率是每 1000 个出生婴儿有 3 例 (假设 30mL 的胎血丢失)。然而，胎儿出血量引起临床症状的风险取决于胎儿血容量总体的损失情况和胎儿出血是急性的还是慢性的。不幸的是，很少有胎儿由于母胎输血而显现临床体征。典型的胎儿贫血症状包括异常胎心率 (正弦波或无反应型)、胎儿水肿、胎儿心房颤动、胎动减少或死胎。

因为目前检测的局限性，胎母输血综合征的诊断是具有挑战性的。目前的标准测试方法是酸解离试验或 Kleihauer-Betke(KB) 试验。KB 试验是根据母血中供给胎儿的血红蛋白染色阳性的细胞百分比所决定的。这种测试是耗时耗力的，且在孕晚期会低估胎儿的红细胞 (胎儿红细胞降低) 或在某些胎儿血红蛋白生成增多的疾病 (例如，地中海贫血，镰状细胞) 会高估胎儿的红细胞。流式细胞仪测量胎儿红细胞更加敏感和准确，但并非适用于所有医院。当 KB 试验结果或标准抗 -D 有差异或者母体或胎儿有互换性肾性高血压时，可使用流式细胞仪测量。

通过对 71 例妊娠创伤患者的 KB 试验分析表明，母胎输血与早产有关。总体而言，71 例测试患者中 46 例呈阳性，44 例早产患者 KB 测试呈阳性。在 KB 测试呈阳性但没有其他早产风险因素的时候，早产概率比平时高 20 倍。在 25 例 KB 测试呈阴性的患者中，没有一位有早产宫缩症状。研究者建议对所有创伤患者进行 KB 测试。然而，其他学者质疑 KB 测试对创伤患者是否有用。100 位低风险的孕妇在筛查时进行了 KB 测试。KB 测试结果与 583 位怀孕年龄相仿的受过创伤的妇女相比，低风险的妇女中有 5%KB 测试呈阳性，创伤妇女中有 2.6% 呈阳性。这些结果表明，KB 测试呈阳性的患者，并不总能反映创伤患者的病理性 FMH。

大量 FMH 的病例预后都有长期随访，但可参考的数据是有限的。在 48 例大量母胎输血的病例中 (KB ≥ 40/10000 或母胎输血 ≥ 20mL/kg)，有 6 例胎儿死亡。新生儿重症监护与早产的发生率达到 19%，新生儿输液率为 10%。然而，31 例出院 8 年以上的新生儿随访记录中没有神经系统后遗症的情况发生。类似的结果在其他的调查中也有发现，但这些病例中存在脑瘫患者的报道。大部分调查人员建议在闭合性腹部外伤患者妊娠期间进行 KB 测试，如果发现阳性，多普勒测速仪可显示胎儿大脑中动脉 (MCA) 的情况。如果多普勒测速仪在大脑中动脉发现严重的贫血，则有必要向胎儿输血、给予额外的免疫蛋白或进行分娩。

(七) 子宫破裂

子宫破裂估计在所有孕期创伤过程中发生率是 0.7%，与无创伤的人群相比，子宫破裂概率增加 45 倍。子宫破裂是腹部直接遭受撞击所导致。大多数情况下，子宫底部的创伤会导致胎儿预后较差。病例报道表明，子宫破裂导致产妇死亡可能比其他原因更为常见。损伤的程度和临床表现差异较大，但临床特征包括腹痛或腹胀、无反应型胎压与低血容量的其他症状。由于妊娠期子宫血流量高，所以大出血存在生命危险。经常需要进行开腹手术，如果子宫修复效果欠佳，可能需要行子宫切除术。

（八）胎儿直接受伤

在所有的受创伤孕妇中，胎儿直接受伤的概率小于 1%。大多数情况都是孕妇受到严重创伤或刺透损伤所导致的。创伤所导致胎儿异常的结果包括肢体壁综合征、胎儿硬脑膜下出血和胎儿中枢神经系统损伤，如脑积水或脑神经麻痹。许多病例表明，胎儿直接受伤和（或）后遗症都与妊娠期车祸创伤有关，如摩托车、汽车与行人碰撞事故，无论是否使用安全带或安全气囊。

三、其他类型的损伤

（一）骨损伤

正如人们所预料的，骨损伤导致孕妇死亡和妊娠并发症发生率较高。一项研究比较了 1 级创伤中心 65 例骨损伤孕妇与 990 例对照组，创伤组孕妇 37 周前分娩风险 (31% 比 3%)、胎盘早剥 (8% 比 1%) 及围生儿死亡率 (8% 比 1%) 增高。另一项对 3292 例有一处或多处严重骨折孕妇的研究证实了孕妇死亡率明显增加 (OR169)，另外受伤也导致分娩过程中出现胎盘早剥和输血的情况。出院未分娩的孕妇伴有后续并发症的概率较高，新生儿低体重增加 46%，血栓栓塞增加 9 倍。伴有骨盆骨折的孕妇往往结局不良。

骨盆骨折对孕产妇和胎儿来说风险特别高。在一项研究中，101 例在怀孕期间骨盆和髋臼骨折的患者胎儿死亡率及孕产妇死亡率分别达到 35% 和 9%。母体死亡率最高的是汽车与行人碰撞后。机械损伤是致命的，因为与跌倒相比车辆的碰撞与胎儿死亡相关性更大。损伤的严重程度很重要，但骨折的分型和分类以及孕周并不影响结果。在以色列的研究中，1345 例骨盆髋臼骨折的患者只有 1% 是孕妇。11 例孕妇进行了保守治疗，4 例需要手术。16 例胎儿中有 12 例存活，有 4 例不可避免死亡以及 1 名孕妇死亡。建议采用团队合作方法确定骨科手术和分娩的时机，确保合理使用电离辐射成像和选择骨科手术。

有关骨折后的分娩方的研究数据有限。在曾经有骨盆骨折史的 31 名妇女中，经历了 25 次阴道分娩的 16 名妇女均为骨盆环骨折愈合后，28% 的妇女有骨盆骨折手术治疗史，16% 妇女体内仍有前路或后路内固定，其中 3 例 (12%) 患者经耻骨联合钢板内固定。13 例骨盆骨折痊愈后的妇女中有 26 次剖宫产，46% 进行过骨盆损伤修复术。尽管 2 名孕妇选择重复性剖宫产，7 例妇女根据骨盆骨折的结果选择进行了 12 次剖宫产。尽管医师建议试产，但仍有 3 名妇女选择剖宫产。剖宫产并不与年龄、骨折类型、治疗类型或残留骨盆位移相关。目前还没有具体的指南或说明对骨盆骨折之后分娩方式进行规定。

（二）烧伤

大约有 7% 的育龄妇女经历了烧伤治疗，但妊娠过程中确切的发病率是未知的。大多数病例是来自美国以外的国家，所以有可能会在患者的特征和治疗方面有显著差异。来自伊朗的一项涉及 51 名患者的研究表明，烧伤面积超过 40% 时，孕妇及胎儿死亡率达到近 100%。煤油点火烧伤是最常见的原因，大面积烧伤和吸入性损伤是导致死亡的重要因素。

烧伤并发症包括急性呼吸窘迫综合征 (ARDS)、脓毒症、器官衰竭或死亡。烧伤类型包括热、电、化学和辐射。热损伤包含 3 区 (凝血，瘀血和充血)，各有不同的临床特征。电烧伤附带严重的进或出的伤口，以及深层组织的严重损伤。随后的肌坏死可导致肝或肾功能障碍。轻度烧伤为体表面积 (BSA) 小于 10% 和部分厚度的损伤。中度烧伤为 BSA 的 10% ～ 19%，而重度烧伤为 BSA 的 20% ～ 39%，极严重烧伤为大于 40% 的 BSA。烧伤主要包括电烧伤、慢性病或脸部或会阴烧伤。烧伤后的早期死亡通常是由于呼吸系统并发症。常见的死亡原因是吸入一氧化碳或氰化物。

所有的烧伤处理在第一个 24 小时内都需要积极液体复苏与含盐溶液、应激性溃疡和血栓栓塞的预防。在生存后第一个 36 小时，感染和脓毒症是最大的威胁，可能是由于肺炎或伤口感染。最初，葡萄球菌是最常见的病原体，但 5 天后，病原体以革兰阴性杆菌为主，如假单胞菌。伤口护理、伤口清创和控制感染措施是带来最好结果的可行策略。早期肠道喂养摄入高热量 36kcal/(kg·d) 或 1.5 ～ 2g/(kg·d) 的蛋白质，在许多方面可以帮助烧伤后恢复。皮肤替代物或局部负压 (TNP) 治疗可促进愈合。康复护理是恢复功能和美观的重要途径。疼痛管理包括使用阿片类药物、非甾体抗炎药 (NSAID)、麻醉剂或镇静剂。其他治疗方法包括催眠疗法、认知行为疗法 (CBT) 及视觉化。

孕妇烧伤管理的一般原则包括积极液体复苏、给氧、低阈值插管，以及治疗可疑深静脉血栓肺栓塞 (DVT/PE) 或脓毒症。对于孕妇烧伤治疗没有正式的指南，但多学科联合的方法是重要的。Kennedy 等进行了一项卓越的研究，一般来说，血流动力学不稳定会导致死胎高风险。早产与烧伤后母体的酸中毒或前列腺素的释放相关。烧伤患者应谨慎使用安胎药，因为副作用可能使管理复杂化。关于胎儿监测、早产或胎儿的处理应在不同病例的基础上做出决定。

四、孕期创伤相关的母体改变

妊娠期的生理变化直接影响孕妇对创伤的反应，以及如何解读检查结果和实验室数值。表 6-12 总结了相关变化。

五、孕期创伤患者的管理

（一）就医前护理

美国伤害预防与控制中心指南推荐用 4 级方法来确定在高级创伤中心患者的护理需求。

1级包括测量生命体征和意识水平。如果初步评估显示 Glasgow 昏迷量表异常（＜13）、收缩压低于 90mmHg、呼吸大于 29 次 /min 或小于 10 次 /min 或需要呼吸机，此类患者需要输送到创伤中心。2 级包括解剖损伤评估。对于穿刺伤、胸壁不稳定、近端骨折大于或等于 2 处、粉碎或无脉性截肢、近端腕关节 / 踝关节截肢或骨盆骨折、开放或凹陷性颅骨骨折或瘫痪，都需要高级别的创伤护理。3 级包括确定损伤机制和高能冲击证据。患者从大于 20 英尺 (2 层楼) 的地方摔伤、机动车与行人碰撞、摩托车事故或高风险的机动车碰撞 (撞入车身、从车辆中甩出、在车厢内死亡或车辆的测试数据中有高创伤风险) 后应送到 1 级创伤中心。最后，4 级应考虑特殊或系统考虑。包括老年人、儿童、烧伤、出血性疾病和其他。超过 20 周的孕妇属于这一类。最终，急救中心如果判断患者达到标准，可以建议跨级送入高级创伤中心间。

表 6-12　孕期创伤相关的母体适应

类型	适应	临床结果
心血管系统	心输出量增加 30%～50% 脉搏每分钟增加 10～15 次，血压下降	最大限度的血液丢失
血液系统	血容量增加 40%～50%	稀释性贫血
	红细胞增加 30%	循环血容量 6L
呼吸系统	每分钟换气量提升 30%	呼吸性碱中毒正常
	功能残气量下降 20%	二氧化碳分压下降
子宫和胎盘	20%～30% 分流	快速血液丢失可能性
	子宫容积显著增加	腹部器官移位
	胎盘循环高流低阻	妊娠仰卧低血压
消化系统	胃排空减慢	误吸风险
	器官移位	损伤导致器官损害

孕妇应以普通的方式运输，注意他们的体位应保持在倾斜 15° 之内，从而减少妊娠子宫对主动脉腔静脉的压力。如果怀疑有脊髓损伤，钢性板可以倾斜，或可手动使子宫向左移位。遭受腹部创伤的低血压患者，在运输的过程中可使用军用抗休克裤 (MAST) 或气动式抗休克服 (PASG) 来支持血压。然而，它们在孕期是禁用的。应通过氧气瓶及呼吸器面罩给予高流量氧气。在大多数情况下，不应在入院前阶段尝试插管。在院前或在插管失败时，声门上设备如喉罩通气是一种替代选择。

(二) 创伤小组的启动

最近有文章质疑对孕妇进行常规高级创伤评估。一项 3 年的前瞻性研究报道，317 例伴有轻微创伤的患者中只有 3%KB 试验呈阳性，其中只有 1 例胎盘早剥。49 例 (19%) 出现胎盘早剥、早产或新生儿低体重，这些症状不能根据孕期、损伤的特征或产科医师评价进行预测。这些调研者反对因轻微创伤进行广泛评估。另一项研究评估了 352 例患者，比较了只基于怀孕启动创伤小组和基于其他生理、机械和解剖学 (OP-MA) 标准启动创伤小组的结果。在比较中，52% 为妊娠组，42% 为 OPMA 组。总体而言，94% 的孕周小于 20 周的孕妇出院回家。妊娠组没有患者要求进行创伤治疗。没有孕产妇死亡，但有 4 例胎儿死亡和 2% 胎盘早剥的诊断。令人惊讶的是，妊娠组进行了 3 例剖宫产。这些调研者认为，仅基于妊娠启动创伤小组可能导致过度分流和滥用资源。显然，这一重要领域需要更多的研究。

典型的创伤团队是由急诊科 (ED) 和 (或) 创伤医师和护士，以及麻醉人员组成。对受伤的孕妇，许多创伤中心提倡同时 (并非按顺序) 进行产科和创伤评估。一旦患者病情稳定或初始评估完成，一位产科医师和护士应为二次评估随时待命。一旦发生紧急分娩或新生儿复苏，新生儿设备以及医疗团队成员应立即到位。

(三) 创伤评分系统

关于创伤评分系统预测妊娠结局的文献报道存在争议。尽管高损伤评分通常与母胎死亡有关，但低损伤评分也不能排除胎儿死亡或者其他并发症。30 例创伤患者的回顾性分析首次发现，修正创伤评分 (RTS) 与产科并发症并无关联。随后，ISS 被用来预测较差的产科结局截断值。一般来说，16 分或更多代表严重的损伤。294 例胎膜早破或胎儿死亡的受伤怀孕女性的数据显示 ISS 在 1 ~ 34 之间，但大部分得分都很低。报道显示胎盘早剥发生率为 7%，宫内胎儿死亡 (IUFD) 为 3%，且有 3 例孕产妇死亡。较高的 ISS 评分不能可靠预测胎膜早破或胎儿死亡。但是，ISS 评分低仍然与不良妊娠结局有关。

相比之下，68 例 ISS 评分大于或等于 12 的患者胎儿死亡率为 65%。失血、ISS、胎膜早破和 D1C 都是胎儿死亡的预测因素。同时，271 例腹部闭合性损伤患者的评估结果显示，胎儿死亡的危险因素包括 ISS 大于 9、母体从机动车中甩出、摩托车或行走碰撞、孕产妇死亡、产妇心动过速、缺乏约束和胎心率异常。其他研究也支持了 ISS 的作用，包括一项涉及 294 名女性的报道，其中母亲的年龄、孕早期、乳酸升高和高 ISS 是胎儿预后不良的重要危险因素同样，一项涉及 1195 例创伤孕妇的研究显示，胎儿丢失的独立危险因素包括 ISS 大于 15，GCS 评分小于或等于 8，或头部、胸部、腹部或下肢修正创伤评分大于或等于 3。有些研究机构提供了高损伤评分患者的长期观察结果，但没有达成共识。

(四) 对患者的处理

1. 初步评估

最初的评估应该只需几分钟。ABCDE 框架是一个完整且高效的评估，与非妊娠患者没有什么不同。首先，稳定母亲非常重要，然后再评估妊娠及胎儿。

2. 二次评估

初步稳定后，评估母亲的损伤和胎儿宫内情况。对于孕期创伤患者的体格检查应与非孕妇一样，包括所有相同的项目，并关注有关怀孕的问题。辅助实验室检查应着眼于创伤类型、损伤机制、患者主诉或检查中的可疑发现。二次评估包括早期的阴道和直肠检查，注意宫颈扩张和消退。如果阴道出血发生在孕中晚期，宫颈检查要推迟到超声排除前置胎盘后。可以通过宫底高度初步估计孕龄，床旁超声检查证实。EFM 应至少进行 4 ～ 6 小时。不应该由于胎儿辐射暴露的问题遗漏或推迟必要的检查。对严重创伤，评估通常包括胸部和其他区域 X 线片，如骨盆、颈部、四肢等。在几乎所有的情况下，都可以进行超声 (US) 检查，但也经常做计算机断层扫描 (CT) 检查。

3. 辅助测试

(1) 胎心监护：电子胎儿监护仪 (EFM) 是检测创伤后胎盘早剥的最敏感的临床工具之一。连续 EFM 比超声、KB 测试或体检能更敏感地检测胎盘早剥。在每 10 分钟或更长时间发生子宫收缩的妇女中，胎盘早剥的风险高达 20%。只要胎儿是有生机儿 (≥孕 23 周)，EFM 应该作为创伤评估的常规部分至少进行 4 ～ 6 小时。异常表现如收缩超过每小时 6 次或第 II 类胎监 (胎儿心动过速、心率减慢或胎心率变异降低) 是胎儿风险较高的潜在指标。在这种情况下，连续监护应延长至 24 ～ 48 小时。如果确定是第Ⅲ类胎监，应考虑行剖宫产术。

(2) 血液测试：女性创伤患者的标准实验室检查包括全血细胞计数 (CBC)、基础代谢面板 (BMP)(电解质和葡萄糖)、血型和交叉配血、凝血酶原时间 / 部分凝血活酶时间 (PT/PTT)、纤维蛋白原、Kleihauer-Betke(KB) 试验、毒理学检测和尿液检查 [及人绒毛膜促性腺激素 (HCG)，如果需要的话]。如果呼吸功能受损，应进行动脉血气分析。请注意，实验室检查结果正常的范围是基于非妊娠者。测试结果有显著变化的有：妊娠相关的白细胞轻度升高和生理性贫血。动脉血 pH 值增加，血清碳酸氢根水平下降，动脉 PCO_2 下降。母体血浆纤维蛋白原水平升高；事实上，胎盘早剥最敏感的实验室指标是纤维蛋白原含量下降。虽然受到一些研究者的质疑，但部分研究者认为 KB 试验阳性 (母体血液循环中胎儿红细胞＞ 0.001%) 与 PTL 相关。

(3) 超声：床旁超声创伤评估 (FSAT) 可确定腹腔内积液或心包积液，说明存在腹腔内脏器损伤。床旁超声可以评估孕周、FHR、羊水量和胎盘的位置。FSAT 可以检测很多项目，但并非所有的腹部或胎盘异常都可以观察到。在 102 例妊娠合并腹部钝伤者中，FAST 识别出 4 ～ 5 例需要手术，但漏诊了一例胎盘早剥病例。有趣的是，96% 未受到电离辐射，0% 需要 DPU。总的来说，FAST 检测妊娠期腹腔损伤的敏感性为 60% ～ 80%，特异性为 94% ～ 100%。超声 (US) 在检测胎盘早剥方面作用有限。超声表现取决于胎盘早剥的面积、出血的位置和时间及进行超声检查的时机。与胎盘相比，急性胎盘早剥表现为高回声或等回声，但在 1 ～ 2 周内转变为低回声。事实上，在美国一项妊娠合并创伤的研究中，胎盘早剥诊断敏感性只有 24%，阴性预测值只有 53%。重要的是，通过超声检查可获得许多信息，避免受伤孕妇接受辐射。某中心研究发现，11%的创伤患者意外怀孕(8%为新发现怀孕)。这些患者早产及胎儿死亡的发生率高。该中心85%的创伤患者最初的放射线暴露值平均是4.5rad。

(4)计算机断层扫描(CT)：尽管超声更适合情况不稳定患者，CT比超声对器官损伤更敏感，如腹膜后出血或少量的液体。多控测器CT(MDCT)检测快速便捷，且能更早发现哪些患者需要急诊手术。CT是创伤患者首选的辅助检查，对考虑腹腔内脏器受损的孕妇同样适用。1998—2005年，针对盆腹腔的CT检查在怀孕期间的使用每年增加22%(每1000例分娩)，其最常用来评估阑尾炎(58%)。胎儿在骨盆内接受的CT剂量为24.8mGy(范围为6.7～56mGy，但1次检查剂量超过50mGy)。使用螺距小于1和扫描1个以上的序列会产生大于30mGy的辐射剂量。因此，减轻胎儿潜在风险的获取影像的技术考虑很重要。对183位放射科住院医师进行调查显示，他们在评估妊娠期创伤时，检查方法优先选择CT而不是MRI(75%～88%比4%～5%)。

病例分析表明，CT检查对于胎盘早剥诊断的准确率很高。在妊娠合并创伤的病例研究中，61位接受CT检查的受伤孕妇在小于等于36小时分娩的预测准确率达96%。然而，样本少和有限的临床资料考虑排除明确结论。在另外一项研究中，44例妊娠合并创伤的患者采用CT诊断胎盘早剥的敏感性和特异性分别为100%和80%。作者推测，假阳性率高可能与对正常胎盘影像阅片的经验差异有关。在一项研究中，176例妊娠合并创伤患者应用CT扫描区分正常与异常胎盘。在屏蔽了其他临床资料后，通过CT检查发现了61例胎盘早剥(35%)。胎盘灌注缺陷的术中表现与CT表现一致。在CT增强扫描中，当胎盘的强化程度低于50%时会出现胎盘早剥的临床症状，差异有统计学意义；当胎盘的强化程度在25%～50%时，由胎盘早剥导致分娩的可能性增加。虽然结果令人鼓舞，但针对这一领域有必要进行更多研究。

(5)患者咨询电离辐射的风险：以人群为基础的研究显示，妊娠的风险包括3%的自发出生缺陷，15%的自然流产和1%～2%的精神发育迟缓。在创伤诊治过程中，子宫电离辐射的风险包括潜在的先天畸形、胎儿生长问题、智力迟钝或儿童癌症，但是风险相对较小。在妊娠2周内放射线暴露超过0.1Gy(10md)容易出现胎儿丢失，但是如果胎儿存活则无致畸风险(全或无原则)。致畸高敏阶段是器官发生期(妊娠2～7周)及胎儿形成期(妊娠8～15周)。问题包括小头畸形、小眼畸形、精神发育迟缓、生长受限和白内障等。后期胎儿暴露于电离辐射(16周以后)可能会使流产、精神发育迟缓和生长受限的风险增加。可能导致出生缺陷的辐射剂量被认为是约0.05～0.15Gy(5～15rad)。X线片检查胎儿的放射线暴露剂量小于0.0001Gy(0.01rad)，而一个典型的盆腔CT的放射线暴露剂量约为0.02～0.05Gy(2～5rad)，远低于可引起先天畸形的剂量，但可能使患癌症的风险从0.3%增加至1%～6%。建议先进行一个简单的、定性的剂量评估，以确定是否应进行一个更正式的定量评估。每次进行X线检查的放射线暴露剂量估计在2mGy，CT中每个断层扫描为5mGy，胸部透视为10mGy/min(怀孕时)。作者建议，当孕妇计划进行一项估计暴露剂量超过 10mGy 的放射线检查时，应该由一位医学物理学家进行正式的辐射量计算。

(五) 计算方法和实例

很多医院已经为创伤孕妇建立了诊疗流程。标准化的诊疗计划的核心包括确定孕龄并基于损伤的严重程度和产科情况进行风险分类。

实践管理指南是由创伤外科东部联盟 (EAST)2010 年发表的关于孕期创伤患者的诊断和管理方法。指南建议如下：

(1) 最佳的初始治疗是母亲适宜复苏和胎儿早期评估。

(2) 让患者保持卧位 (左侧倾斜 15°) 防止主动脉腔静脉压过高。

(3) 所有的育龄妇女都应该进行 β-HCG 筛查，必要时用其他影像学方法替代 X 线检查。

(4) 关注电离辐射暴露不应该阻碍必要的 X 线检查，如果可以也应该考虑用其他影像学替代 X 线检查。

(5) 在所有的孕妇损伤治疗中，产科医师的参与都是必要的。

(6) 所有妊娠超过 20 周的妇女遭受创伤均应心电监护至少 6 小时。密切关注是否有以下表现：子宫收缩，无反应型 FHR，阴道出血，明显的子宫压痛或烦躁不安，孕妇严重损伤或羊膜破裂。

(7) 对所有妊娠超过 12 周的孕妇都需进行 KB 试验。

(8) 对于孕周大于 24 周的濒临死亡孕妇，应考虑围死亡期剖宫产，一般必须在 20 分钟内进行，但是理想状态下应该在母亲休克 4 分钟内分娩。胎儿神经系统结局与孕妇死亡后胎儿娩出时间有关。

产科管理的基本方法如下。关于分娩方式和时机的确定应该基于对母体损伤的产科常规治疗计划。

以下情况下，可简单观察 4 ～ 6 小时：

(1) 孕妇创伤小。

(2) 母亲血流动力学稳定。

(3) 初次评估是阴性的。

(4) FASTUS 检查无腹腔积液。

(5) 无产科并发症。

(6) 每小时宫缩少于 6 次。

(7) Ⅰ 类胎监。

(8) 查体和实验室结果正常。

以下情况下，强烈建议延长观察 (24 ～ 48 小时持续胎心监测)：

(1) 复杂或者严重的母体损伤。

(2) 母体血流动力学不稳定。

(3) 出现产科症状 (规律宫缩，阴道出血，阴道分泌物，疼痛)。

(4) 在 4 ～ 6 小时内出现宫缩大于 6 次 /h。

(5) 胎心监测显示胎监异常。

(6) 体格检查出现异常 (例如：宫口扩张 ≥ 2cm)。

(7) 实验室检查数据异常 (例如：KB 阳性，纤维蛋白原异常)。

(8) 影像学检查异常 (例如：FASTUS 异常，宫颈管缩短，CT 检查异常)。

(六) 其他注意事项

1. Rh 免疫球蛋白

所有符合条件的 Rh 阴性患者必须在创伤发生的 72 小时内肌内注射 Rh 免疫球蛋白 (RhIG)300μg，目的是防止母体过敏。如果孕妇的 KB 试验呈阳性，能够追加 Rh 免疫球蛋白，则每追加 300μg 可应对 30mL 胎儿红细胞。如果确诊为 Rh 阴性的孕妇，可能需要额外的 Rh 免疫球蛋白。有多个公式可以计算胎儿丢失到母体循环中的血容量，但是基本公式如下 %：

[Hct(母体)/Hct(新生儿)]×[胎儿细胞 %× 父母体血容量 (mL)] ＝胎儿血丢失量 (mL)

(1) 新生儿的 Hct 设定为 45% ～ 50%。

(2) 母体血容量设定为 5000 ～ 5800mL。

2. 破伤风预防

破伤风是一种罕见的、有可能致死的疾病，由于感染厌氧菌破伤风梭形杆菌致病。伤口被压碎，失去活力，有污垢或锈的情况下更容易导致破伤风。开放性骨折、穿刺及脓肿也可导致破伤风，但是伤口的严重程度与破伤风的风险无关。在有条件的情况下，所有的伤口必须清洁或者清创处理。

对于已清洁的小伤口，如果最后一次破伤风类毒素加强治疗超过 10 年，必须注射破伤风毒素；如果最后一次破伤风毒素加强治疗超过 5 年，则无论何种类型的伤口都必须注射破伤风毒素。如果破伤风类毒素注射病史不详或者少于 3 次注射，则应该使用破伤风毒素 (Td)。如果患者之前没有接受过破伤风类毒素加强治疗，应该给予单剂破伤风类毒素 [也可使用百日咳混合疫苗 (Tdap)] 注射。对于那些之前未曾注射、注射史不详或者少于 3 次破伤风毒素注射的清洁的、小的伤口，建议采用破伤风免疫球蛋白 (≥ 250IU) 进行被动免疫。破伤风免疫球蛋白只清除那些尚未结合的破伤风毒素。它对于那些已经结合到神经末梢上的毒素无效。部分破伤风免疫球蛋白应该注射到伤口周围。如果破伤风内毒素无效，可静脉注射包含破伤风抗毒素的免疫球蛋白。

(七) 心肺复苏术和围死亡期剖宫产

1. 妊娠期心肺复苏术

在极少数的情况下，孕妇由于严重创伤导致生命垂危而需要心肺复苏术 (CPR) 及高

级生命支持 (ACLS)。立即执行心肺复苏术是必要的，但是，为了提高心肺复苏的效果，对于孕妇需要进行几处调整：孕妇的躯干必须向左侧倾斜 15°～30°，或在孕妇的右侧放置楔形垫子，或者由一名施救人员跪在孕妇的左侧然后轻轻地把孕妇的子宫向左侧倾斜。对于电除颤的能量及电极放置位置不需调整。如果可以的话，对休克患者进行除颤前应去除任何胎儿或者子宫监护仪。尽快保证气道通畅，在尝试气管插管前或者过程中使用持续性环状软骨压迫。由于气道水肿，气管内插管 (ETT) 相对于非孕妇直径应小 0.5～1cm。如果可以的话，使用呼出二氧化碳监测器来确保气管内插管位置放置正确。孕妇由于妊娠子宫致膈肌抬高，从而导致肺通气量下降。遵循常规的高级生命支持指南中的药物治疗推荐。尽管升压药会减少子宫血液灌流，但是没有任何其他可选择的药物或者方法。当对孕妇进行施救时，应考虑到导致心脏骤停的潜在可逆性原因。除了考虑非妊娠状态下的常见原因，还必须考虑以下因素：镁离子中毒、子痫、急性冠状动脉综合征、主动脉夹层、肺栓塞、脑卒中、羊水栓塞还有药物过量等。关于心肺复苏术和高级生命支持的细节已在其他章节详述。

2. 围死亡期剖宫产

剖宫产可以抢救母亲及胎儿的生命。生存率及远期并发症的风险取决于孕周和发生心脏骤停后胎儿娩出时间。1986 年研究者首次提出：关于处理孕妇心脏骤停后围死亡期剖宫产 (PMCD) 必须在 4 分钟内进行。一项关于 38 例围死亡期剖宫产中存活的 34 名婴儿 (其中包含 3 对双胞胎和 1 对三胞胎) 的随访发现，11 名孕妇在 5 分钟内分娩，6 名在 15 分钟内分娩，7 名在孕妇心搏骤停的 15 分钟后分娩。PMCD 改善了母亲复苏的结局。12/18 名孕妇在脉搏及血压恢复之前已经进行 PMCD，但细节仍需回顾，另外 8 名孕妇在 PMCD 后结局也得到改善。20 名在心脏骤停后进行复苏，13 名孕妇苏醒经过治疗恢复后出院。围死亡期剖宫产后因子宫压力降低，腔静脉压下降和改善通气也同样使 PMCD 受益。一项研究回顾了 1980—2010 年间发生心脏骤停的 94 名孕妇，其中 54% 病愈出院。PMCD 在 32% 的孕妇中是获益且没有不良影响的。院内发生心搏骤停和心搏骤停 10 分钟内进行 PMCD 的孕妇结局相对较好。而新生儿生存只见于院内发生心搏骤停的孕妇。

3. CPR 及 PMCD 的团队演练和模拟训练

团队演练和模拟训练能够发现书本知识和实际操作的问题和漏洞。例如，对搬运过程中的心搏骤停孕妇进行 CPR 会降低质量。在 26 个团队对 2 位人体模特进行的 CPR 操作中，在搬运过程中进行 CPR 只有 32% 能够正确进行胸外按压，而就地抢救中则有 93% 能够正确进行胸外按压。在搬运过程中实施 CPR 普遍会出现中断，潮气量因此减少。25 位麻醉住院医师的口头汇报研究结果与之类似。他们对镁离子中毒和先兆子痫引起的心搏骤停进行模拟护理。尽管大体方面都做得很好，但是产科相关的处理则不够。产科处理包括子宫左倾位、环状软骨压迫、镁离子中毒的治疗还有 4 分钟内进行 PMCD 均未达最佳标准。对于如何最好地进行孕妇的 ACLS，应针对知识和实践中存在的差距进行培训。

在产房进行 PMCD 模拟培训同样获益。有研究对 15 个团队在产房及转运至手术室过程中实施 PMCD 进行了比较。在产房进行 PMCD 切开皮肤的平均时间是 4 分 25 秒，而去手术室则平均需要 7 分 53 秒 (产房组中有 57% 的团队、手术室组有 14% 的团队在 5 分钟内进行 PMCD 分娩)。在同一个地方进行电除颤、联系 NICU 及母亲的气管插管能够更快地完成。最近，在妊娠子宫模型中进行了一项关于 PMCD 的模拟训练，住院医师进行 PMCD 的操作及新生儿复苏。然后进行汇报，包括 PMCD 的适应证及技术。所有的参与者都强烈同意这样的训练相比听讲座及阅读能更快速地掌握知识。确实，由上级医师进行孕妇的 CPR 及 PMCD 训练，可显著改善孕妇结局。来自新西兰 15 年期间的 55 名心脏骤停孕妇的数据显示，其中 12 名孕妇进行了 PMCD。产科急危重症 (MOET) 的管理课程最初开展于 2004 年，随后的实践显示 PMCD 的应用在不断增加。在 MOET 课程之前，只有 4 例 (0.36 例 / 年) 进行 PMCS，而课程之后有 8 例 (1.6 例 / 年)。8/12 例孕妇在实施 PMCD 之后心输出量恢复，其中 2 位孕妇及 5 位新生儿目前存活。

六、防止母体损伤

(一) 碰撞测试和妊娠

专业碰撞测试已经描述出车祸对于妊娠子宫的影响。这些研究已经证明，在车祸中妊娠子宫的压力梯度发生改变，这是由于羊水的惯性及子宫胎盘接触面的改变。在 1990 年，应用一个模拟妊娠 28 周的妊娠模型上进行了第一次急性碰撞测试。增加碰撞速度可增加子宫内的压力。当实验带放在子宫上时，力量在子宫上的传播速度可增加 3 ～ 4 倍。这种力量传播在安全气囊自然展开时，或者当子宫的位置非常接近安全气囊时更加明显。其他一些研究利用妊娠模型测量子宫在没有保护装置下碰撞的张力改变，使用三点式安全带或三点式安全带＋安全气囊。当没有保护装置、时速达 35km/h 或者利用三点式安全带、时速 45 ～ 55km/h 时，妊娠子宫的张力最大。最安全的场景是同时使用三点式安全带及安全气囊。近期，碰撞测试对正面碰撞及追尾进行了评估。在自然正面碰撞情况下，当模型接触方向盘时，腹压达到顶峰。在没有安全带的情况下测试追尾碰撞时，模型向前移动且同样接触方向盘。安全带的使用可降低腹部压力或者阻止接触方向盘。

(二) 安全带与安全气囊

目前，大部分临床研究都支持座椅安全带与安全气囊的使用可以降低车祸之后的母体损伤及胎儿丢失。一项对 57 例车祸中孕妇进行的深度调查显示：胎儿的结局与车祸严重程度及母体损伤程度有很大的相关性。恰当地使用座椅安全带或保护装置 (有或无安全气囊) 可使胎儿良好结局增加 4 ～ 5 倍。研究者预计，如果孕妇尽可能地使用座椅安全带，将可避免 50% 由于车祸发生的胎儿丢失。在犹他州的 8938 例曾经在孕期发生车祸的孕妇中 (活产率 2.8%)，她们都使用了座椅安全带，相比没有发生车祸的孕妇而言胎儿不良结局的风险没有增加。没有使用座椅安全带的孕妇发生出生低体重儿的概率是没有发生车祸孕妇的 1.3 倍，发生母体出血的概率是车祸中使用座椅安全带孕妇的 2 倍。45/2645 胎儿死亡和车祸有关，没有使用座椅安全带的孕妇胎儿死亡率比使用安全带者增加28% 倍。

文献中关于安全气囊的安全性及益处并没有统一结论。安全气囊是为男性设计的，但对于女性来讲还值得探讨，除非其速度 > 56km/h。在低速行驶过程中，损伤的风险超过获益。据报道"改进的安全气囊"对儿童及妇女是安全的。但是，孕妇的胸骨距离仪表盘或者方向盘必须至少 10 英寸 (25.4cm)，且随着子宫的增大，座椅必须可以向后移动。一项对于 2 个城市急救中心发生车祸的 ≥ 20 孕周的 30 名孕妇的研究发现，她们在 6 年中使用了安全气囊，1 例发生胎盘早剥及胎死宫内，73% 出现子宫收缩，53% 出现腹痛，20% 出现胎心率异常，7% 出现阴道流血。目前尚不清楚有安全气囊相比无安全气囊胎儿是否具有更高的风险。一项回顾性研究评估了 2002—2005 年间华盛顿州发生车祸的孕妇。在共计 2207 次碰撞中 (相比没有安全气囊的汽车)，这些安装安全气囊的汽车并没有增加母儿不良结局的风险。基于这些碰撞的特点，即使安装了安全气囊，早产率也增加了 70%，胎死宫内的概率增加 3 倍，但这些数据没有统计学意义。

（三）座椅安全带宣教

疾病控制和预防中心 (CDC) 对美国 19 个州进行调查分析发现，妊娠期妇女使用座椅安全带的约占 70% ～ 91%，年长的、白种人及受教育的妇女使用率更高。咨询安全带使用的妊娠妇女大约占 37% ～ 57%，年轻 / 黑种人及受教育程度较低的妇女中更多。在美国 21 个州，对于座椅安全带的使用和咨询以及摩托车车祸也进行了研究，其数据来源为从 2001 年开始的疾病控制和预防中心 PRAM 的数据。22 ～ 29 岁年龄段的、非白种人、西班牙裔及受教育程度低的妇女咨询率更高。年龄小于 30 岁的受过高等教育的妇女更倾向于使用安全带。作者预测，在美国每年由于车祸受伤的孕妇有 92500 名。尽管如此，更多的人 (51%) 表示在产检中并没有被建议使用安全带。产检时针对孕妇及医务人员在孕期进行安全带培训前后做了测试调查。60% 的孕妇认为在碰撞过程中安全装置能保护她们的宝宝，而 12% 认为安全装置会导致受伤，37% 的人则不确定。不使用安全带的原因是不舒服 (53%)，还有忘记使用 (43%)。能正确地使用安全带者在培训后从 71% 增加至 83%。只有 37% 的人想起在产检过程中接受过安全带宣教。

必须告知孕妇：安全带应该低至通过臀部，腰带应置于腹部下方，不要压迫到隆起的肚子。作为驾驶员时，安全带应通过双乳之间及左侧锁骨中线。对于孕妇不应该禁用安全气囊，但是腹部应该距离安全气囊至少 10 英寸 (25.4cm)。产检及急诊室应该为孕妇提供使用安全带的重要性的宣教资料。

（四）减少亲密伴侣暴力

一项针对 1044 名孕期妇女的随机对照研究分成如下两组：干预组进行个体化咨询建议 (社工或者医师)，非干预组进行常规的产检。干预组指导如何处理沮丧与烟草的使用，还有认知行为决策及降低 IPV 风险的相关建议。干预组发生复发性 IPV 的概率是非干预组的一半。干预组早产儿发生率较非干预组低 (1.5% 比 6.6%)。两组需要治疗者分别是 17 人和 27 人，结果显示这可能是一项有效的干预措施。

第六节　重症患者胎儿的注意事项

　　任何可影响母体的病理过程都会潜在地影响到胎儿。胎儿受到的影响类型和严重程度依赖于多种因素，例如损伤是急性还是慢性、损伤发生后胎盘氧气输送和子宫灌注情况、孕周的大小以及母体血流动力学和呼吸的状态。在以上情况下做出决定的关键在于理解胎儿的生理及其功能。

一、胎儿生理

　　母体能否对胎儿进行良好的供氧，以及处理其自身的疾病，决定了多数患有重症疾病的母体对胎儿的影响。胎儿氧气的输送取决于胎盘血流、母体面与胎儿面的血氧分压的差异、氧含量（母体血的携氧能力）和胎盘的表面积，并与胎盘弥散膜的厚度成反比。在最初影响母体排除胎盘早剥的疾病中，胎盘问题是持续存在的，其中重要的是血流、氧分压及血容量。

　　胎儿时期较其出生后需要的氧含量更低。这种能力是基于母亲的血红蛋白/氧解离曲线左移，允许其能够在较低的氧气分压下具有较高的氧饱和度。这是人类胎盘中非常重要的模型，被称为"平行"血流。在这种血流模型中，胎儿PaO_2的最大值较母体的静脉PaO_2更小。这是由于在氧气交换的终末循环需要维持着母体到胎儿的血流交换方向。所以，正常灌注的胎盘，胎儿静脉血（氧合的胎儿循环）PaO_2的最大值为35，而母体静脉血PaO_2则为$35\sim40$。在这一水平的PO_2，胎儿血中的血氧饱和度约为70%。在PO_2为$15\sim20$之间时血氧饱和度为30%～35%，胎儿仍能维持有氧代谢。这有助于我们理解母体低氧血症（母亲患急性呼吸系统疾病，尤其是辅助通气）子宫血流的改变。孕产妇贫血能明显改变有氧代谢的水平，并因血红蛋白下降而导致在特定血氧饱和度和PaO_2下血液携氧的能力下降导致中毒。相反，即使无孕产妇缺氧，胎儿仍可因其严重的贫血而发生缺氧。这种情况下贫血的程度尚不清楚，且是可变的。

　　对于重症监护的孕产妇，血流将成为胎儿的氧合作用是否足够的决定因素。子宫血流一般作为反映孕产妇心输出量的指标。在妊娠的中孕晚期及晚孕早期，心输出量达到峰值6L/min的最高水平。孕产妇血容量同样升高。约有750mL/min的孕产妇心输出量血流流经低阻力的胎盘床。子宫胎盘灌注是维持胎儿氧合的关键，即使轻微的改变也将导致胎儿缺氧。在患有严重疾病的孕产妇中，会出现一些导致胎盘血流灌注下降的因素。大量的隐匿性失血（如，腹膜内）在孕期可能表现不明显，因其血容量明显增加以及母体子宫血液的重新分配。孕产妇丢失2000mL(30%)的血量仍可无生命体征的明显改变，而相反的在非妊娠女性中只能允许约1000mL(20%)的血量丢失。胎盘血流通过神经内分泌受母亲的内脏血流灌注影响，当血容量减少时，母体的生理反应是使胎盘的血液重新分配至其他需要保护的重要器官 (大脑、心脏和肾上腺)。在这种情况下，胎儿可能在母体休克前就发生缺氧。低血容量可能导致心输出量的减少，进一步导致胎盘灌注的减少。而高血压也与胎盘灌注减少相关，而且血压升高的程度越高，发生胎儿缺氧相关的胎盘低灌注的可能性越大。最后，这种情况诱发宫缩导致早产发生，并在宫缩期进一步减少子宫血流。

二、急性损伤的重症监护患者

几乎在所有的重症患者中，与立即分娩对胎儿的危害相比较，更好的选择是改善孕产妇情况，达到母体受益并改善胎儿的情况。因为母体受累，胎儿常常表现出缺氧的征象，尝试分娩可导致母亲病情不稳定、不必要的手术 (如剖宫产)、不必要的早产以及早产导致的并发症。当发生心脏骤停时，尽快结束妊娠是良好母体复苏唯一的方法。

三、胎儿的初始评估和护理

当母亲有严重疾病时，对胎儿评估和护理有几项基本要素。首先是判定孕周和胎儿储备。后续评估和管理的方法往往依赖于此。一般来说，要使胎儿的存活状态最优化，应确保母亲尽可能使用左侧卧位的面罩吸氧。快速评估母亲的一般情况，包括其初步诊断、生命体征和血流动力学状态，并使用脉搏血氧仪快速确定其血氧饱和度。母体的评估包括触诊子宫的大小、胎位、压痛和宫缩，以及在适当时，可能包括会阴甚至骨盆的检查以评估出血、胎膜破裂和宫颈的扩张。在这个时候，如果胎儿达到可存活的孕周，下一个重要步骤是胎心监护。这种方法可辅助确定胎儿氧合状态和子宫灌注，以及宫缩情况。确保胎儿的健康和确定宫缩的状态，再对胎儿进行超声评估。由之前的评估决定是否需要进一步的详细超声评估。超声对于判断胎儿没有明显致死性畸形 (如，无脑儿) 是重要的手段。核实胎儿孕周和存活能力，在决定分娩时机和方式时十分重要，超声可作为一项辅助检查。在胎心监护包括羊水量测定及生物物理评分等不确定时，可帮助进一步评估胎儿情况。在某些情况下，需要更复杂的胎儿评估手段如多普勒血流研究来进一步评估。

四、特定重症疾病中胎儿的评估和管理

(一) 创伤

导致重大创伤的胎儿死亡和不良结局的主要原因是母体死亡。因此，初始的评估和管理不同于前文所述的步骤，而是确保母亲的状况得到适当的评估且是稳定的。母亲的大量出血可能导致胎盘灌注的减少和胎儿缺氧，而这应该得到控制。隐匿性的腹腔内出血可能导致子宫的血液重新分布，此外，胎心晚期减速可能是母体生命体征发生改变之前的最早的临床表现。

腹腔内出血的评估很困难，因为增大的子宫可能使得腹部检查变得更困难，腹膜的覆盖和前列腺素的抗炎作用可能抑制正常的压痛。超声对于检测腹膜内出血是有效的，而开放的腹腔灌洗应用于妊娠期是有效的。对伴有心动过速和低血压的血流动力学不稳

定患者，积极的液体管理是重要的。在这些患者中，当需要应用血管收缩剂的时候，应小心考虑对胎儿的影响。低剂量的多巴胺，最初是因其可增加心输出量而对母体有效，但在动物试验中表明可减少子宫血流灌注，故应保证严密的胎儿监测。去甲肾上腺素和异丙肾上腺素可能具有相似的胎儿作用。可考虑使用肾上腺素，因其被认为对子宫血液循环无不良反应。

钝挫伤造成的主要产科并发症中包括胎盘早剥、母-婴出血（伴或不伴早剥）、分娩（和早产分娩），以及十分罕见的子宫破裂和胎儿创伤。

在没有明显临床症状的早剥患者中（如，子宫收缩、疼痛、压痛和阴道出血），胎心监护可能是检测胎盘早剥最敏感的工具。胎盘早剥的特征包括发现宫缩过频和晚期减速超声不一定能反映急性剥离，因为新鲜出血的超声密度在视觉上与胎盘一致。对患者的评估应包括凝血功能等实验室检查，如血细胞比容、纤维蛋白原和血细胞计数，还有Klei-hauer-Betke 试验（胎儿血红蛋白酸洗脱试验）以排除主要的母-婴出血，以及决定是否需要或需要多少 Rh 阴性免疫球蛋白。

分娩是胎盘早剥患者的唯一选择。这里往往有争议，作为创伤团队，其想法是要确保母亲获得适当的诊断以除外颅内或其他损伤。而产科医师同时要保证胎儿的安全，充分的医患沟通是必需的。子宫收缩抑制剂应用于创伤导致的胎盘早剥相关的早产临产时应格外谨慎。一般情况下，应用于患者孕周较小（如，< 32 周）、血流动力学稳定、胎儿状态安全、无活动性出血以及无凝血障碍的情况下。应同时使用皮质类固醇促进肺成熟。

少数患者患有大量的母婴出血而不伴有临床显著的早剥。胎儿心率的异常表现可包括心动过速、变异减少、晚期减速和（或）正弦曲线等。生物物理评分可反映胎儿状态不佳。Kleihauer-Betke 试验可反映胎儿出血情况。这种情况下的大脑中动脉多普勒检查是否具有诊断性仍是未知的。在孕早期，急诊宫内输血可能是另一项选择。

在初始的评估之后，应进行更长时间的 FHR 监测和宫缩监测。监测的持续时间依赖于损伤的严重程度、有无宫缩和（或）阴道出血以及其他临床症状。重大的腹部创伤之后，胎心监护至少 4 小时，若有任何早剥的征象存在，应观察至少 24 小时。

（二）缺氧

母亲的低氧血症可明显导致胎儿的缺氧，给胎儿的评估和管理带来挑战，急性缺氧包括急性支气管哮喘发作和急性呼吸窘迫，常常与脓毒症（肾盂肾炎、阑尾炎）、子痫前期 / 子痫伴肺水肿、颅脑损伤伴呼吸衰竭、羊水栓塞 / 肺栓塞、心脏失代偿（如，二尖瓣狭窄相关的肺水肿）、肺炎和吸入刺激物或烧伤相关。

治疗取决于母亲的初始情况。胎儿心率的监测在评估胎儿能否耐受任何氧气输送减少时是有用的。在没有宫缩情况下，缺氧的胎儿可发生心动过速、胎心失去变异性，而延长的减速只见于早产前。若有宫缩，可见晚期减速。通常的目标是维持母亲 PO_2 在

60mmHg 以上和 SO_2 90% 以上，以改善胎儿的氧合。在持续面罩吸氧下仍低于上述水平的，可能需要呼吸机辅助治疗。另外，避免高碳酸血症或低碳酸血症也作为治疗目标之一。妊娠的女性常有过度通气现象，妊娠期 PCO_2 的正常值约为 35，低水平的 PCO_2 可能与胎盘灌注减少相关。因此，缺氧治疗的目标是维持 PCO_2 在 35～40 之间。

胶体渗透压在维持血管内容量中具有一定的作用，从逻辑上，静脉补充体液将减轻肺水肿，但不应该在这种情况下应用，尤其是急性情况下。因为蛋白质可渗漏到肺间质并进一步加重通气灌注的失衡。然而，严重贫血患者应予以输注浓缩红细胞纠正，因其能最大限度提高氧气输送能力，这对胎儿氧气运送十分重要。

在母亲呼吸衰竭的情况下，不建议分娩，但若母亲在呼吸机辅助通气下仍无法维持适当的氧合，则需终止妊娠。另一部分少见的情况可能需要终止妊娠，尤其是患有肌肉萎缩的孕晚期妇女 (如，脊髓肌肉萎缩)，其膈肌上抬能抑制呼吸，只有通过终止妊娠才能获得缓解。

（三）镰状细胞危象

镰状细胞危象的患者携氧能力具有缺陷，但并非真正的缺氧事件。镰状细胞危象发生在中孕晚期和晚孕期患者，在 FHR 监护仪上有胎儿缺氧的表现。胎儿的评估和管理与支气管哮喘急性发作或其他呼吸衰竭的病例一致。因此，积极的母体治疗以达到良好的氧合作用和子宫灌注的是十分重要的。一般不需要对受累胎儿进行介入治疗。在这种情况下进行输血对胎儿可能比母亲更重要，因其增加的携氧能力可改善胎儿氧气的运输。当危象缓解后，可有 FHR 的改善。

（四）过敏性反应

过敏性反应是一种伴有全身损害的急性变应性反应，包括荨麻疹、呼吸窘迫和休克。刺激物质可以是食物或药物。

当出现呼吸系统的损害或休克或二者同时存在时，胎儿的缺氧是可预见的。与非妊娠女性的治疗相似。紧急复苏应包括保持气道通畅、吸氧、肾上腺素、苯海拉明和补液。FHR 可能表现为晚期减速伴或不伴心动过速。纠正母体的缺氧和血压后可重建胎盘灌注、纠正胎儿缺氧和 FHR 伴随的异常波形，尽管 FHR 恢复正常需要长达 2 个小时。

（五）高血压危象

妊娠期急性高血压危象的发生原因与非妊娠患者相似，如控制不良的慢性高血压、嗜铬细胞瘤或继发于重度子痫前期 / 子痫。在上述任一情况，母亲治疗和胎儿的注意事项原则都是类似的。血压应降低到危险水平以下以避免母亲严重的并发症，如颅内出血。降低血压也可避免胎盘早剥。然而，紧急降低血压应十分慎重，因为这种情况下，胎儿可能不能耐受血压大幅度下降，尤其是骤降。这与使用的药物无关。高血压危象的降压目标应是在 30～60 分钟逐步降低血压，而不是降至正常范围。比如，患者入院血压 220/130mmHg，应逐步降低血压至 160～170/100～105mmHg 之间。可用药物如肼苯哒嗪、拉贝洛尔，推注或缓慢静注小剂量的硝普钠。若使用恰当，这些药物会使血压逐步下降。

对于慢性高血压的病例，尤其是妊娠早期，不应立即计划分娩，应谨慎控制血压，避免过度降压。在过度降压的严重高血压的患者中，胎儿可能出现生长受限或缺氧。

（六）母体酸中毒

罕见的不伴有缺氧或休克的母体代谢性酸中毒将给胎儿管理带来特殊管理挑战。最常见的是糖尿病酮症酸中毒 (DKA)，但其他的情况如，药物或毒物引起的酸中毒（如阿司匹林过量）也可有相似的表现。总的来说，胎儿会因为缓冲物质而缓慢地进展为酸中毒，尤其是 HCO_3^-，它可缓慢地穿过胎盘的胎儿 - 母体血管间隙。胎儿缓冲物质的耗竭将导致胎儿酸中毒。胎儿将表现出 FHR 中伴或不伴变异消失的晚期减速，包括胎儿活动、呼吸和张力的生物物理评分也将减少或消失。在这种情况下，母体酸中毒的纠正可改善胎儿的情况，而胎儿的分娩是无用的。关键是胎儿酸中毒在母体酸中毒纠正后需要数小时甚至更多的时间才能清除。另一原因是，由于巨大的负电荷缓冲，需从胎盘的母体侧至胎儿侧以达到胎儿的平衡，这个过程非常缓慢。在母亲纠正酸中毒的过程中进行持续的 FHR 监护，可提供胎儿恢复的时间信息。在母亲酸中毒纠正前，少数病例可出现胎儿病情恶化，出现濒死前的延长减速 / 心动过缓。在这种情况下，若母亲的病情不缓解而胎儿已达到可存活的孕周，需要急诊剖宫产以挽救胎儿。

在 DKA 中，或在其他无缺氧的代谢性酸中毒情况下，母亲可能严重脱水。这可以导致胎盘低灌注，而缺氧可导致代谢性酸中毒。因此，积极的液体输注以纠正脱水也是同等重要。

（七）抽搐

母亲抽搐，无论是否由于子痫、癫痫或代谢性紊乱，往往导致评估胎儿健康的参数（如 FHR) 发生巨大的变化。抽搐可通过多种途径改变胎盘灌注并由此影响胎儿氧合情况。母亲的缺氧常常导致呼吸减慢。母亲强烈的肌肉运动常引起子宫血流的重新分布，因此母亲抽搐时可导致强烈的子宫缺血，出现强直性或过久的子宫收缩。这些因素共同引起了可预见的 FHR 改变。胎心率的改变往往表现为抽搐过程中出现延长减速或深大的晚期减速。一旦抽搐缓解，减速也可缓解，但会出现一段时期的心动过速和 FHR 变异减少，一般持续 30 分钟至 2 小时。若 FHR 在这之前是正常的，而且母亲目前氧合情况正常且抽搐缓解，FHR 可逐步恢复正常。

抽搐的治疗应针对母亲的情况，与非妊娠患者一样，重点是保持呼吸道通畅，避免母体进一步损害。母亲取左侧卧位以避免主动脉下腔静脉受压。一旦抽搐缓解，治疗目的应以药物预防再次抽搐为主，随后尽可能治疗病因。治疗急性抽搐或癫痫状态的药物选择应结合胎儿情况。因此，如果胎儿尤其是早产儿，在短时间内有分娩可能，应慎用地西泮。因为地西泮可改变体温调节中枢和起到神经抑制作用。这种情况下，短效的巴比妥类药物（如，苯巴比妥）是合适的选择。因为抽搐导致的 FHR 改变很少需要终止妊娠，多数情况下，通过恢复胎盘灌注起到胎儿复苏作用，远比立即分娩更有利，在子痫中也是如此。

（八）甲状腺功能亢进

急性甲状腺功能亢进／甲状腺毒症，尤其是甲状腺危象，是伴有胎儿明显受累的产科急症。潜在的并发症包括窒息、早产、子痫前期和胎儿甲状腺功能亢进。胎儿潜在受累的机制是多因素的。母亲高代谢状态可使子宫的血流重新分配。子宫缺血可引起宫内生长受限 (IUGR)、胎儿缺氧和 (或) 早产。合并子痫前期可进一步加重胎盘低灌注。甲状腺免疫球蛋白 G 能通过胎盘导致胎儿甲状腺功能亢进，增加胎儿的代谢需求。甲状腺危象中，除了因强烈的高代谢状态使胎儿潜在风险增加外，还会引起母亲心力衰竭、肺水肿导致缺氧。

FHR 可有多种改变，根据参与的复杂因素而有所不同，心动过速可能因素为母亲疾病或胎儿甲状腺功能亢进。若胎盘严重低灌注，可出现晚期减速。治疗上，与其他情况相似，纠正母亲情况通常可以改善胎儿的状态，因此不需要立即终止妊娠。

(九) 心脏骤停

子宫的增大，尤其是孕 24 周以上，增大的子宫可影响母体突发心脏骤停时的复苏能力。

腔静脉受压，其原因主要是增大的子宫使母体腹主动脉和下腔静脉受到压迫，阻碍静脉回流，影响心排出量。同时，母体重要生命器官需要的血流流向了低阻力的子宫胎盘床，使其病情进一步恶化。此外，心脏骤停的母亲，胎儿潜在的窒息风险极高。

相对非妊娠女性，妊娠女性的心肺复苏有两方面的差异。首先是需将子宫左侧位移，但倾斜母亲的躯干可能不是最佳选择，因其可降低胸外按压的效率。推荐平卧位并人工将子宫左侧移位。其次是分娩的时机。Katz 等进行了一项大样本的妊娠期心肺骤停的回顾研究。母亲死亡后 5 分钟内分娩的胎儿全部存活，而且神经系统完好。鉴于这一信息和孕妇心肺复苏的知识，若复苏未能在 4 分钟内重建心肺功能，则建议 5 分钟内行急诊剖宫产终止妊娠。

（十）脑死亡和生命支持

也有报道在母亲脑死亡的情况下仍可维持心肺生命支持，为了达到可存活或近足月孕周而延长妊娠。这种情况下，如出现败血症、胎儿窘迫或母亲低血压则需要终止妊娠。因此，一旦胎儿具备存活能力，应予以持续性胎儿监护、积极的血流动力学监测和液体管理以维持适当的子宫胎盘灌注，同时应积极预防感染。可考虑进行抑制子宫收缩治疗。床边应配备紧急剖宫产设施。

五、总结

需要重症监护的患者，其胎儿评估和管理原则在多数情况下是相似的。改善母体的病情和 (或) 稳定母亲的心肺功能应是治疗的第一目标。如果情况得到逆转，最终目标应是改善母体病情，预防早产。若终止妊娠可改善母体疾病，如子痫前期/子痫，母亲应在分娩期维持稳定。深入理解妊娠的生理改变对母体的影响，以及病理状态对胎儿及子宫－胎盘血流的影响，是了解重症患者胎儿评估和管理的重要步骤。

第七章 妇产科微创手术中腹腔镜的发展与应用

第一节 腹腔镜微创手术的适应证

腹腔镜微创手术主要应用于妇科，如卵巢囊肿的细针穿刺，盆腔粘连分离，输卵管梗阻、扭曲、粘连矫治术，异位妊娠手术，子宫肌瘤剔除，妇科肿瘤手术，良性疾病的子宫次全切和全切除等多方面的应用，85%以上的传统妇科手术均可由子宫腹腔镜手术替代。

一、子宫壁切开复位术

子宫翻出是指子宫内膜面向外翻出，是一种罕见的严重的产科并发症，可引起出血、休克及感染。急性子宫翻出未及时发现和抢救，母体死亡率甚高。一般发生在第三产程，极少数在产后24h内。主要是在宫缩不良、宫颈松弛的情况下，胎盘尚未剥离用暴力牵拉脐带或强压宫底所造成。

（一）概述

子宫翻出可分急性和慢性。子宫翻出后立即发现，即为急性，如症状不明显而被忽略或未能及时处理，数天后因宫颈口收缩，使翻出的子宫血运受阻，可发生水肿坏死，引起感染、败血病，也有少数因宫体逐渐复旧缩小，而转变为慢性。按子宫翻出的程度不同，可分为三种类型：翻出的子宫底部在子宫下段或部分突出子宫颈口，称为不完全子宫翻出；子宫内膜面全部翻出到阴道内，称完全子宫翻出；翻出的子宫体脱垂于阴道口外，称翻出子宫脱垂。不完全子宫翻出的症状较轻，可有轻度腹痛，后两者症状明显，产妇感到剧烈腹痛，由于输尿管、卵巢、韧带及腹膜等被牵拉以及神经末梢受刺激，可出现疼痛性休克。因此，分娩后下腹剧痛伴不可解释的休克应考虑子宫翻出。一般经腹部、阴道检查可以确诊。确诊后应积极处理，在预防感染和积极防治休克的同时，可采用不同的方法进行复位。复位的方法有手法复位和手术复位，手术复位又有经阴道复位和经腹部复位。急性子宫翻出可用阴道徒手复位术，如复位失败则可经腹部手术复位，慢性子宫翻出均需手术治疗。如发生严重感染、组织坏死，应控制感染后行子宫切除术。

子宫壁切开复位术可经腹部或经阴道施行，这两种方式均须切开子宫前壁或后壁及宫颈环，才能使子宫复位。经腹子宫壁切开术切口较小、止血较容易，而经阴道手术在腹部无伤口，为一般患者所欢迎。子宫前壁切开复位术在分离膀胱时稍有困难，并有损伤膀胱的可能，但切口缝合后可用膀胱反折腹膜包盖，不易发生粘连。而子宫后壁切开复位术虽然方法较为简单，但易发生粘连，若再次妊娠发生子宫破裂，则不易观察。因此，几种方法各有利弊，应根据临床具体情况选择应用。

（二）子宫壁切开复位术

子宫壁切开复位术适用于：

(1) 经阴道徒手复位术及经腹组织钳牵拉子宫复位术失败。

(2) 慢性子宫翻出，无感染、组织坏死，在一般情况好转后施行手术。

（三）禁忌证

子宫翻出伴有严重感染和组织坏死。

（四）术前准备

(1) 积极防治休克和控制感染。

(2) 给予镇静止痛剂，如哌替啶或吗啡。

（五）麻醉和体位

全身麻醉。取垂头仰卧位。

（六）手术步骤

1. 经腹子宫前壁切开复位术

(1) 推开膀胱：脐下正中切口，用组织钳牵引圆韧带，切开膀胱反折腹膜，推开膀胱，见子宫前壁。

(2) 切开子宫颈环及子宫前壁：用两把组织钳钳夹子宫颈环前缘两侧，向上提起，正中纵行切开此环及子宫前壁。

(3) 子宫复位：术者左手加戴一只手套，示指从切口伸入阴道内，将宫体向上挑起，使子宫复位，然后脱去后戴手套。

(4) 缝合子宫切口：用 1 号铬制肠线间断缝合子宫切口的内 2/3 肌层，不穿透内膜，然后连续褥式缝合浆肌层。也可再用 4 号丝线连续褥式缝合子宫浆膜层，使宫壁缝合缘光滑，以免发生术后粘连。

(5) 缝合腹膜：用 4 号丝线连续缝合子宫膀胱反折腹膜。逐层缝合腹壁切口。

2. 经腹子宫后壁切开复位术

(1) 切开子宫环与子宫后壁：用两把组织钳钳夹宫颈环后缘两侧，向上提起，正中纵行切开此环及子宫后壁。

(2) 子宫复位与缝合子宫切口：同经腹子宫前壁切开复位术。逐层缝合腹壁切口。

3. 经阴道子宫前壁切开复位术

(1) 切开膀胱反折腹膜：用两把组织钳钳夹宫颈环前壁向下拉，在阴道前穹隆做横切口，推开膀胱，横形剪开膀胱反折腹膜。

(2) 切开子宫颈环及子宫前壁：以两侧输卵管口凹陷处做标记，正中纵行切开子宫颈环及子宫前壁。

(3) 子宫复位和缝合子宫切口：用两手手指握住子宫体切口两侧缘，将子宫浆膜面翻出，子宫体向上牵引，使子宫恢复原来的位置，逐层缝合子宫切口。

(4) 缝合膀胱反折腹膜：将子宫从前穹隆切口送入腹腔，用 4 号丝线连续缝合膀胱反折腹膜。

(5) 缝合阴道壁：用 1-0 号肠线间断缝合前穹隆阴道壁。

4. 经阴道子宫后壁切开复位术

(1) 切开阴道后壁：以温盐水纱布包住翻出的宫体，向耻骨联合方向牵引，暴露子宫体后壁及阴道后穹隆，以两侧输卵管口凹陷处作为标记，在宫体中线纵行切开子宫后壁。

(2) 切开宫颈环：左手示指伸入切口做引导，向下切开子宫颈环。

(3) 切开后穹隆：沿子宫颈环切口横形切开阴道后穹隆，进入腹腔。

(4) 子宫复位：用两手手指握住子宫体切口两侧缘，将子宫浆膜面翻出，使子宫复位。

(5) 缝合子宫切口：将宫颈向上牵拉，则见子宫后壁切口，逐层缝合，缝毕将子宫从后穹隆切口送入腹腔。

(6) 缝合后穹隆切口：用 4 号丝线连续缝合腹膜，然后以 1-0 号铬制肠线间断缝合阴道壁。疑有感染可在后穹隆切口放置烟卷引流条。

(七) 术中注意要点

(1) 施行子宫前壁切开术时，应注意勿误伤膀胱。

(2) 子宫后壁切开术应避免直肠损伤。

(3) 如宫颈明显松弛，易再次翻出者，复位后可施行宫腔纱布条填塞术。

(八) 术后处理

子宫壁切开复位术术后做如下处理：

(1) 应留置导尿管 24h。

(2) 应用宫缩剂、抗生素。

(3) 放引流条者，术后 24～48h 拔除。

(4) 填塞宫腔纱布条者，在术后 12～24h 取出。

(九) 并发症

(1) 术后感染。

(2) 子宫后壁切开复位术易发生粘连、子宫后倒，如再次妊娠易发生子宫破裂，难以观察，可劝告患者在术中同时施行绝育术。

二、卵巢囊肿剔除术

卵巢囊肿剔除即是把卵巢上的良性肿瘤剔除，将卵巢组织保存下来的手术，这犹如挖出苹果上的虫蛆或烂斑，余者仍可甘之如饴，也和子宫肌瘤剔除相似，是妇科少有的建设性手术。

卵巢对于生育年龄妇女真是不可缺少。因此，不是万不得已，不要轻易破裂或切除卵巢。卵巢有一对，正因为如此，反倒容易被切掉一侧。

年龄在 40 岁以下，渴望生育的妇女可以考虑选择这一术式。但卵巢肿瘤的性质则是是否选择这一术式的决定性条件：良性肿瘤可以，恶性肿瘤不可以。

（一）临床分类

1.气滞血瘀型

表现为少腹一侧或双侧有肿块，肿块小者多无明显症状，大者心悸气喘，腰酸，小腹下，大便不畅，尿频尿急，舌有瘀点。

2.寒湿瘀滞型

腹部有肿块。下肢浮肿，腹胸积水，食少化滞。

3.气瘀化热型

腹内窜痛剧烈，腹胀泛恶，发热恶寒，精神郁闷，无力倦怠，带下增多，质稠腥秽。各型的共有特征是卵巢囊肿多发于单侧，包膜完整，活动，表面光滑，无腹水，呈囊性，囊壁光滑，形态一致，进展缓慢，病程较长。某些含有内分泌功能的卵巢囊肿，可因其所含肿瘤组织成分不同而产生某些相应激素，从而干扰了卵巢激素的正常分泌和排卵，出现闭经、子宫出血、多毛和不孕等症状。一些卵巢的恶性或巨大肿瘤，使大部分卵巢组织破坏，可出现卵巢功能失调、不排卵、与周围组织粘连、阻塞输卵管等情况，均可造成不孕症。

（二）原因

卵巢囊肿的发病因素不清楚，但环境和内分泌影响在卵巢囊肿致病因素中最受重视。根据其流行病学和病因学调查，右附件囊肿发病因素与高危人群是：

1.内分泌因素

未产妇或未育妇的发病率增加，而妊娠对卵巢癌似有保护作用；月经初潮偏早（12 岁之前）、绝经时间在 50 岁之后、月经过频、应用促排卵剂超过 3 个周期（使用时应与您的医师讨论）、性早熟或男性化等也与卵巢囊肿的发生有关。

2.身体组织液酸化

身体细胞处于酸性体液中，进而形成身体正常细胞溶氧量下降，造成细胞的活性下降，代谢循环减慢，下降到正常值的 65% 时，正常细胞就无法生存，但也有不惜改变染色体采取主动变异的细胞，细胞的表型发生改变，肿瘤性状得以表达，这些细胞迅速扩增，从而形成真正的肿瘤实体。

3.环境因素

膳食结构不合理，如高胆固醇饮食而维生素 A、维生素 C、维生素 E 的缺乏，吸烟、电离辐射等环境因素与其发生有关。

4.长期的饮食结构

生活习惯不好、心理压力过大等因素造成体质过度酸化，人体整体的功能下降，引起肾虚，肝肾同源，卵巢囊肿病理是肾虚肝亦虚，进而引起下焦代谢循环变慢，造成卵巢疾病和内分泌失调，免疫功能下降，从而发展为卵巢组织异常增生，终致卵巢囊肿，甚至癌变。

（三）症状

临床上，子宫右侧附件囊肿上多表现有小腹疼痛，小腹不适，白带增多，内带黄色，白带异味，月经失常，而且子宫右侧附件囊肿的症状表现通常是小腹内有一个坚实而无痛的肿块，有时性交会发生疼痛。当囊肿影响到激素生产时，可能出血，诸如阴道不规则出血或毛体增多等症状。囊肿发生扭转，则有严重腹痛、腹胀，呼吸困难，食欲下降，恶心发热等。较大的囊肿会对膀胱附近造成压迫，引起尿频和排尿困难。

子宫右侧附件囊肿就是指输卵管和卵巢的子宫附件囊肿，子宫右侧附件囊肿临床以卵巢囊肿为多见，子宫右侧附件囊肿可发生于任何年龄，但大多数发生于生育期。

中医认为卵巢囊肿的发生主要在于脏腑虚弱，气血劳损，七情太过，风冷寒湿内侵，经产血瘀阻滞，致肾阳不振，寒凝气滞，阴液散布失司，痰饮夹瘀，或痰饮夹气滞内留，或痹而着，阳气日衰，阴凝不化。

所以女性朋友一定要注意以上的子宫右侧卵巢囊肿的症状，一旦发现这些不适最好尽快就医，这样才能够把握好治疗的最佳时机。对于子宫右侧附件囊肿比较严重的患者，一般需要手术治疗。

（四）检查

1.超声检查

卵巢囊肿超声检查能测知肿块的部位、大小、形态及性质，提示肿瘤囊性或实性、良性或恶性，并与其他疾病鉴别，对卵巢肿瘤的诊断有重要意义。超声检查临床诊断符合率 90%，但直径 1～2cm 的实性肿瘤不易测出。

2.宫颈黏液检查和阴道细胞检查

雌激素使宫颈黏液稀薄，拉丝度长，并出现羊齿状结晶，羊齿状结晶越明显、越粗，提示雌激素作用越显著。若涂片上见成排的椭圆体，提示在雌激素作用的基础上，已受孕激素影响。查表层、中层、底层细胞的百分比，表层细胞的百分率越高反映雌激素水平也越高。

3.基础体温检测

基础体温是指机体在较长时间睡眠醒后尚未进行任何活动时所测得的体温，是维持基本生命活动状态时的体温。由于体温中枢对孕激素极为敏感，因此，排卵后黄体形成，一般体温多在排卵后 2 ～ 3d 上升，少数在排卵日上升。若无排卵，则体温一直持续基础体温。

4. 放射学诊断

放射学诊断是通过腹部平片、静脉肾盂造影、吞钡餐检查、淋巴造影等协助诊断。

5. 细胞学检查

通过穹隆穿刺，抽吸腹水做细胞学检查，在腹腔镜检查或剖腹探查时，可同时在子宫直肠陷凹处吸液检查，这对恶性卵巢囊肿的诊断有较高的准确率。

（五）并发症

1. 提前出现衰老

卵巢囊肿长久不治疗，会使女性内分泌失调，脸上无光泽，提前进入老年状态，随之而来的面无血色、痤疮色斑、面黄肌瘦等情况让女性患者无法承受。

2. 生育困难

卵巢囊肿会逐渐变大，影响到精子和卵子的结合，使患者无法正常受孕，从而导致不孕不育的出现。卵巢功能逐渐衰退，月经停止，卵巢内没有新鲜的细胞流动，卵子存活率极低，精子无法正常着落，诱发不孕不育的情况。

3. 易流产

怀孕早期患上卵巢囊肿的女性患者容易流产，等到囊肿变大后，还会有难产的可能。

4. 恶变

卵巢囊肿不断地增大，会将外界的细菌、病毒带入卵巢，引发卵巢感染，从而出现水肿、充血、炎症等情况，发生恶变的可能，直接威胁到患者的生命安全。

（六）治疗方法

右附件囊肿的诊断一般采用彩色 B 超、X 线检查、腹腔镜等先进诊断技术。

如果囊肿直径小于 5cm，又无证据提示肿瘤的话，多为功能性囊肿，可以密切随访，即 2 ～ 3 个月检查一次，以后再根据情况调整检查间隔时间。若囊肿直径大于 5cm，则多为卵巢肿瘤，一般需要手术治疗。而手术治疗，可以考虑选择子宫腹腔镜微创手术。

子宫右附件囊肿实施微创手术治疗，具有创伤小、恢复快、当日即可下床活动、3 ～ 5d 即可完全康复出院，且不影响生理功能等优点。该术式只需在腹部开几个 3mm 的小孔，无须开刀，即可在电视屏幕前获得比肉眼更清晰的图像。

右附件囊肿虽然容易恶变，但只要做到早检查、早发现、早治疗还是可以避免的。许多妇科病都没有早期症状，因此女性朋友一定要重视妇科检查，妇科检查可以对一些妇科疾病做早期预防和早期治疗，所以不论是否觉得有异常，都应自觉、定时去做妇科检查，每年最少要做一次妇科检查。

（七）手术要点

1.四要素

(1) 判断肿瘤性质，决定是囊肿剔除抑或卵巢切除。

(2) 合适地选择切口，准确地找出层次。

(3) 轻柔、巧妙地剥除囊肿。

(4) 止血、缝合。

2.手术条件

(1) 成熟囊性畸胎瘤，或称"皮样囊肿"，最为常见，又多发于青年妇女，是该术式的主要适应证。

(2) 单纯性囊肿，界限清楚的浆液性或黏液性囊肿。

(3) 卵巢冠囊肿。

(4) 卵巢子宫内膜异位囊肿，也称"巧克力囊肿"，也是最常用剥除法者，尤其在腹腔镜下更为适用。

（八）常见问题

无论是开腹抑或经腹腔镜进行卵巢囊肿剔除术，常遇到以下几个难题：

(1) 囊肿破开。避免囊肿破裂应该是个原则，一是因为破裂后使操作困难，二是囊内液溢出污染腹腔，特别是有恶性细胞播散种植之虞。但破裂有时是难免的，如巧克力囊肿囊壁脆弱、粘连紧密，分离时几乎没有例外地发生破裂。腹腔镜下手术时，甚至开始即将"巧囊"内容抽吸冲洗干净，再切开剥除。皮样囊肿曾是腹腔镜手术的相对禁忌证，现已成为最普通的适应证之一，可以完整剥除后装入小袋中切破，一点一点地取出内容；即使破入腹腔，镜下冲洗（用温水最宜）也非常彻底，不会发生不良后果。

(2) 囊肿扭转。良性囊肿光滑活动，易于扭转，以皮样囊肿为最，是常见的妇科急腹症。手术方案依扭转的情况而定：扭转的程度轻、时间短、卵巢外观正常或仅有少数出血点，仍可进行剥除；若扭转圈数多、缠绕紧，附件水肿变色，则应将附件切除。由此可见，卵巢肿瘤一旦确诊，应尽早手术，剥除囊肿还可保留卵巢，否则便会失去机会而牺牲了一个卵巢。

(3) 恶性或可疑恶性。若术中确认恶性，应放弃剥除之计划。如剥除囊肿切开检视，怀疑恶性，则颇费周折，应送冰冻切片以期明确。安全的办法是，只要在囊内外发现乳头，即不再保留卵巢。不具备冰冻条件，又有可疑之处，也以切除附件为宜。

(4) 术后并发症。囊肿剥除显然比附件切除费时费事，但损伤小，术后少有并发症。少数会因止血不彻底而发生血肿。

(5) 复发。掌握好适应证，认真探查（包括对侧），彻底剥除，则复发机会很少，一般只有 1% ～ 2%。而巧克力囊肿复发是子宫内膜异位症之"恶癖"，另当别论。

(6) 卵巢功能通过术后月经和生育情况的观察，卵巢囊肿剔除后卵巢功能可以保持良好状态。

三、输卵管或卵巢良性肿瘤切除术

输卵管肿瘤甚为少见，而良性较恶性更为少见。输卵管良性肿瘤的组织类型繁多，其中腺癌样瘤相对多见。其他如乳头状瘤、血管瘤、平滑肌瘤、脂肪瘤等均极罕见。由于肿瘤体积小，无症状，术前难以诊断，预后良好。输卵管恶性有原发和继发两种，绝大多数为继发癌，占输卵管恶性肿瘤的 80%～90%，原发灶多数位于卵巢和宫体，也可由对侧输卵管、宫颈癌、直肠癌、乳腺癌转移而来。主要通过淋巴转移。症状、体征和治疗取决于原发灶，预后不良。

（一）概述

原发性输卵管癌发病的平均年龄为 55 岁，大多在 45～60 岁，早期可无症状，在有症状的患者中最主要的表现为阴道排液量多，液体可为黄色水样液或为淡血水，排液可为间断性，排液时可伴有下腹疼痛及腰酸，偶尔患者可有里急后重、小便不畅或尿频等症状。盆腔检查时一侧或双侧可摸到粗大的输卵管或肿块，早期可能只有增厚。诊断较困难，当患者主诉反复的阴道排液或流出血水，尤其是在绝经后、未生育过的妇女，经诊断性刮宫及宫颈活组织检查均为阴性时，则应考虑有输卵管癌的可能。

（二）病因

病因不明。70% 患者有慢性输卵管炎，50% 有不孕史，单侧输卵管癌患者的对侧输卵管经病理检查多有炎性改变，推断慢性炎症刺激可能是发病的诱因。慢性输卵管炎多见，输卵管癌却罕见，炎症并非唯一诱因。

（三）分类

输卵管良性肿瘤少见，来源于副中肾管或中肾管。凡可发生在子宫内的肿瘤均可发生在输卵管内，故种类很多。其中腺癌样瘤相对多见，其他如乳头状瘤、血管瘤、平滑肌瘤、脂肪瘤、畸胎瘤等均罕见。由于肿瘤体积小，无症状。术前难以诊断，预后良好。

输卵管恶性肿瘤有原发和继发两种。绝大多数为继发性癌，占输卵管恶性肿瘤的 80%～90%，多继发于卵巢癌，次为子宫内膜癌，也可来自对侧输卵管或乳腺、胃肠道的癌肿。Finn 等报告 33 例转移性输卵管癌，原发癌分别在卵巢 (20/33)、子宫 (11/33)、对侧输卵管 (1/33) 及直肠 (1/33)。但子宫颈癌很少转移至输卵管。

（四）临床表现

1.阴道排液

约 50% 患者有阴道排液，为黄色水样液体，一般无臭味，量多少不一，常呈间歇性。这是本病最具特异性的症状。

2.阴道流血

多发生于月经中间期或绝经后，为不规则少量出血，刮宫常呈阴性。

3.腹痛

一般为患侧下腹钝痛，为输卵管膨大所致。有时呈阵发性绞痛，为输卵管痉挛性收缩引起。当阴道排出大量液体后，疼痛随之缓解，少数出现剧烈腹痛，则系并发症引起。

4.下腹肿块

妇科检查时常可触及一侧或两侧输卵管增粗或肿块。

质实兼有囊性感，呈腊肠样或形状不规则，有轻触痛，活动常受限。排液后肿块缩小。液体积聚后又复增大。

（五）鉴别诊断

术前确诊率为2%～35%不等。因此凡遇到间歇性阴道排液症状的妇女，应考虑有输出卵管癌的可能。当排液症状和腹痛、腹部肿块有紧密联系时，可做出临床诊断。

辅助诊断：阴道细胞学检查可协助诊断，如出现不典型腺上皮纤毛细胞，提示有输卵管癌的可能。如找到癌细胞，经分段诊断性刮宫排除宫颈癌和子宫内膜癌，宫腔积液检查、超声检查及腹腔镜检查均有助于诊断。

鉴别诊断：输卵管癌与卵巢肿瘤、输卵管卵巢囊肿不易鉴别，如有可疑，宜及早检查。

（六）治疗方法

治疗原则是以手术为主，化疗、放疗为辅的综合治疗，强调首次治疗的彻底性。

(1) 手术是最主要的治疗手段，原则上早期应行全面分期手术，晚期行肿瘤细胞减灭术。

(2) 化学治疗与卵巢癌相似，多采用以铂类和紫杉醇为主的联合化疗方案。

(3) 放射治疗由于以铂类为主的联合化疗疗效显著，较少应用放射治疗。手术治疗是最主要的治疗手段，做全子宫、双侧附件及大网膜切除术，如癌肿已扩散到盆腔或腹腔，仍应争取大块切除肿瘤。一般不主张行盆腔淋巴结清除术。

输卵管良性肿瘤常无临床症状，故很少在术前做出诊断。最后诊断取决于病理组织检查。治疗方法为输卵管切除术，预后好。

四、附件切除术

针对卵巢、子宫等附件内膜异位症或附件炎症合并输卵管粘连或阻塞，保守治疗无效而采取的一种手术方式。

附件切除术包括单侧附件切除术、单侧附件广泛切除术两部分。

（一）单侧附件切除术

1.适应证

(1) 卵巢子宫内膜异位症或附件炎症合并输卵管粘连或阻塞，保守治疗无效。

(2) 卵巢肿物过大致输卵管不能单独分离保留。

2. 麻醉方法

(1) 持续硬脊膜外腔阻滞麻醉。

(2) 气管内插管全身麻醉。

3. 术前准备

有盆腔粘连者，术中可能涉及肠道，术前应做肠道准备。肿瘤与盆底粘连较甚者，需要进行静脉肾盂造影，以了解输尿管、膀胱情况。还需要进行 CT、MRI 检查，了解腹主动脉旁淋巴结、盆腔淋巴结有无肿大。

4. 手术范围

切除患侧输卵管、卵巢及下述范围内的脂肪结缔组织：上至骨盆入口部，高位切断骨盆漏斗韧带；下至阔韧带基底，止于宫侧壁；内侧至输尿管外 11cm，外侧腰大肌及髂血管鞘表面。

5. 手术步骤和技术要点

(1) 切口：根据肿物的大小，确定皮肤切口的长度，确保肿物完整切除。对大的肿物以用腹部纵切口为妥。

(2) 探查：肿物较大时，应先将其挽出腹腔，暴露肿物基底和周围的关系。

(3) 处理肿物基底部：提起输卵管及卵巢，暴露骨盆漏斗韧带、阔韧带上缘及卵巢固有韧带，于肿瘤下缘分次钳、切断卵巢血管及阔韧带，交叉贯穿缝扎残端。

当肿瘤较大、基底较宽时，可使骨盆漏斗韧带缩短，输尿管常会移位，此时应打开骨盆漏斗韧带表面的盆腹膜，在直视下找到输尿管，将输尿管推开，再依上法切断卵巢动、静脉及系膜。

如肿瘤巨大难以挽出腹腔外，且判断为良性的囊性肿瘤时，用纱垫保护好腹壁切口后，可在肿瘤囊壁的少血管区做一荷包缝合，中央切一小孔，插入吸管，紧缩荷包缝合线，防止囊内液流出，缓慢吸出囊内液体，再行手术切除。

(4) 处理输卵管及卵巢固有韧带：于子宫角部钳夹卵巢悬韧带及输卵管，残端线缝扎。

卵巢肿瘤蒂扭转时，静脉瘀血可有血栓形成。如先将蒂松解，可使血栓脱落入血液循环造成栓塞，应在蒂扭转的下方，钳夹后再松解扭转的蒂部，然后切除附件。

(5) 包埋残端缝合阔韧带前后叶，将残端包埋其内。如前叶过少，可将圆韧带覆盖表面，保持光滑。

(6) 关腹缝合腹壁各层。

6. 常见失误分析

(1) 肿瘤穿破。肿瘤巨大而切口偏小，强行娩出肿物致肿瘤穿破，污染术野。

(2) 输尿管损伤肿物过大，基底宽，可致输尿管移位。应在高位，即骨盆入口处打开后腹膜，找到输尿管锐性分离，使其远离肿物，再断骨盆漏斗韧带。

(3) 骨盆漏斗韧带断端出血处理同卵巢切除术。

（二）单侧附件广泛切除术

1. 适应证

(1) 卵巢交界性肿瘤。

(2) 卵巢恶性肿瘤Ⅰ期。

(3) 卵巢生殖细胞恶性肿瘤，原发灶局限于单侧卵巢。

2. 麻醉方法

同单侧附件切除术。

3. 术前特殊准备

CT、MRI检查，了解腹主动脉旁淋巴结、盆腔淋巴结有无肿大。

4. 手术范围

切除患侧输卵管、卵巢及下述范围内的脂肪结缔组织：上至骨盆入口部，高位切断骨盆漏斗韧带；下至阔韧带基底，止于宫侧壁；内侧至输尿管外1cm，外侧腰大肌及髂血管鞘表面。

5. 手术步骤和技术要点

(1) 切口同单侧附件切除术。

(2) 腹盆腔冲洗液细胞学检查进入腹腔后，用注射器将300～500mL生理盐水注入横膈面，升、降结肠沟和大网膜表面。置头高脚低位，于盆底子宫直肠窝取冲洗液，即送细胞学检查。

(3) 检查了解肝、脾、胃、肠、网膜、腹膜后淋巴结，以及肿瘤情况。

(4) 高位切断骨盆漏斗韧带，于骨盆入口处打开骨盆漏斗韧带表面盆腹膜，内侧距输尿管1cm处，沿其行径伸延至阔韧带后叶基底及宫旁；外侧沿腰大肌表面伸延至子宫圆韧带外1/3下方，再沿其行径至子宫角部。提起骨盆漏斗韧带，分离其周围组织，认清输尿管走向后，于骨盆入口处结扎切断该韧带，近端双重结扎或缝扎。

(5) 切断输卵管及卵巢固有韧带。提起骨盆漏斗韧带远端，将阔韧带内疏松组织分离至子宫角部，紧贴子宫角部钳夹切断卵巢固有韧带及输卵管根部，残端缝扎。

(6) 包埋残端。

(7) 关腹。缝合腹壁各层。

（三）常见失误分析

1. 骨盆漏斗韧带残端出血

在高位结扎骨盆漏斗韧带时，应打开其表面腹膜，既可认清输尿管走向，又可防止骨盆漏斗韧带连腹膜一起结扎时易滑脱出血，卵巢动、静脉需双重结扎或缝扎。

2. 输尿管损伤

输尿管在骨盆入口处跨越髂外动脉及骨盆漏斗韧带，在高位结扎该韧带时，若未将输尿管分开，可能损伤输尿管。

（四）适宜患者

附件切除的年龄，以往定为 45 岁以上。现在看来，要从实际出发，尤其是根据妇科内分泌学的进展，卵巢的保留年龄一般以 50 岁为界（绝经年龄平均 49.5 岁），即 50 岁以内者，能保留卵巢者应予以保留。或者 50 岁以后未绝经者的正常卵巢也应予以保留，不以年龄划线。因为，正常绝经后卵巢仍具有一定内分泌功能，还要工作 5 ~ 10 年。保留卵巢有助于稳定自主神经，调节代谢，有利于向老年期过渡。子宫也有其内分泌作用，它是卵巢的靶器官，也不应随便切除。

适合附件切除术的患者子宫切除的年龄定为 45 岁以上，45 岁以下者，尤其 40 岁以下，宜行肌瘤挖除术。行保留附件者，如双侧均可保留，则保留双侧比仅保留单侧为好。保留卵巢其卵巢癌的发生率为 0.15%，不高于未切子宫者。

如果身体有不适，一定要及时到正规的专业医院进行检查和治疗，以免带来不必要的麻烦。希望广大女性朋友引起注意，预防和治疗子宫肌瘤不容忽视。

五、盆腔粘连分解术

盆腔粘连就是说盆腔内的组织器官，譬如子宫、输卵管、卵巢等器官由于感染了细菌或者病毒以后，使组织器官发生了炎性病变，如常见的有子宫输卵管炎、卵巢炎等，这些疾病都会导致组织充血、水肿、分泌物增加，如果这时候不及时到医院就诊的话，就可能发生子宫粘连、输卵管粘连、卵巢与输卵管粘连等，这些情况统称为盆腔粘连。

（一）症状

1. 早期症状不明显

全身症状多不明显，有时可有低热，易感疲劳。病程较长，部分患者可有神经衰弱症状。

2. 疼痛

慢性炎症形成的瘢痕粘连和盆腔充血，可引起下腹部坠胀、疼痛及腰骶部酸痛，常在劳累、性交、月经前后加剧。

3. 不孕症的出现

由于盆腔瘀血，患者可有月经增多，卵巢功能损害可有月经失调，输卵管粘连阻塞时可致不孕。

（二）病因

导致盆腔粘连的病因有很多种，大概为以下两种情况：

(1) 妇科炎症是引起盆腔粘连的主因，最常见的就是盆腔炎和附件炎，如果患者没有及时接受正规系统的治疗，就有可能导致细菌或病毒进一步感染，从而引起盆腔粘连的发生。

(2) 有结核病病史者，如果患者曾经患过结核病，如肺结核、盆腔结核等，结核杆菌同样可以导致盆腔粘连的发生，从而影响女性的生育。

（三）子宫内膜异位

子宫内膜异位是青春期女性最常见、最好发的疾病，有的子宫内膜异位到卵巢，就形成卵巢巧克力囊肿；如果异位到盆腔就形成盆腔粘连，患者可表现为每次来月经的时候痛经症状比较显著，部分女性甚至不得不请假休息，给日常生活和工作带来很大的不便。

（四）盆腔手术

盆腔粘连与邻近器官的手术也有一定关系，常见的盆腔手术包括阑尾手术、子宫肌瘤手术或卵巢手术，如果手术后没有经过正规的消炎治疗，很有可能会出现感染现象，盆腔粘连也是这些手术最常见的并发症之一，所以这些手术过后，我们一般都会建议患者尽早下床活动，以防止发生盆腔器官粘连症状。盆腔粘连的症状可致月经失调，或是闭经、腰酸、腹痛、卵巢无排卵等情况，出现盆腔粘连包括子宫、输卵管和卵巢粘连，这些器官在生育过程中起着非常重要的作用，一旦这些器官发生粘连，肯定会影响精子和卵子的正常结合，而且一旦有炎症感染，分泌物肯定会增加，这些伴有细菌或病毒的分泌物具有杀伤精子和影响精子活力的作用，这样正常的、健康的精子比较少，肯定会影响女性怀孕，甚至有可能导致胎儿畸形、流产等情况的发生。

（五）危害

1. 引发妇科病

盆腔粘连会引发各种妇科疾病，最常见的就是盆腔炎和附件炎，如果患者没有及时接受正规系统的治疗，就有可能导致细菌或病毒进一步感染。

2. 导致女性不孕

有结核病病史者，如果患者曾经患有过结核病的，如肺结核、盆腔结核等，结核杆菌同样可以导致盆腔粘连的发生，从而影响到女性的生育健康。

（六）诊断方法

1. 子宫输卵管造影

采用子宫输卵管碘油造影，观察输卵管通畅情况及24h后直立位腹部正位平片所示盆腔碘油弥散状况，诊断盆腔粘连症。若是碘油过敏可以选用其他试剂。

2. 腹腔镜检查

腹腔镜检查是将腹腔镜自腹壁插入腹腔内观察病变的形态、部位，必要时取有关组织行病理学检查以明确诊断的方法。

腹腔镜直视下输卵管通液检查准确率可达90%～95%。腹腔镜下输卵管通液术是在硬膜外或全麻下，腹腔镜进入盆腔后经双腔管向宫腔内注入美蓝液，以腹腔镜直接观察子宫、卵巢、输卵管外形、活动性、与周围组织有无粘连，伞端有无液体渗出及流出液体的量与速度，借以判断阻塞程度，且可行盆腔粘连松解术。

（七）治疗方法

1. 一般治疗

增加营养，锻炼身体，注意劳逸结合，提高机体抵抗力。

2. 中药腹腔灌注疗法

针对盆腔粘连的发病特点，采用高新技术，运用祖传统医学辨证施治，配合独特的中药方剂，促进炎症的吸收和消退。其临床效果显著。

3. 宫腹腔镜疗法

宫腹腔镜在临床中广泛应用，不但可以判断粘连的程度、粘连的类型，且可以判断粘连的坚韧度。一些较难处理的妇科疾病能直观、简单、安全地解决。对于膜性粘连、纤维肌性粘连可在宫腔镜下分离或用手术剪除；而对于结缔组织样致密粘连则需在 B 超监护下行电切分离术，术后放置宫内节育器防再粘连，并给予雌孕激素续贯用药，促使内膜生长。使患者恢复月经来潮，有的患者可以再次怀孕。

（八）分离技术

1. 宫腹腔镜联合微创技术

这项技术是目前国内用于诊断和治疗不孕不育症的"金标准"，它可以准确、快速、有效地解决因输卵管阻塞、粘连造成的不孕，同时具有手术创伤小、恢复快等特点。

2. 输卵管导丝介入再通术

该技术是在 X 光机电视系统监视下，使用美国 COOK 公司输卵管导丝介入系统所进行的子宫输卵管造影再通术，此技术具有不麻醉、不开刀、无痛苦等优点，能在 30min 内有效疏通两侧梗阻的输卵管。临床证明，该疗法对因输卵管阻塞、粘连造成的不孕症的治疗具有针对性强、治愈率高等独特优势。

3. 中药三期疗法

运用中医三期对症施治，针对女性三个生理周期分阶段用药，促使输卵管通畅，见效快。治疗范围广，适用于各种病因导致的女性不孕症的治疗，尤其适用于月经不调性、内分泌失调不孕，效果极佳。

（九）生活护理

(1) 做好避孕工作，尽量减少人工流产术的创伤。手术中要严格无菌操作，避免致病菌侵入。

(2) 要注意饮食调护，加强营养。发热期间宜食清淡易消化饮食，对高热伤津的患者可给予梨汁或苹果汁、西瓜汁等饮用，但不可冰镇后饮用。白带色黄、量多、质稠的患者属湿热证，忌食煎烤油腻、辛辣之物。少腹冷痛、怕凉，腰酸疼的患者，属寒凝气滞型，则在饮食上可给予姜汤、红糖水、桂圆肉等温热性食物。五心烦热、腰痛者多属肾阴虚，可食肉蛋类血肉有情之品，以滋补强壮。

(3) 有些患者因患有盆腔炎，稍感不适，就自服抗生素，长期服用可以出现阴道内菌群紊乱，而引起阴道分泌物增多，呈白色豆渣样白带，此时应即到医院就诊，排除霉菌性阴道炎。

(4) 急性或亚急性盆腔炎患者要保持大便通畅，并观察大便的性状。若见便中带脓或有里急后重感，要立即到医院就诊，以防盆腔脓肿溃破肠壁，造成急性腹膜炎。

(5) 要注意观察白带的量、质、色、味。白带量多、色黄质稠、有臭秽味者，说明病情较重，如白带由黄转白（或浅黄），量由多变少，味趋于正常（微酸味）说明病情有所好转。

(6) 发热患者在退热时一般出汗较多，要注意保暖，保持身体的干燥，出汗后给予更换衣裤，避免吹空调或直吹对流风。

(7) 被诊为急性或亚急性盆腔炎患者，一定要遵医嘱积极配合治疗。患者一定要卧床休息或取半卧位，以利炎症局限化和分泌物的排出。慢性盆腔炎患者也不要过于劳累，做到劳逸结合，节制房事，以避免症状加重。

(8) 月经期、人流术后及上环、取环等妇科手术后阴道有流血，一定要禁止性生活，禁止游泳、盆浴、洗桑拿浴，要勤换卫生巾，因此时机体抵抗力下降，致病菌易乘虚而入，造成感染。

(9) 杜绝各种感染途径，保持会阴部清洁、干燥，每晚用清水清洗外阴，做到专人专盆，切不可用手掏洗阴道内，也不可用热水、肥皂等洗外阴。盆腔炎时白带量多、质黏稠，所以要勤换内裤，不穿紧身、化纤质地内裤。

六、子宫内膜异位症的治疗

子宫内膜异位症是指有活性的内膜细胞种植在子宫内膜以外的位置而形成的一种女性常见妇科疾病。内膜细胞本该生长在子宫腔内，但由于子宫腔通过输卵管与盆腔相通，因此使内膜细胞可经由输卵管进入盆腔异位生长。目前对此病发病的机制有多种说法，其中被普遍认可的是子宫内膜种植学说。本病多发生于生育年龄的女性，青春期前不发病，绝经后异位病灶可逐渐萎缩退化。

子宫内膜异位症的主要病理变化为异位内膜周期性出血及其周围组织纤维化，形成异位结节，痛经、慢性盆腔痛、月经异常和不孕是其主要症状。病变可以波及所有的盆腔组织和器官，以卵巢、子宫直肠陷凹、宫骶韧带等部位最常见，也可发生于腹腔、胸腔、四肢等处。

（一）发病率

流行病学调查显示，育龄期是子宫内膜异位症的高发年龄，其中76%在25～45岁，与子宫内膜异位症是激素依赖性疾病的特点相符合。有报道，绝经后用激素补充治疗的妇女也有发病者。生育少、生育晚的妇女发病明显高于生育多、生育早者。近年来发病率呈明显上升趋势，与社会经济状况呈正相关，与剖宫产率增高、人工流产与宫腹腔镜操作增多有关，在慢性盆腔疼痛及痛经患者中的发病率为20%～90%，25%～35%不孕患者与子宫内膜异位症有关,妇科手术中有5%～15%患者被发现有子宫内膜异位症存在。

子宫内膜异位症的病因至今尚未阐明,目前主要学说及发病因素有以下几种:

1. 异位种植学说

1921年Sampson首先提出经期时子宫内膜腺上皮和间质细胞可随经血逆流,经输卵管进入盆腔,种植于卵巢和邻近的盆腔腹膜,并在该处继续生长、蔓延,形成盆腔内膜异位症,也称为经血逆流学说,多数临床和实验资料均支持这一学说。70%～90%妇女有经血逆流,在经血或早卵泡期的腹腔液中,均可见存活的内膜细胞。先天性阴道闭锁或宫颈狭窄等经血排出受阻者发病率高。医源性内膜种植,如剖宫产后腹壁瘢痕或分娩后会阴切口出现子宫内膜异位症,可能是术时将子宫内膜带至切口直接种植所致,患者有多次宫腔手术操作史(人工流产、输卵管通液等)也不少见。动物实验能将经血中的子宫内膜移植于猕猴腹腔内存活生长,形成典型子宫内膜异位症。种植学说虽被绝大多数学者接受,但无法解释在多数育龄女性中存在经血逆流的现象,但仅少数(10%～15%)女性发病。

子宫内膜也可以通过淋巴及静脉向远处播散,发生异位种植,是子宫内膜异位种植学说的组成部分。不少学者在光镜检查时发现盆腔淋巴管、淋巴结和盆腔静脉中有子宫内膜组织,提出子宫内膜可通过淋巴和静脉向远处播散。临床上所见远离盆腔的器官,如肺、四肢皮肤、肌肉等发生内膜异位症,可能就是内膜通过血行和淋巴播散的结果。该学说无法说明子宫内膜如何通过静脉和淋巴系统,而盆腔外内膜异位症的发病率又极低。

2. 体腔上皮化生学说

卵巢表面上皮、盆腔腹膜均是由胚胎期具有高度化生潜能的体腔上皮分化而来,Mayer提出体腔上皮分化来的组织在受到持续卵巢激素或经血及慢性炎症的反复刺激后,能被激活转化为子宫内膜样组织。但目前仅有动物试验证实,小鼠卵巢表面上皮可经过K-ras激活途径直接化生为卵巢内膜异位症病变。

3. 诱导学说

未分化的腹膜组织在内源性生物化学因素诱导下,可发展成为子宫内膜组织,种植的内膜可以释放化学物质诱导未分化的间充质形成子宫内膜异位组织。此学说是体腔上皮化生学说的延伸,在兔动物实验中已证实,而在人类中尚无证据。

4. 遗传因素

内膜异位症具有一定的家族聚集性,某些患者的发病可能与遗传有关,患者一级亲属的发病风险是无家族史者的7倍,人群研究发现单卵双胎姐妹中一方患有内膜异位症时,另一方发生率可达75%。子宫内膜异位组织中存在非整倍体(11,16,17)、三倍体(1,7)、单倍体(9,17),以及片段丢失(1p,22q,5p,6q,70等)染色体异常。此外,有研究发现内膜异位症与谷胱甘肽转移酶、半乳糖转移酶和雌激素受体的基因多态性有关,提示该病存在遗传易感性。

5.免疫与炎症因素

越来越多的证据表明，免疫调节异常在内膜异位症的发生、发展各环节起重要作用，表现为免疫监视功能、免疫杀伤细胞的细胞毒作用减弱而不能有效清除异位内膜。研究还发现，内膜异位症与系统性红斑狼疮、黑色素瘤及某些 HLA 抗原有关，患者的 IgG 及抗子宫内膜抗体明显增加，表明其具有自身免疫性疾病的特征。还有证据表明，内膜异位症与亚临床腹膜炎有关，表现为腹腔液中巨噬细胞、炎性细胞因子、生长因子、促血管生成物质增加，从而促进异位内膜存活、增殖并导致局部纤维增生、粘连。

6.其他因素

国内学者提出"在位内膜决定论"，认为在位子宫内膜的生物学特性是内膜异位症发生的决定因素，局部微环境是影响因素。内膜异位症患者在位子宫内膜的特性如黏附性、侵袭性、刺激形成血管的能力均强于非内膜异位症患者的在位子宫内膜。环境因素也与内膜异位症之间存在潜在联系，二噁英在内膜异位症发病中有一定作用。血管生成因素也可能参与内膜异位症的发生，患者腹腔液中血管内皮生长因子 (VEGF) 等血管生长因子增多，使盆腔微血管生长增加，导致异位内膜易于种植生长。异位内膜除自分泌雌激素外，还可削弱对局部雌激素的灭活作用促进自身增殖。此外，异位内膜细胞凋亡减少也可能与疾病进程有关。

（三）病理

内膜异位症的基本病理变化为异位子宫内膜随卵巢激素变化而发生周期性出血，导致周围纤维组织增生和囊肿、粘连形成，在病变区出现紫褐色斑点或小泡，最终发展为大小不等的紫褐色实质性结节或包块。

1.大体病理

(1) 卵巢：最易被异位内膜侵犯，约80%病变累及一侧，累及双侧占50%，异位病灶分为微小病灶型和典型病灶型两种。微小病灶型属早期，位于卵巢浅表皮层并在其内生长、反复周期性出血，形成单个或多个囊肿型的典型病变，称卵巢子宫内膜异位囊肿。囊肿大小不一，直径多在5cm左右，大至10～20cm，内含巧克力样糊状陈旧血性液体，故又称为卵巢巧克力囊肿。囊肿增大时表面呈灰蓝色。囊肿在月经期内出血增多，腔内压力大，特别是近卵巢表面的囊壁易反复破裂，破裂后囊内容物刺激局部腹膜发生局部炎性反应和组织纤维化，导致卵巢与邻近的子宫、阔韧带、盆侧壁或乙状结肠等紧密粘连，致使卵巢固定在盆腔内，活动度差。手术时若强行剥离，粘连局部囊壁极易破裂，流出黏稠暗褐色陈旧血液。这种粘连是卵巢子宫内膜异位囊肿的临床特征之一，可借此与其他出血性卵巢囊肿相鉴别。

(2) 宫骶韧带、直肠子宫陷凹和子宫后壁下段：这些部位处于盆腔后部较低处，与经血中的内膜碎屑接触最多，故为内膜异位症的好发部位。病变早期、轻者局部有散在紫褐色出血点或颗粒状结节，宫骶韧带增粗或结节样改变。随病变发展，子宫后壁与直肠前壁粘连，直肠子宫陷凹变浅甚至消失，重者病灶向阴道直肠膈发展，在膈内形成肿块并向阴道后穹隆或直肠腔凸出，但穿破阴道或直肠黏膜罕见。

(3) 盆腔腹膜：盆腔腹膜内异症分为色素沉着型和无色素沉着型两种，腹腔镜下前者呈紫蓝色或黑色结节，为典型病灶，含有内膜腺体和间质细胞、纤维素、血管成分，并有出血；后者为无色素的早期病灶，但较前者更具活性，并有红色火焰样、息肉样、白色透明变、卵巢周围粘连、黄棕色腹膜斑等。无色素异位病变发展成典型病灶需 6 ~ 24 个月。腹腔镜检查可以发现多处微小的腹膜内异症病灶。

(4) 输卵管及宫颈：异位内膜累及输卵管和宫颈少见。偶在输卵管浆膜层可见紫蓝色斑点或结节，管腔多通畅。宫颈异位病灶多系内膜直接种植，呈暗红色或紫蓝色颗粒于宫颈表面，经期略增大，易被误诊为宫颈腺囊肿。深部病灶宫颈剖面呈紫蓝色小点或含陈旧血液的小囊腔，多系直肠子宫陷凹病灶蔓延而来。

(5) 其他部位：阑尾、膀胱、直肠异位病灶呈紫蓝色或红棕色点、片状病损，很少穿透脏器黏膜层。会阴及腹壁瘢痕处异位病灶因反复出血致局部纤维增生而形成圆形结节，病程长者结节可大至数厘米，偶见典型的紫蓝色或陈旧出血灶。

2. 镜下检查

典型的异位内膜组织在镜下可见子宫内膜上皮、腺体、内膜间质、纤维素及出血等成分。无色素型早期异位病灶一般可见到典型的内膜组织，但异位内膜反复出血后，这些组织结构可被破坏而难以发现，出现临床表现极典型而组织学特征极少的不一致现象，约占24%。出血来自间质内血管，镜下找到少量内膜间质细胞即可确诊内膜异位症，临床表现和术中所见很典型，即使镜下仅能在卵巢囊壁中发现红细胞或含铁血黄素细胞等出血证据，也应视为内膜异位症。肉眼正常的腹膜组织镜检时发现子宫内膜腺体及间质，称为镜下内膜异位症，发生率10% ~ 15%，可能在内膜异位症的组织发生及治疗后复发方面起重要作用。

异位内膜组织可随卵巢周期变化而有增生和分泌改变，但其改变与在位子宫内膜并不一定同步，多表现为增生期改变。

异位内膜极少发生恶变，发生率低于1%，恶变率低于1%，恶变机制并不明确。内异症恶变的细胞类型为透明细胞癌和子宫内膜样癌。

(四) 临床表现

内膜异位症的临床表现因人和病变部位的不同而多种多样，症状特征与月经周期密切相关。有 25% 的患者无任何症状。

1. 症状

(1) 下腹痛和痛经：疼痛是内膜异位症的主要症状，典型症状为继发性痛经，进行性加重：疼痛多位于下腹、腰骶及盆腔中部，有时可放射至会阴部、肛门及大腿，常于月经来潮时出现，并持续至整个经期。疼痛严重程度与病灶大小不一定呈正比，粘连严重的卵巢异位囊肿患者可能并无疼痛，而盆腔内小的散在病灶却可引起难以忍受的疼痛。少数患者可表现为持续性下腹痛，经期加剧。但有 27% ～ 40% 患者无痛经，因此痛经不是内膜异位症诊断的必需症状。

(2) 不孕：内膜异位症患者不孕率高达 40%。引起不孕的原因复杂，如盆腔微环境改变影响精卵结合及运送、免疫功能异常导致抗子宫内膜抗体增加而破坏子宫内膜正常代谢及生理功能、卵巢功能异常导致排卵障碍和黄体形成不良等。中、重度患者可因卵巢、输卵管周围粘连而影响受精卵运输。

(3) 性交不适：多见于直肠子宫陷凹有异位病灶或因局部粘连使子宫后倾固定者。性交时碰撞或子宫收缩上提而引起疼痛，一般表现为深部性交痛，月经来潮前性交痛最明显。

(4) 月经异常：15% ～ 30% 患者有经量增多、经期延长或月经淋漓不尽或经前期点滴出血。可能与卵巢实质病变、无排卵黄体功能不足或合并有子宫腺肌病和子宫肌瘤有关。

(5) 其他特殊症状：盆腔外任何部位有异位内膜种植生长时，均可在局部出现周期性疼痛、出血和肿块，并出现相应症状。肠道内膜异位症可出现腹痛、腹泻、便秘或周期性少量便血，严重者可因肿块压迫肠腔而出现肠梗阻症状；膀胱内膜异位症常在经期出现尿痛和尿频，但多被痛经症状掩盖而被忽视；异位病灶侵犯和 (或) 压迫输尿管时，引起输尿管狭窄、阻塞，出现腰痛和血尿，甚至形成肾盂积水和继发性肾萎缩；手术瘢痕异位症患者常在剖宫产或会阴侧切术后数月至数年出现周期性瘢痕处疼痛，在瘢痕深部扪及剧痛包块，随时间延长，包块逐渐增大，疼痛加剧。

除上述症状外，卵巢子宫内膜异位囊肿破裂时，囊内容物流入盆腹腔引起突发性剧烈腹痛，伴恶心、呕吐和肛门坠胀。疼痛多发生于经期前后、性交后或其他腹压增加的情况，症状类似输卵管妊娠破裂，但无腹腔内出血。

2. 体征

卵巢异位囊肿较大时，妇科检查可扪及与子宫粘连的肿块。囊肿破裂时腹膜刺激征阳性。典型盆腔内膜异位症双合诊检查时，可发现子宫后倾固定，直肠子宫陷凹、宫骶韧带或子宫后壁下方可扪及触痛性结节，一侧或双侧附件处触及囊实性包块，活动度差。病变累及直肠阴道间隙时，可在阴道后穹隆触及、触痛明显，或直接看到局部隆起的小结节或紫蓝色斑点。

（五）诊断

生育年龄女性有继发性痛经且进行性加重、不孕或慢性盆腔痛，盆腔检查扪及与子宫相连的囊性包块或盆腔内有触痛性结节，即可初步诊断为子宫内膜异位症。但临床上常需借助下列辅助检查。经腹腔镜检查的盆腔可见病灶和病灶的活组织病理检查是确诊依据，但病理学检查结果阴性并不能排除内膜异位症的诊断。

1. 影像学检查

B 型超声检查是诊断卵巢异位囊肿和膀胱、直肠内膜异位症的重要方法，可确定异位囊肿位置、大小和形状，其诊断敏感性和特异性均在 96% 以上。囊肿呈圆形或椭圆形，与周围特别与子宫粘连，囊壁厚而粗糙，囊内有细小的絮状光点。因囊肿回声图像无特异性，不能单纯依靠 B 型超声图像确诊。盆腔 CT 及 MRI 对盆腔内膜异位症有诊断价值，但不作为初选的诊断方法。

2. 血清 CA125 测定

血清 CA125 水平可能增高，重症患者更为明显，但变化范围很大，临床上多用于重度内膜异位症和疑有深部异位病灶者。在诊断早期内膜异位症时，腹腔液 CA125 值较血清值更有意义。但 CA125 在其他疾病如卵巢癌、盆腔炎性疾病中也可以出现增高，CA125 水平用于监测异位内膜病变活动情况更有临床价值，动态检测 CA125 有助于评估疗效和预测复发。

3. 腹腔镜检查

这是目前国际公认的内膜异位症诊断的最佳方法，除了阴道或其他部位的直视可见的病变之外，腹腔镜检查是确诊盆腔内膜异位症的标准方法。在腹腔镜下见到大体病理所述典型病灶或可以病变进行活体检查即可确诊。下列情况应首选腹腔镜检查：疑为内膜异位症的不孕症患者，妇科检查及 B 型超声检查无阳性发现的慢性腹痛及痛经进行性加重者，有症状特别是血清 CA125 水平升高者，只有在腹腔镜检查或剖腹探查直视下才能确定内膜异位症临床分期。

（六）鉴别诊断

内膜异位症易与下述疾病混淆，应予以鉴别。

1. 卵巢恶性肿瘤

早期无症状，有症状时多呈持续性腹痛、腹胀，病情发展快，一般情况差。B 型超声图像显示包块为混合性或实性，血清 CA125 值多显著升高，多大于 100IU/mL。腹腔镜检查或剖腹探查可鉴别。

2. 盆腔炎性包块

多有急性或反复发作的盆腔感染史，疼痛无周期性，平时也有下腹部隐痛，可伴发热和白细胞增高等，抗生素治疗有效。

3. 子宫腺肌病

痛经症状与内膜异位症相似，但多位于下腹正中且更剧烈，子宫多呈均匀性增大，质硬。经期检查时，子宫触痛明显。此病常与内膜异位症并存。

（七）治疗

治疗内膜异位症的根本目的是"缩减和去除病灶，减轻和控制疼痛，治疗和促进生育，预防和减少复发"。治疗方法应根据患者年龄、症状、病变部位和范围以及对生育要求等加以选择，强调治疗个体化。症状轻或无症状的轻微病变可选用期待治疗；有生育要求的轻度患者经过全面诊断评估后可以先给予药物治疗，重者行保留生育功能手术；年轻无生育要求的重度患者，可行保留卵巢功能手术，并辅以性激素治疗；症状及病变均严重的无生育要求者，考虑行根治性手术。

1. 期待治疗

仅适用轻度内膜异位症患者，采用定期随访，并对症处理病变引起的轻微经期腹痛，可给予前列腺素合成酶抑制剂（吲哚美辛、萘普生、布洛芬）等；希望生育者一般不用期待治疗，应尽早促使其妊娠，一旦妊娠，异位内膜病灶坏死萎缩，分娩后症状缓解并有望治愈。

2. 药物治疗

包括抑制疼痛的对症治疗、抑制雌激素合成使异位内膜萎缩、阻断下丘脑 - 垂体 - 卵巢轴的刺激和出血周期为目的的性激素治疗，适用于有慢性盆腔痛、经期痛经症状明显、有生育要求及无卵巢囊肿形成患者，采用使患者假孕或假绝经性激素疗法，已成为临床治疗内膜异位症的常用方法，但对较大的卵巢内膜异位囊肿，特别是卵巢包块性质未明者，宜采用手术治疗。

(1) 口服避孕药：这是最早用于治疗内膜异位症的激素类药物，其目的是降低垂体促性腺激素水平，并直接作用于子宫内膜和异位内膜，导致内膜萎缩和经量减少。长期连续服用避孕药造成类似妊娠的人工闭经，称假孕疗法。目前临床上常用低剂量高效孕激素和炔雌醇复合制剂，用法为每日 1 片，连续用 6 ～ 9 个月，此法适用于轻度内膜异位症患者。副作用主要有恶心、呕吐，并警惕血栓形成风险。

(2) 孕激素：单用人工合成高效孕激素，通过抑制垂体促性腺激素分泌，造成无周期性的低雌激素状态，并与内源性雌激素共同作用，造成高孕激素性闭经和内膜蜕膜化形成假孕。各种制剂疗效相近，且费用较低。所用剂量为避孕剂量 3 ～ 4 倍，连续应用 6 个月，如甲羟孕酮 30mg/d，副作用有恶心、轻度抑郁、水钠潴留、体重增加及阴道不规则点滴出血等。患者在停药数月后痛经缓解，月经恢复。

(3) 孕激素受体拮抗剂：米非司酮与子宫孕酮受体的亲和力是孕酮的 5 倍，具有强抗孕激素作用，每日口服 25 ～ 100mg，造成闭经使病灶萎缩。副作用轻，无雌激素样影响，也无骨质丢失危险，长期疗效有待证实。

(4) 孕三烯酮：甲睾酮甾体类药物，有抗孕激素、中度抗雌激素和抗性腺效应，能增加游离睾酮含量，减少性激素结合球蛋白水平，抑制促卵泡生成素 (FSH)、促黄体生成素 (LH) 峰值并减少 LH 均值，使体内雌激素水平下降，异位内膜萎缩、吸收，也是一种假绝经疗法。该药在血浆中半衰期长达 28h，每周仅需用药 2 次，每次 2.5mg，于月经第 1 日开始服药，6 个月为 1 个疗程。治疗后 50% ～ 100% 患者发生闭经，症状缓解率达 95% 以上。孕三烯酮与达那唑相比，疗效相近，但副作用较低，对肝功能影响较小且可逆，很少因转氨酶过高而中途停药，且用药量少、方便。

(5) 达那唑：为合成的 17α- 乙炔睾酮衍生物。抑制 FSH、LH 峰；抑制卵巢甾体激素生成并增加雌、孕激素代谢；直接与子宫内膜雌、孕激素受体结合抑制内膜细胞增生，最终导致子宫内膜萎缩，出现闭经。因 FSH、LH 呈低水平，又称假绝经疗法。适用于轻度及中度内膜异位症痛经明显的患者。用法：月经第 1 日开始口服 200mg，每日 2～3 次，持续用药 6 个月。若痛经不缓解或未闭经，可加至每日 4 次。疗程结束后约 90% 症状消失。停药后 4～6 周恢复月经及排卵。副作用有恶心、头痛、潮热、乳房缩小、体重增加、性欲减退、多毛、痤疮、皮脂增加、肌痛性痉挛等，一般能耐受。药物主要在肝脏代谢，已有肝功能损害者不宜使用，也不适用于高血压、心力衰竭、肾功能不全者。

(6) 促性腺激素释放激素 (GnRH) 激动剂：为人工合成的十肽类化合物，其作用与体内 GnRH 相同，促进垂体 LH 和 FSH 释放，但其对 GnRH 受体的亲和力较天然 GnRH 高百倍，且半衰期长、稳定性好，抑制垂体分泌促性腺激素，导致卵巢激素水平明显下降，出现暂时性闭经，此疗法又称药物性卵巢切除。目前常用的 GnRH-α 类药物有：亮丙瑞林 3.75mg，月经第 1 日皮下注射后，每隔 28d 注射 1 次，共 3～6 次；戈舍瑞林 3.6mg，用法同前。用药后一般第 2 个月开始闭经，可使痛经缓解，停药后在短期内排卵可恢复。副作用主要有潮热、阴道干燥、性欲减退和骨质丢失等绝经症状，停药后多可消失。但骨质丢失需时 1 年才能逐渐恢复正常。因此在应用 GnRH3～6 个月时可以酌情给予反向添加治疗提高雌激素水平，预防低雌激素状态相关的血管症状和骨质丢失的发生，可以增加患者的顺应性，如妊马雌酮 0.625mg 加甲羟孕酮 2mg，每日 1 次，或替勃龙 1.25mg/d。

3. 手术治疗

适用于药物治疗后症状不缓解，局部病变加剧或生育功能未恢复者，较大的卵巢内膜异位囊肿者。腹腔镜手术是首选的手术方法，目前认为腹腔镜确诊、手术＋药物为内膜异位症的金标准治疗。手术方式有：

(1) 保留生育功能手术：切净或破坏所有可见的异位内膜病灶、分离粘连、恢复正常的解剖结构，但保留子宫、一侧或双侧卵巢，至少保留部分卵巢组织。适用于药物治疗无效、年轻和有生育要求的患者。术后复发率约 40%，因此术后尽早妊娠或使用药物以减少复发。

(2) 保留卵巢功能手术：切除盆腔内病灶及子宫，保留至少一侧或部分卵巢。适用于Ⅲ、Ⅳ期患者、症状明显且无生育要求的 45 岁以下患者。术后复发率约 5%。

(3) 根治性手术：将子宫、双附件及盆腔内所有异位内膜病灶予以切除和清除，适用于 45 岁以上重症患者。术后不用雌激素补充治疗者，几乎不复发。双侧卵巢切除后，即使盆腔内残留部分异位内膜病灶，也能逐渐自行萎缩退化直至消失。

4. 手术与药物联合治疗

手术治疗前给予 3～6 个月的药物治疗，使异位病灶缩小、软化，有利于缩小手术范围和手术操作。对保守性手术、手术不彻底或术后疼痛不缓解者，术后给予 6 个月的药物治疗，推迟复发。

第二节　腹腔镜在异位妊娠治疗中的应用

一、异位妊娠

孕卵在子宫腔外着床发育的异常妊娠过程，也称"宫外孕"。以输卵管妊娠最常见。病因常由于输卵管管腔或周围的炎症，引起管腔通畅不佳，阻碍孕卵正常运行，使之在输卵管内停留、着床、发育，导致输卵管妊娠流产或破裂。

在流产或破裂前往往无明显症状，也可有停经、腹痛、少量阴道出血。破裂后表现为急性剧烈腹痛，反复发作，阴道出血，以至休克。

（一）症状体征

临床表现：输卵管妊娠的临床表现与孕卵在输卵管的着床部位、有无流产或破裂、腹腔内血量多少及发病时间有关。

输卵管妊娠流产或破裂前，症状和体征均不明显，除短期停经及妊娠表现外，有时出现一侧下腹胀痛，检查时输卵管正常或有肿大。输卵管妊娠流产或破裂后，根据病情急缓一般分为急性和陈旧性两种类型。

1. 急性宫外孕

(1) 症状：

1) 停经。除间质部妊娠停经时间较长外，大都停经 6～8 周，一般在停经后发生腹痛、阴道出血等症状，但 20% 左右患者主诉并无停经史。

2) 腹痛。为患者就诊时最主要的症状，腹痛系由输卵管膨大、破裂及血液刺激腹膜等多种因素引起，破裂时患者突感一侧下腹撕裂样疼痛，常伴恶心呕吐，若血液局限于病变区，表现为下腹局部疼痛；血液积聚在子宫直肠陷凹时，肛门有坠胀感；出血量过多，血液由盆腔流至腹腔，疼痛即由下腹向全腹扩散；血液刺激膈肌时，可引起肩胛放射性疼痛。

3) 阴道出血。胚胎死亡后，常有不规则阴道出血，色深褐，量少，一般不超过月经量，但淋漓不净。

4) 晕厥与休克。由于腹腔内急性出血，可引起血容量减少及剧烈腹痛，轻者常有晕厥，重者出现休克，其严重程度与腹腔内出血速度和出血量成正比，即出血越多越急，症状出现越迅速越严重，但与阴道出血量不成正比。

(2) 体征：

一般情况腹腔内出血较多时，呈急性贫血外貌，大量出血时则有面色苍白，四肢湿冷，脉搏快而细弱及血压下降等休克症状，体温一般正常，休克时略低，腹腔内血液吸收时可稍升高，但不超过 38℃。

腹部检查下腹部有明显压痛及反跳痛，尤以患侧为剧，但腹肌紧张较腹膜炎时之板状腹为轻，出血较多时叩诊有移动性浊音，历时较长后形成血凝块，下腹可触及软性肿块，反复出血使肿块增大变硬。

盆腔检查阴道后穹窿饱满，触痛，宫颈有明显举痛，将宫颈轻轻上抬或向左右摇动时，即可引起剧烈疼痛，子宫稍大而软，内出血多时，子宫有漂浮感，子宫一侧或后方可触及肿块，质似湿面粉团，边界不清楚，触痛明显，间质部妊娠与其他部位输卵管妊娠表现不同，子宫大小与停经月份基本符合，但子宫轮廓不相对称，患侧宫角部突出，破裂所致的征象极像妊娠子宫破裂。

2. 陈旧性异位妊娠

陈旧性异位妊娠是指输卵管妊娠流产或破裂后病程长，经反复内出血病情渐趋稳定，此时胚胎死亡，绒毛退化，内出血停止，腹痛有所减轻，但所形成的血肿逐渐机化变硬，且与周围组织及器官粘连，陈旧性异位妊娠患者可询及停经后反复内出血发作史，其临床特点为阴道不规则出血，阵发性腹痛，附件肿块及低热，低热为腹腔内血液吸收过程引起，如合并继发感染，则表现为高热。

（二）病理病因

输卵管妊娠是妇产科常见急腹症之一，当输卵管妊娠流产或破裂急性发作时，可引起腹腔内严重出血，如不及时诊断，积极抢救，可危及生命。

输卵管妊娠的发病部位以壶腹部最多，占 55% ～ 60%；其次为峡部，占 20% ～ 25%；再次为伞端，占 17%；间质部妊娠最少，仅占 2% ～ 4%。

1. 慢性输卵管炎

慢性输卵管炎可使输卵管黏膜皱襞粘连，导致管腔狭窄，黏膜破坏，上皮纤毛缺失，输卵管周围粘连，管形扭曲，以上情况影响孕卵在输卵管的正常运行和通过，是造成输卵管妊娠的主要原因。

2. 受精卵外游

孕卵在一侧输卵管受精后，沿着伞端能游到对侧输卵管，由于时间延长，尚未走到子宫腔内就具备了着床能力，而形成异位妊娠症状。

3. 盆腔肿瘤

盆腔肿瘤压迫或牵引，使输卵管移位或变形，阻碍受精卵通过，这是引发异位妊娠的原因，也是导致异位妊娠症状的表现的起因。

4. 输卵管发育不良

输卵管发育或功能异常，输卵管发育异常如输卵管过长、肌层发育不良、黏膜纤毛缺如、双管输卵管、额外伞部等，均可成为输卵管妊娠的原因。输卵管的生理功能复杂，输卵管壁的蠕动、纤毛活动，以及上皮细胞的分泌均受雌、孕激素的调节，如两种激素之间平衡失调，将会影响孕卵的运送而发生输卵管妊娠。

输卵管手术后，输卵管绝育术不论采用结扎、电凝或环套法，如形成输卵管瘘管或再通，均有导致输卵管妊娠的可能，输卵管绝育后复通术或输卵管成形术，也可因瘢痕使管腔狭窄、通畅不良而致病。

5. 辅助生育技术

从最早的人工授精到目前常用的促排卵药物的应用，以及体外受精一胚胎移植(1VF—ET) 或配子输卵管内移植 (GIFT) 等，均有异位妊娠发生，且发生率为 5% 左右，比一般原因异位妊娠发生率为高。其相关易患的因素有术前输卵管病变、盆腔手术史、移植胚胎的技术因素、置入胚胎的数量和质量、激素环境、胚胎移植时移植液过多等。

6. 其他

输卵管因周围肿瘤，如子宫肌瘤或卵巢肿瘤的压迫，特别是子宫内膜异位症引起输卵管、卵巢周围组织的粘连，也可影响输卵管管腔通畅，使受精卵运行受阻。也有研究认为，胚胎本身的缺陷、人工流产、吸烟等也与异位妊娠的发病有关。

盆腔子宫内膜异位症。子宫内膜异位症引起的输卵管妊娠主要由机械因素所致，此外，异位于盆腔的子宫内膜，对孕卵可能有趋化作用，促使其在宫腔外着床。

(三) 检查方法

常见检查项目：人绒毛膜促性腺激素 (β-HCG)、妇科超声检查、腹腔镜、直肠指检、尿人绒毛膜促性腺激素。

(1) 尿妊娠试验：简单、快捷，阳性者可协助诊断，阴性者须待血 β-HCG 定量予以排除。

(2) 血 β-HCG 定量：这是早期诊断异位妊娠的重要方法，除可协助诊断外，还可帮助判断胚胎的活性以指导治疗。异位妊娠时，血 β-HCG 值通常低于正常宫内妊娠。在保守性药物治疗或手术后，监测血 β-HCG 水平以早期发现持续性异位妊娠。

(3) 血孕酮测定：异位妊娠患者孕酮水平偏低，也可以作为诊断早期异位妊娠的指标。早孕期孕酮值比较稳定，如孕 8 周时孕酮＜ 45nmol/L(15ng/mL) 提示异位妊娠或黄体发育不良，敏感度达 95%，正常和异常妊娠血清孕酮水平存在重叠，难以确定它们之间的绝对临界值，仅供参考。发达国家将孕酮列为异位妊娠的常规监测指标。

(4) 超声检查：阴道超声优于腹部超声，诊断异位妊娠准确率为 70% ～ 94%，在输卵管部位见到妊娠囊 ("输卵管环") 或胎心搏动可确诊。有剖宫产史者，应重点观察其前壁瘢痕部位，以避免漏诊瘢痕妊娠。血清 β-HCG 超过 2000mIU/mL，如果是宫内妊娠，阴道超声能发现妊娠囊，否则应警惕异位妊娠。盆腹腔液性暗区对诊断有帮助。

(5) 腹腔镜检查术：是诊断输卵管妊娠的"金标准"，但为有创性方法，费用较高，明确诊断的同时可进行镜下手术，避免了开腹手术的盲目性，创伤小、恢复快，在有条件的医院应用较为广泛。

(6) 子宫内膜病理检查：阴道出血较多、超声提示子宫内膜不均质增厚或伴囊区者，可行诊断性刮宫，刮出物有绒毛，可确诊为宫内孕流产，否则送病理检查，如病理仅见蜕膜未见绒毛，有助于诊断输卵管妊娠。对于诊断不明的异位妊娠，可刮宫后24h复查血清β-HCG，较术前无明显下降或上升，则支持诊断。近年来，助孕技术普及，使复合妊娠的发生率明显上升，应高度警惕。

(7) 后穹隆穿刺：后穹隆穿刺辅助诊断异位妊娠被广泛采用，常可抽出血液放置后不凝固，其中有小凝血块。若未抽出液体，也不能排除异位妊娠的诊断。

(四) 鉴别诊断

1. 早期妊娠先兆流产

先兆流产腹痛一般较轻，子宫大小与妊娠月份基本相符，阴道出血量少，无内出血表现。B超可鉴别。

2. 卵巢黄体破裂出血

黄体破裂多发生在黄体期或月经期。但有时也难与异位妊娠鉴别，特别是无明显停经史，阴道有不规则出血的患者，常需结合β-HCG进行诊断。

3. 卵巢囊肿蒂扭转

患者月经正常，无内出血征象，一般有附件包块病史，囊肿蒂部可有明显压痛。经妇科检查结合B超即可明确诊断。

4. 卵巢巧克力囊肿破裂出血

患者有子宫内膜异位症病史，常发生在经前或经期，疼痛比较剧烈，可伴明显的肛门坠胀。经阴道后穹隆穿刺可抽出巧克力样液体可确诊，若破裂处伤及血管，可出现内出血征象。

5. 急性盆腔炎

急性或亚急性炎症时，一般无停经史，腹痛常伴发热，血象、血沉多升高，B超可探及附件包块或盆腔积液，尿HCG可协助诊断，尤其经抗炎治疗后，腹痛、发热等炎性表现可逐渐减轻或消失。

6. 外科情况

急性阑尾炎，常有明显转移性右下腹疼痛，多伴发热、恶心呕吐、血象增高。输尿管结石，下腹一侧疼痛常呈绞痛，伴同侧腰痛，常有血尿。结合B超和X线检查可确诊。

(五) 治疗方法

1. 手术治疗：可行开腹或腹腔镜手术

(1) 严重内出血并发休克者，应在积极纠正休克、补充血容量的同时，进行手术抢救。迅速打开腹腔，提出有病变的输卵管，用卵圆钳钳夹输卵管系膜以迅速控制出血，加快输液，血压上升后继续手术。

(2) 术式：常规行患侧输卵管切除术。有生育要求的年轻妇女可行保守性手术，根据受精卵种植部位，可行切开输卵管取出胚胎后局部缝合或电凝止血后开放，或行伞部挤压术排除胚胎，以保留输卵管功能，术中认真观察、术后注意监测生命体征及腹部情况，术后 24h、第 3 天及第 7 天复查血 β-HCG，如下降不满意，则辅以甲氨蝶呤或中药治疗，以防持续性异位妊娠的发生，之后每周复查血 β-HCG 直至正常。有绝育要求者可同时结扎对侧输卵管。

(3) 自体输血回输是抢救异位妊娠的有效措施之一，尤其是在缺乏血源的情况下。回收腹腔内血液必须符合以下条件：妊娠小于 12 周、胎膜未破、出血时间 < 24h、血液未受污染、镜下红细胞破坏率 < 30%；每次输 100mL 血液加 3.8% 枸橼酸钠 10mL 抗凝，用输血漏斗垫 6 ～ 8 层纱布或经 20μm 微孔过滤器过滤后方可输回体内；自体输血 400mL 应补充 10% 葡萄糖酸钙 10mL。

2. 非手术治疗

非手术治疗包括期待疗法、化学药物治疗、中药治疗和介入性治疗等，应根据病情慎重选择。

(1) 期待疗法：无临床症状或临床症状轻微；异位妊娠包块直径 < 3cm，无胎心搏动，无腹腔内出血或估计内出血少于 100mL；血 β-HCG < 1000mIU/mL 并持续下降。可嘱患者在家休息，每周来院复查血 β-HCG，其间腹痛加重随时就诊。

(2) 化学药物治疗：患者有生育要求，特别是对侧输卵管已切除或有明显病变者，适用于无明显腹痛、包块最大直径 3.5 ～ 5.0cm、β-HCG 约 2000 ～ 3000mIU/mL。生命体征平稳、无活跃腹腔内出血征象且肝功能、血象正常者。常用药物为甲氨蝶呤 30mg/m^2，肌内注射，给药后 4 ～ 7 天血 β-HCG 下降小于 15%，可重复给药。血 β-HCG 降至正常平均 35d，注意监测血常规及 B 超。近年来，有学者将米非司酮用于异位妊娠的保守治疗，目前尚无定论。

(3) 中药治疗：这是我国目前治疗输卵管妊娠方法之一，免除了手术创伤，保留患侧输卵管并恢复其功能。主方为丹参、赤芍、桃仁，随症加减。

(4) 介入疗法：血管造影后，于子宫动脉内缓注甲氨蝶呤 50 ～ 100mg，孕囊大者加 5-Fu 500mg，灌注完毕以吸收性明胶海绵颗粒栓塞子宫动脉。栓塞术后密切观察患者生命体征，每周复查血 β-HCG 及超声，因其费用较高，现临床仅用于一些特殊类型异位妊娠的治疗。

（六）预防护理

1. 预防

预防宫外孕的首要原则是积极防治盆腔炎性疾病，降低慢性输卵管炎的发生率；其次是有输卵管手术史的患者，有妊娠意愿时，要密切监护，在医生的指导下试孕；采取宫内节育器避孕的妇女，应按要求定期检查，发现盆腔炎症，及时治疗；合并生殖器官肿瘤者，应明确肿瘤的部位和性质，遵照医生的意见，合理治疗肿瘤，以争取最好的生殖预后。

对疑诊宫外孕的患者，建议其入院观察，尽量卧床休息，少活动，清淡饮食，保证大小便通畅，并做好患者的思想工作，给患者讲解有关异位妊娠的知识，帮助其树立战胜疾病的信心。异位妊娠大出血休克的患者，首先开放静脉，在吸氧、输血、输液抗休克的同时，积极准备手术。术后注意监测生命体征，有条件时，予以心电监护，继续吸氧，帮助患者早日康复。

2. 护理

(1) 休克卧位是对于异位妊娠的护理方式之一。异位妊娠患者需取头高足高位 (各抬高 15°)，利于下肢回心血量的增加，利于重要脏器的血液供应。

(2) 异位妊娠患者需保持呼吸道通畅，氧气吸入，改善缺氧状态。这也是在异位妊娠的护理中需要注意的。

(3) 快速扩容，迅速建立两条静脉通路，确保静脉通畅，根据异位妊娠的病情给予相应药物。

(4) 密切观察异位妊娠患者的生命体征。血压是反映失血性休克的指标，升高血压是手术抢救赢得时机的关键。同时，异位妊娠的护理需密切观察血氧饱和度、脉搏、神智等变化。

(5) DIC 治疗，积极观察有无出血倾向，及时发现，及时治疗。治疗以去除异位妊娠的病因、改善微循环、抗凝溶栓、抗纤溶、止血及护肝处理为主要治疗原则。

二、腹腔镜在异位妊娠治疗中的应用

妊娠时，受精卵着床于子宫腔以外，称为异位妊娠，包括输卵管妊娠、卵巢妊娠、腹腔妊娠、宫颈妊娠及阔韧带妊娠等。异位妊娠是妇产科常见急腹症，其发病率呈逐年增高趋势，由于其发病率高，且有导致孕妇死亡的危险，一直被视为具有高度危险的早期妊娠并发症。异位妊娠中 90% 以上为输卵管妊娠，输卵管妊娠多发生在壶腹部 (约占 60%)，其次为峡部，伞部及间质部妊娠少见。近年来国内外开展腹腔镜技术，给异位妊娠的诊断和治疗注入了新的活力。

(一) 腹腔镜在异位妊娠诊断中的应用

异位妊娠如果破裂，症状典型，诊断并不困难。早期诊断不仅使选择合适的治疗方法如保留输卵管等成为可能，而且大大降低了疾病引起的病死率。早期诊断异位妊娠的方法有：阴道超声波检查、血人绒毛膜促性腺激素 (β-HCG) 测定、血孕酮测定以及诊断性刮宫等，其中应用阴道超声波检查最有价值，对有超声诊断经验的医生而言，诊断的敏感性可达 70% ～ 87%、特异性可达 85%，但假阳性率可达 9%、假阴性率可达 13%，因此，超声诊断有一定的局限性。腹腔镜是目前提高异位妊娠诊断水平的最佳手段。对早期不典型异位妊娠的诊断应首选腹腔镜。腹腔镜检查系直视诊断，对异位妊娠的部位、孕囊大小和状况、出血程度、盆腔情况等能进行全面和较为精确的评估，也为进一步决定治疗方案提供有价值的依据。那么，假如综合病史和其他辅助检查认为高度怀疑有异位妊娠的可能但又不能完全确定时，应尽早施行诊断性腹腔镜术，在下列情况下，尤应施行腹腔镜检查：血 β-HCG > 2000U/L，超声波未发现宫腔内孕囊；血 β-HCG < 2000U/L，诊刮未见绒毛。而诊刮术后血 β-HCG 不下降或者继续升高。

一般情况下，腹腔镜对异位妊娠的诊断并不难，当腹腔镜进入盆腔后，首先会发现大网膜和肠段表面有血染，直肠子宫陷凹会有不等量的积血，这是异位妊娠在腹腔镜下的一种很有意义的表现。尽管目前对异位妊娠的诊断越来越早，但真正盆腔内一点积血也没有的情况是很罕见的。输卵管妊娠在腹腔镜下的表现与在普通剖腹手术中相同，输卵管通常表现为增粗、充血、局部表面或伞端有凝血块附着。困难常常表现在太早期或病程太长的病例，太早期的病例其输卵管在形态学上的变化不明显，容易造成漏诊，而病程过长者往往附件区有粘连，有时会形成很大的粘连团块，难以发现病灶的所在，给诊断乃至手术造成很大困难。另外，当盆腹腔探查未能发现明显的病灶时，对骶凹的积血或凝血块要仔细检查，有时会在其中发现妊娠组织，这大多是输卵管妊娠流产的结果。

(二) 腹腔镜在异位妊娠治疗中的应用

腹腔镜手术治疗异位妊娠有诸多优点，它可以明显缩短住院时间，相对降低住院费用；对患者创伤小，患者术后可迅速恢复正常生活和工作；术后患者再次妊娠的可能性也与剖腹手术一样。因此，腹腔镜手术无疑成为治疗异位妊娠的首选方法。

1. 手术方法的选择

腹腔镜下输卵管手术主要包括输卵管切除术及保守性手术 (以输卵管开窗术为主)。选择输卵管切除还是保留输卵管的手术，需考虑以下几点：患者的生育要求 —— 未生育者应尽量保留输卵管；病变输卵管的破坏程度 —— 破坏严重者应切除；对侧输卵管的状况 —— 对侧输卵管正常者，可考虑切除病侧。对已经生育或输卵管已经破裂的病例，一般选择输卵管切除术；而有生育要求且输卵管未破裂者，则选择输卵管开窗术。有学者认为，腹腔镜下输卵管线形切开造口术 (开窗术) 已成为治疗输卵管妊娠的标准保守性手术，若对侧输卵管异常，患侧输卵管行保守性治疗虽增加重复异位妊娠的发病率，但在一定程度上也能提高宫内孕率。还有学者认为，用米非司酮 25mg，每日 2 次 ×5d 口服，待血 β-HCG 下降后行腹腔镜保守手术治疗异位妊娠，发现米非司酮杀死胚胎，胚胎机化后与输卵管自行剥离，腹腔镜手术创伤小，出血少。也有报道，腹腔镜输卵管开窗术并应用纤维蛋白封闭剂保守治疗输卵管壶腹部妊娠，是对有生育要求妇女安全可行的方法，值得推广。其他部位的异位妊娠如卵巢妊娠可在腹腔镜下切除妊娠灶，操作较为简单。间质部妊娠虽然少见，但由于其肌组织较厚，血管丰富，一旦破裂，出血凶猛，病死率高。腹腔镜手术治疗输卵管间质部妊娠是安全有效的，娴熟的腹腔镜操作技术及镜下缝合技术是顺利完成手术的保障。对于孕期较小者可采用切开子宫角肌壁孕物清除法；若孕卵较大 (> 4cm)，由于滋养叶组织侵入子宫角肌层，故以子宫角切除为宜。残角子宫妊娠可在腹腔镜引导下注射甲氨蝶呤 (MTX) 或子宫残角切除术，但需要有丰富的腹腔镜手术经验者施行。总之，应当根据不同患者选择不同治疗方案，按照具体的医学原则，设计周密的临床处理。

2. 对未来生殖状态的影响

治疗的关键集中在对未来生殖状态的影响。据文献报道，输卵管妊娠后的生殖状态与开腹或腹腔镜手术途径无关。保留异位妊娠输卵管的保守手术与切除输卵管的根治性手术相比较，宫内妊娠率相近，而保守性手术后的再次异位妊娠率稍高。但对仅存一根输卵管的异位妊娠患者，保守性手术的价值是显而易见的，若该类患者输卵管组织已严重破坏，应切除并建议做体外授精更为合理。患者既往的生育力低下或不育史和手术时对侧输卵管的健康与否，是决定远期生殖状态的重要因素。近年来的研究表明，保守性异位妊娠手术，尤其是经腹腔镜的保守性手术对增强术后生育功能是有益的，故输卵管存留与否应慎重考虑。

3. 手术并发症

持续性异位妊娠：虽然腹腔镜手术有前述优点，但若术后输卵管内有或存活的滋养细胞未除净或取出妊娠组织时滋养细胞散落在腹腔内而继续生长，就可能发生持续性异位妊娠，发生率为 5% ～ 20%，尤其是腹腔镜下药物及保守性手术，持续性异位妊娠的发生率明显高于传统的剖腹手术。持续性异位妊娠的高危因素包括：停经时间短（< 42d），包块 < 2cm，术前日血 β-HCG > 3000U/L，血 β-HCG 日增率 > 1000U/L，如何预防该现象的发生，是值得重视的问题。首先，术中充分彻底地冲洗吸引极为重要；其次，腹腔镜术后一定要监测血 β-HCG 变化，如果术后血 β-HCG 升高或相隔 3d 两次 β-HCG 连续测定下降 < 20%，即可诊断为持续性异位妊娠；最后，有报道在输卵管开窗造口术时，在清除妊娠产物后，在妊娠着床处及其周围注射 MTX 20 ～ 50mg，可预防持续性输卵管妊娠的发生。也有学者认为，术后用 MTX 配伍米非司酮能起到预防持续性异位妊娠的效果。因此，虽然异位妊娠腹腔镜手术后持续性异位妊娠的发生率较高，但通过术式的正确选择、操作技巧的改进，以及药物性预防和医生警惕性的提高是可以减少甚至避免其发生的，与此同时也减少了治疗费用并最大限度保障了生育功能，但是应用药物性预防的指征还有待于进一步探讨。持续性异位妊娠的治疗可以再次行腹腔镜手术或开腹手术，再次手术时仍可行保留输卵管的手术，而不切除输卵管。但是，再次手术对患者的创伤及打击均较大，因此目前多采用非手术治疗，其方法包括 MTX 肌内注射或使用中草药治疗。多数情况下 MTX 1 个疗程已能够杀死残留的滋养细胞，使尿 HCG 恢复正常。

4. 休克型异位妊娠的腹腔镜手术

在腹腔镜治疗异位妊娠方面，以往认为出血量多伴有休克者是腹腔镜治疗的禁忌证。近年来对休克型异位妊娠采用腹腔镜治疗取得满意效果的报道逐渐增多。腹腔镜在全麻下完成手术，对血流动力学影响小，且对腹腔干扰少，探查操作止血时间少，有益于生命体征的稳定，表明伴休克的异位妊娠并非腹腔镜的禁忌证。休克型异位妊娠的手术抢救，在抗休克的同时行腹腔镜手术是安全有效的。熟练的腹腔镜操作技术，合适的麻醉，先进的心电监护设备，必要的支持治疗，是顺利完成手术的重要保障。对于熟练的腹腔镜妇产科医生，90%以上异位妊娠可通过腹腔镜手术治疗。但很多情况下达不到这个程度，诊断过晚、腹腔内出血快、腹腔镜的止血设备不足或妇产科医生的训练不足是腹腔镜应用受限的原因。

第三节 腹腔镜术后的注意事项

一、术后注意

腹腔镜手术要注意巩固手术效果，尽快恢复体力，为此要做到：

(1) 术后 6h 内，采用去枕平卧位，头侧向一边，防止呕吐物吸入气管。

(2) 因术后大多数患者无疼痛感，不要忽略按摩患者的腰部和腿部，半小时为患者翻身一次，以促进血液循环，防止压疮发生。

(3) 当日液体输完即可拔掉尿管，鼓励患者下床活动。

(4) 术后 6h 即可让患者进少量流质饮食，如稀米汤、面汤等。不要给患者甜牛奶、豆奶粉等含糖饮料。

(5) 腹腔镜手术切口仅 1cm，因此一周后腹部敷料即可去掉，并可淋浴，然后即可逐步恢复正常活动。在一周前还是要注意适当、轻便活动，使身体早日复原。

二、术后调养

(一) 伤口护理

通常腹腔镜的伤口在肚脐处是 1cm 长，在下腹部侧则各为 0.5cm 的伤口，在手术完后，1cm 的伤口通常做简单的缝合，此时可能使用可吸收线或不可吸收线缝合，若使用不可吸收线缝合，则应于手术后 7d 以拆线，若用吸收线缝合则无须拆线；至于 0.5cm 的伤口，使用透气的胶布贴合就可，但有时为增加伤口愈合的整齐性，也可能用缝针简单地缝合。对于这些伤口的护理，要注意的是保持伤口清洁、干燥，等伤口完全愈合后 (约 10d)，方可淋浴或弄湿。最重要的是，因腹腔镜的患者，住院天数极短，所以患者返家后，每天一定要注意伤口有无红、肿、热、痛的现象，以防感染发炎的发生，不过腹腔镜术后伤口的发炎相当少见。

(二) 阴道出血

手术时为了使卵巢、输卵管及子宫的背侧检查清楚或提供足够空间手术，通常都会由阴道放置子宫支撑器 (未婚者不用)，来调整子宫的位置，因而术后会有少量的阴道出血，这是正常的，不过倘若阴道出血超过 2 周，就要就诊，检查有无异常的现象。至于做腹腔镜子宫全切除手术的患者，因阴道顶部在切除子宫后，会做断端的缝合，因而 2 周内的褐色出血仍属正常。要注意的是，在 8 周内若行房或拿重物，容易造成伤口的愈合不良引起断端出血，因此，应避免之。

（三）生活起居

维持舒适的生活，并做微量的运动，有助于身体的康复，施行腹腔镜输卵管手术及腹腔镜卵巢手术的患者，在手术后 2 周应可恢复往日的正常作息，而施行子宫全切除术者，除了在手术初期 (2 周内) 应避免骑马、骑脚踏车、久坐，以免骨盆腔充血，造成术后的不适外，要特别注意，避免提超过 5kg 的物品，或增加腹部负担的活动，满 8 周后，再依个人体力与体质，逐渐加重运动量，如此可减少因暂时性骨盆腔支撑减少所造成的日后不适。

（四）营养摄取

手术后的营养摄取原则上都是一样的，要多摄取水分以补充手术时体液的丢失。通常腹腔镜手术恢复清醒后，应该都可以恢复进食。起先，喝些温开水，如没有不适应的现象，就可以开始进流质的食物 (如稀饭)，隔天就可恢复正常的饮食，由于伤口的愈合需要蛋白质，因此要摄取高蛋白质的食物 (如鱼、瘦肉、蛋等)，以加速伤口的愈合，并避免刺激性的食物，以免刺激胃酸分泌造成肠胃的不适 (如辣椒、烟、油、咖啡)。腹腔镜术后与一般开腹手术后最大的不同是，因手术中需灌入二氧化碳，以造成气腹方便操作，所以术后容易有残存的二氧化碳气体在腹内，因此术后宜增加蔬菜及高纤维质的水果的摄取，并避免食用产气的食物，如地瓜、豆类、洋葱等，如此可以减少术后腹胀引起的不适。至于较大的手术，如子宫切除手术、子宫颈癌根除手术等，因为麻醉时间较长加上手术时间较长，造成肠胃道吸收的气体也较多，比较容易有腹胀的现象，所以 24h后再进食比较合适，对于术后容易恶心、呕吐及特异体质的患者，也无须勉强自己进食，待麻醉完全消退后再行进食就可以。

（五）导尿管的放置

属于门诊的腹腔镜手术，通常无须术前经由尿道放置导尿管于膀胱，而会改成麻醉后再置入，且于术后移除，至于较大的腹腔镜手术或住院性手术，通常会在术前放置导尿管，如此可避免手术中的膀胱损伤，也可以避免术后患者需马上起床解尿，造成伤口疼痛的现象。可见导尿管的放置主要是帮助术后的患者，减少术后移动的不适，因此，只要患者术后觉得恢复得很好，可以起身如厕就可以请求医生移除导尿管，自己试行解尿，解尿有困难时再行导尿即可。一般较大的腹腔镜手术，一般将尿管留置 2h 后再移除，以使患者能得到充分的休息，不必去担心如厕。

（六）性生活

一般腹腔镜手术者，在 2 周后即可恢复正常的性生活，而一般不孕症患者，进行输卵管检查及整形手术者，有时为配合排卵的时间，则 1 周后也可进行同房，不过行房时不宜太过激烈。至于行腹腔镜子宫全切除术者，因为不仅腹部有伤口，在阴道的顶部也有缝合的伤口，因此行房的时间要延后，等休息 8 周之后，伤口愈合完全，深层骨盆腔的组织复原后才可行房。但需注意的是，有些妇女会担心伤口是否会因行房而裂开及丈夫是否会有不良的感受。要注意的是阴道分泌量会较以往减少，因此性前戏的时间要增长，并采用较温和的动作，并给予配偶多些精神上的支持，如此性生活并不会因手术后而有所改变。由于动过腹腔镜手术的腹部，几乎看不出任何的伤口，因此若不想让丈夫知道自己已经子宫全切除，对方是无从得知的。

三、常见并发症

腹腔镜手术的共有并发症系指在整个腹腔镜手术谱中都可能遇见的一些并发症，这些并发症并不局限于某一确定性的腹腔镜手术中。根据其发生的原因，大致可分为以下两类：

（一）腹腔镜手术的特有并发症

此类并发症仅见于腹腔镜手术，而在传统的术式中是不会发生的。这类并发症主要有：

(1) 与气腹相关的并发症。如高碳酸血症、皮下气肿、气体栓塞等。

(2) 腹腔穿刺相关并发症。如腹内空腔或实质性脏器损伤，腹膜后大血管损伤等，经穿刺孔疝出的戳孔疝也应归于此类并发症。

(3) 腹腔镜专用手术器械性能缺陷或使用不当所致的并发症，如电热损伤引起的胆管缺血性狭窄，高频电流的"趋肤效应"造成的空腔脏器穿孔。

（二）腹腔镜手术的传统并发症

此类并发症本质上与传统术式的并发症是一致的，但其发生的原因、概率、严重程度、处理办法及转归却又不尽相同，如切口与腹内感染、肿瘤术后的腹内或腹壁种植、胆道损伤、术后出血等。

第八章　妇产科微创手术中宫腔镜的发展与应用

宫腔镜是一项新的、微创性妇科诊疗技术，用于子宫腔内检查和治疗的一种纤维光源内窥镜，是利用镜体的前部进入宫腔，对所观察的部位具有放大效应，以直观准确成为妇科出血性疾病和宫内病变的首选检查方法。

第一节　宫腔镜手术概述

宫腔镜是对子宫腔内疾病进行诊断和治疗的先进设备，能清晰地观察到子宫腔内的各种改变，明确做出诊断。利用宫腔镜技术可直接检视子宫腔内病变，进行定位采集病变组织送检，诊断准确、及时、全面、直观，可早期发现癌症；输卵管插管，检查输卵管通畅度，疏通输卵管间质部阻塞，准确、有效；宫腔镜手术切除子宫内膜，黏膜下肌瘤，内膜息肉，子宫纵隔，宫腔粘连和取出异物，疗效好，不开腹，创伤小，出血少，痛苦轻，康复快。

一、手术特点及优点

宫腔镜是用于子宫内检查和治疗的内窥镜。在宫腔镜下可行输卵管插管做通畅性检查，如发现输卵管通而不畅或阻塞，可同时做疏通治疗，效果良好；另外，宫腔镜可以直接清楚地观察宫腔内情况，了解有无导致不孕的宫腔内因素，并可同时对异常情况做必要的手术治疗。目前，宫腔镜已成为女性不孕症检查和治疗的常用手段之一。

宫腔镜不仅能确定病灶存在的部位、大小、外观和范围，且能对病灶表面的组织结构进行细致的观察，并在直视下取材或定位刮宫，大大提高了对宫腔内疾病诊断的准确性，更新、发展和弥补了传统诊疗方法的不足。

对于大部分适应于做诊断性刮宫的患者，以先做宫腔镜检查明确病灶部位后再做活组织检查或刮宫更为合理、有效。宫腔镜手术可诊断和治疗多种疾病，如妇女的功能失调性子宫出血、黏膜下肌瘤、子宫内膜息肉、宫内节育环和流产后胚胎组织残留等。经宫腔镜治疗后不仅使原来靠传统方法需切除子宫的患者避免了开腹手术，同时还可保留子宫，对伴有出血性疾病的患者，如血小板减少症、血友病及白血病等宫腔镜手术也是安全的。另外，宫腔镜还可对幼女及未婚女性进行阴道及宫腔检查，及时、准确地发现该处的异常并进行相应治疗，同时还可保护处女膜的完整，减轻患者痛苦。宫腔镜检查也可用于不孕原因的诊断，子宫畸形矫正，在必要时还可用于早期子宫内膜癌的诊断。

二、宫腔镜术前准备

(1) 做心肺检查，测血压、脉搏，查白带常规，行宫颈刮片。

(2) 检查时间的选择：除特殊情况之外，一般以月经干净后 5d 内为宜。

三、宫腔镜操作步骤

(一) 麻醉及镇痛，可选择以下任何一种

1. 消炎痛栓

检查前 20min 将消炎痛栓 50～100mg 塞入肛门深处。

2. 宫颈旁神经阻滞麻醉

两侧宫颈旁各注入 1% 普鲁卡因 5～10mL。

3. 宫颈管黏膜表面麻醉

用长棉签浸 2% 利多卡因溶液插入宫颈管，上述宫颈内口水平，保留 1min。

4. 子宫黏膜喷淋麻醉

0.25% 布比卡因 8mL 通过特制管腔喷注器喷淋于子宫内膜表面，5min 后检查。

(二) 检查方法

取截石位，常规消毒外阴及阴道，用宫颈钳夹持宫颈前唇，以探针探明宫腔深度和方向，根据鞘套外径扩张至 6.5～7 号。常用 5% 葡萄糖溶液或生理盐水膨宫，先排空镜鞘与光学镜管间的空气，缓慢置入宫腔镜，打开光源，注入膨宫液，膨宫压力 13～15kPa(1kPa = 7.5mmHg)，待宫腔充盈后，视野明亮，可转动镜并按顺序全面观察。先检查宫底和宫腔前、后、左、右壁再检查子宫角及输卵管开口。注意宫腔形态、有无子宫内膜异常或占位性病变，必要时定位活检，最后在缓慢推出镜体时，仔细检视宫颈内口和宫颈管。

四、宫腔镜检查后处理

术后禁止性生活 2 周，必要时给予抗生素预防感染，并针对原发病进行处理。

五、技术优势

(一) 精准测定

高科技微创诊疗器械，最大限度实现宫内病变精准测定。

(二) 诊断更准确

高科技纤维光源内窥镜，包括宫腔镜、能源系统、光源系统、灌流系统和成像系统，更直接、准确、可靠，减少漏诊，明显提高诊断准确率。不仅能直接看到检查子宫内生理、

病理病变，还能疏通闭塞的输卵管，切除黏膜下肌瘤，或去除导致出血的子宫内膜。

（三）不用开腹的手术

微创手术的典范，宫腔镜手术具有痛苦小、出血少、手术时间短、术后恢复快、住院时间短、并发症少、不影响卵巢功能等特点，保留子宫的生理完整性，创伤小。

(1) 能早期明确不孕症的盆腔原因，了解输卵管、卵巢周围粘连的范围及程度，评估卵巢与输卵管的结构关系是否正常，是否存在子宫内膜异位症。

(2) 结合输卵管通液确定输卵管是否通畅及通畅程度，同时可行输卵管疏通治疗，是目前公认的评价输卵管通畅性的"金标准"。

(3) 术中将组织放大 40 倍，诊疗操作准确性高，不伤及正常组织，损伤小，效果小。

(4) 将腹壁的创伤减低到最低限度，术后伤口仅需创口贴即可，瘢痕微小，几乎不影响外观。

六、术后月经恢复

正常月经周期中卵泡发育代表一个新周期的开始，卵泡分泌雌激素，使子宫内膜呈增生期变化。某些青春期少女、更年期妇女及少数育龄妇女由于卵巢功能不稳定，常不能形成黄体生成素高峰，不发生排卵，故无子宫内膜分泌期的改变，而呈现增殖期变化，子宫内膜增殖期变化是关于子宫内膜的病理学诊断结论，临床诊断为无排卵型功血。

宫腔镜手术刮除内膜息肉，对子宫内膜可有一定破坏作用，如果患者的激素内分泌水平是正常的，那么大多会在宫腔镜手术后 1 个月左右月经来潮，有些人可稍推迟。

七、术前注意

宫腔镜手术前需要注意以下几项：
(1) 宫腔镜手术一般在月经干净后 3 ~ 7d 进行手术最佳。
(2) 月经后或术前 3d 禁止性生活。
(3) 术前可适当憋尿，便于术中 B 超监护。
(4) 宫腔镜手术术前检查：传染病检查（乙肝表面抗原、HIV、HCV、RPR），肝功能、肾功能、心电图、血尿常规、凝血四项、白带常规。

八、宫腔镜检查前注意事项

检查时，不必用麻药、不必禁食、不必住院。检查后即可回家，第 2 天不必休息，更不必进补，就可做一般日常活动。

九、术后的正确护理

（一）及早活动

除高危患者外，术后 6h 内可指导患者床上适当翻身活动，6 ~ 8h 后可下床活动，并逐渐增加活动量。

（二）疼痛的护理

术后患者可出现不同程度的疼痛，嘱患者行放松术一般可自行缓解。若不能缓解者，则可给予镇痛剂。

（三）观察排尿情况

早期督促、指导和协助患者排尿，确实排尿困难者可诱导排尿，必要时给予导尿。

（四）饮食护理

术后可进食营养丰富的软食，减少刺激性食物的摄入。

（五）常规护理

即去枕平卧 6h，以免过早抬高头部致使脑脊液自穿刺处渗出至脊膜腔外，造成脑压过低，牵张颅内静脉窦和脑膜等组织而引起头痛。

（六）会阴护理

术后可用 1/5000 高锰酸钾或 0.1% 洗必泰溶液擦洗会阴，每日 2 次，以免造成置管期间宫腔逆行感染。

（七）观察阴道出血

对于手术创面大、出血多的患者，多在术后放置宫腔气囊导尿管，向气囊内注入生理盐水 8～10mL，起到压迫止血作用。术后要注意观察阴道出血情况，如有大量鲜血流出，应及时报告医生，遵医嘱给予处理。若无异常，则一般术后 24h 撤掉宫腔气囊导尿管。

十、术后怀孕

如果在手术的过程中，不对卵巢和子宫造成损伤，那么是不会影响怀孕的。怀孕的时间与手术后的痊愈状况、患者的身体素质、医院的手术设备，以及操作医生的经验有很大关系。如果是做子宫手术，那么可能对子宫内膜造成一定的损伤，但是一段时间就会恢复，患者不用太过于紧张。一般患者康复后的 3 个月就能怀孕，如果患者恢复快，就可以提前准备受孕，具体情况要因人而异。

十一、饮食注意

一般宫腹腔镜手术恢复清醒后，应该都可以恢复进食。起先喝些温开水，如果没有不适应的现象，就可以开始进流质的食物（如稀饭），隔天就可恢复正常的饮食，由于伤口的愈合需要蛋白质，因此，要摄取高蛋白质的食物（如鱼、瘦肉、蛋等），以加速伤口的愈合，并避免刺激性的食物（如辣椒、烟、油、咖啡），以免刺激胃酸分泌造成肠胃的不适。

第二节　宫腔镜的适应证及禁忌证

宫腔镜能直接检视子宫内病变，对大多数子宫内疾病可迅速做出精确的诊断。有人估计对有指征的患者做宫腔镜检查，可使经其他传统方法检出的子宫内异常率从 28.9% 提高到 70%，其中不少患者经宫腔镜检查发现的异常，应用其他传统方法无法诊断。概括起来，临床中宫腔镜检查主要应用于如下几个方面。

一、宫腔镜诊断适应证

(一)异常子宫出血

异常子宫出血 (AUB) 是妇科常见的症状和体征，作为总的术语，是指与正常月经的周期频率、规律性、经期长度、经期出血量任何一项不符的、源自子宫腔的异常出血。本书所述 AUB 限定于育龄期非妊娠妇女，因此需排除妊娠和产褥期相关的出血，也不包含青春发育前和绝经后出血。世界各国描述 AUB 的医学术语和定义存在混淆，为此，国际妇产科联盟 (FIGO) 于 2007 年发表了关于"正常和异常子宫出血相关术语"的共识，2011 年又发表了"育龄期非妊娠妇女 AUB 病因新分类 PALM-COEIN 系统"，统一用词，用以指导临床治疗及研究。我国妇科学界于此也存在一些混淆，如 AUB、功能失调性子宫出血 (功血)、月经过多这 3 个术语不加区别地混用。因此中华医学会妇产科分会妇科内分泌学组在 2014 年 10 月制定了《异常子宫出血诊断与治疗指南》。

1. AUB 病因诊断

对 AUB(月经失调) 患者，首先要通过详细询问月经改变的历史，确认其特异的出血模式，也就是患者就诊的主要问题 (主诉)。应注意询问性生活情况和避孕措施以排除宫外妊娠或产褥期相关的出血 (必要时测定血 HCG 水平)，应注意区别酷似正常月经的出血和异常出血，并以近 1 ～ 3 次出血的具体日期进行核对，重点关注的应是自然月经而非药物诱发的人工月经。初诊时全身检查及妇科检查不可或缺，可及时发现相关体征，如性征、身高、泌乳、体质量、体毛、腹部包块等，有助于确定出血来源，排除子宫颈、阴道病变，发现子宫结构的异常；结合必要的辅助检查，明确 AUB 病因。

2. AUB 九类病因的临床表现、诊断与处理

(1) 子宫内膜息肉所致 AUB(AUB-P)：

子宫内膜息肉可单发或多发，AUB 原因中 21% ～ 39% 为子宫内膜息肉。中年后、肥胖、高血压、使用他莫昔芬 (也称三苯氧胺) 的妇女容易出现。

临床上 70% ～ 90% 的子宫内膜息肉有 AUB，表现为经间期出血 (IMB)、月经过多、不规则出血、不孕。少数 (0 ～ 12.9%) 会有腺体的不典型增生或恶变；息肉体积大、高血压是恶变的危险因素。通常可经盆腔 B 超检查发现，最佳检查时间为周期第 10 天之前；

确诊需在宫腔镜下摘除行病理检查。直径＜1cm 的息肉若无症状，1 年内自然消失率约 27%，恶变率低，可观察随诊。对体积较大、有症状的息肉推荐宫腔镜下息肉摘除及刮宫，盲目刮宫容易遗漏。术后复发风险 3.7%～10.0%；对已完成生育或近期不愿生育者可考虑使用短效口服。避孕药或左炔诺孕酮宫内缓释系统 (LNG-IUS) 以减少复发风险；对于无生育要求、多次复发者，可建议行子宫内膜切除术。对恶变风险大者可考虑子宫切除术。

(2) 子宫腺肌病所致 AUB(AUB-A)：

子宫腺肌病可分为弥漫型及局限型 (子宫腺肌瘤)，主要表现为月经过多和经期延长，部分患者可有 IMB、不孕。多数患者有痛经。确诊需病理检查，临床上可根据典型症状及体征、血 CA125 水平增高做出初步诊断。盆腔超声检查可辅助诊断，有条件者可行 MRI 检查。治疗视患者年龄、症状、有无生育要求决定，分药物治疗和手术治疗。对症状较轻、不愿手术者可试用短效口服避孕药、促性腺激素释放激素激动剂 (GnRH-α) 治疗 3～6 个月，停药后症状会复发，复发后还可再次用药。近期无生育要求、子宫大小小于孕 8 周大小者也可放置 LNG-IUS；对子宫大小大于孕 8 周大小者可考虑 GnRH-α 与 LNG-IUS 联合应用。年轻、有生育要求者可用 GnRH-α 治疗 3～6 个月之后酌情给予辅助生殖技术治疗。无生育要求、症状重、年龄大或药物治疗无效者可行子宫全切除术，卵巢是否保留取决于卵巢有无病变和患者意愿。有生育要求、子宫腺肌瘤患者可考虑局部病灶切除＋GnRH-α 治疗后再给予辅助生殖技术治疗。

(3) 子宫平滑肌瘤所致 AUB(AUB-L)：

根据生长部位，子宫平滑肌瘤可分为影响宫腔形态的黏膜下肌瘤与其他肌瘤，前者最可能引起 AUB。子宫肌瘤可无症状、仅在查体时发现，但也常表现为经期延长或月经过多。黏膜下肌瘤引起的 AUB 较严重，通常可经盆腔 B 超、宫腔镜检查发现，确诊可通过术后病理检查。治疗方案取决于患者年龄、症状严重程度、肌瘤大小、数目、位置和有无生育要求等。AUB 合并黏膜下肌瘤的妇女，宫腔镜或联合腹腔镜肌瘤剔除术有明确的优势。对以月经过多为主、已完成生育的妇女，短效口服避孕药和 LNG-IUS 可缓解症状。有生育要求的妇女可采用 GnRH-α、米非司酮治疗 3～6 个月，待肌瘤缩小和出血症状改善后自然妊娠或辅助生殖技术治疗。对严重影响宫腔形态的子宫肌瘤可采用宫腔镜、腹腔镜或开腹肌瘤剔除术等。但这些治疗后肌瘤都可能复发，完成生育后视症状、肿瘤大小、生长速度等因素酌情考虑其他治疗方式。

(4) 子宫内膜不典型增生和恶变所致 AUB(AUB-M)：

子宫内膜不典型增生和恶变是 AUB 少见而重要的原因。子宫内膜不典型增生是癌前病变，随访十三四年癌变率为 8%～29%。常见于多囊卵巢综合征 (PCOS)、肥胖、使用他莫昔芬的患者，偶见于有排卵而黄体功能不足者，临床主要表现为不规则子宫出血，可与月经稀发交替发生。少数为 IMB，患者常有不孕。确诊需行子宫内膜活检病理检查。对于年龄多 45 岁、长期不规则子宫出血、有子宫内膜癌高危因素 (如高血压、肥胖、糖尿病等)、B 超提示子宫内膜过度增厚回声不均匀、药物治疗效果不显著者应行诊刮并行病理检查,有条件者首选宫腔镜直视下活检。

子宫内膜不典型增生的处理需根据内膜病变轻重、患者年龄及有无生育要求选择不同的治疗方案。年龄>40岁、无生育要求的患者建议行子宫切除术。对年轻、有生育要求的患者,经全面评估和充分咨询后可采用全周期连续高效合成孕激素行子宫内膜萎缩治疗,如甲羟孕酮、甲地孕酮等,3～6个月后行诊刮加吸宫(以达到全面取材的目的)。如内膜病变未逆转应继续增加剂量,3～6个月后再复查。如果子宫内膜不典型增生消失则停用孕激素后积极给予辅助生殖技术治疗。在使用孕激素的同时,应对子宫内膜增生的高危因素,如肥胖、胰岛素抵抗同时治疗。子宫内膜恶性肿瘤诊治参照相关的临床指南。

(5) 全身凝血相关疾病所致 AUB(AUB-C):

包括再生障碍性贫血、各类型白血病、各种凝血因子异常、各种原因造成的血小板减少等全身性凝血机制异常。有报道,月经过多的妇女中约13%有全身性凝血异常。凝血功能异常除表现为月经过多外,也可有 IMB 和经期延长等表现。有些育龄期妇女由于血栓性疾病、肾透析或放置心脏支架后必须终身抗凝治疗,因而可能导致月经过多。尽管这种 AUB 可归为医源性范畴,但将其归入 AUB-C 更合适。月经过多患者须筛查潜在的凝血异常的线索,询问病史,以下3项中任何1项阳性的患者提示可能存在凝血异常,应咨询血液病专家,包括:①初潮起月经过多。②具备下述病史中的1条:既往有产后、外科手术后或牙科操作相关的出血。③下述症状中具备两条或以上:每个月1～2次瘀伤、每个月1～2次鼻出血、经常牙龈出血、有出血倾向家族史。

治疗应与血液科和其他相关科室共同协商,原则上应以血液科治疗措施为主,妇科协助控制月经出血。妇科首选药物治疗,主要措施为大剂量高效合成孕激素子宫内膜萎缩治疗,有时加用丙酸睾酮减轻盆腔器官充血。氨甲环酸、短效口服避孕药也可能有帮助。药物治疗失败或原发病无治愈可能时,可考虑在血液科控制病情、改善全身状况后行手术治疗。手术治疗包括子宫内膜切除术和子宫全切除术。

(6) 排卵功能障碍相关的 AUB(AUB-O):

排卵障碍包括稀发排卵、无排卵及黄体功能不足,主要由于下丘脑-垂体-卵巢轴功能异常引起,常见于青春期、绝经过渡期,生育期也可因 PCOS、肥胖、高催乳素血症、甲状腺疾病等引起。常表现为不规律的月经,经量、经期长度、周期频率、规律性均可异常,有时会引起大出血和重度贫血。诊断无排卵最常用的手段是基础体温测定(BBT)、估计下次月经前5～9d(相当于黄体中期)血孕酮水平测定。同时应在早卵泡期测定血 LH、FSH、催乳素(PRL)、雌二醇(E2)、睾酮(T)、促甲状腺素(TSH)水平,以了解无排卵的病因。治疗原则是出血期止血并纠正贫血,血止后调整周期预防子宫内膜增生和 AUB 复发,有生育要求者促排卵治疗。止血的方法包括孕激素子宫内膜脱落法、大剂量雌激素内膜修复法、短效口服避孕药或高效合成孕激素内膜萎缩法和诊刮。辅助止血的药物还有氨甲环酸等。调整周期的方法主要是后半期孕激素治疗,青春期及生育年龄患者宜选用天然或接近天然的孕激素(如地屈孕酮),有利于卵巢轴功能的建立或恢复。短效口服避孕药主要适合于有避孕要求的妇女。对已完成生育或近 1 年无生育计划者可放置 LNG-IUS，可减少无排卵患者的出血量，预防子宫内膜增生。已完成生育、药物治疗无效或有禁忌证的患者可考虑子宫内膜切除术或切除子宫。促排卵治疗适用于无排卵有生育要求的患者，可同时纠正 AUB，具体方法取决于无排卵的病因。

(7) 子宫内膜局部异常所致 AUB(AUB-E)：

当 AUB 发生在有规律且有排卵的周期，特别是经排查未发现其他原因可解释时，可能是原发于子宫内膜局部异常所致。症状如仅是月经过多，可能为调节子宫内膜局部凝血纤溶功能的机制异常；此外，还可仅表现为 IMB 或经期延长，可能是子宫内膜修复的分子机制异常，包括子宫内膜炎症、感染、炎性反应异常和子宫内膜血管生成异常。目前尚无特异方法诊断子宫内膜局部异常，主要基于在有排卵月经的基础上排除其他明确异常后确定。

对此类非器质性疾病引起的月经过多，建议先行药物治疗，推荐的药物治疗顺序为：LNG-IUS，适合于近 1 年以上无生育要求者；氨甲环酸抗纤溶治疗或非甾体类抗炎药 (NSAIDs)，可用于不愿或不能使用性激素治疗或想尽快妊娠者；短效口服避孕药；孕激素子宫内膜萎缩治疗，如炔诺酮 5mg 每日 3 次，从周期第 5 天开始，连续服用 21d。刮宫术仅用于紧急止血及病理检查。对于无生育要求者，可以考虑保守性手术，如子宫内膜切除术。

(8) 医源性 AUB(AUB-I)：

AUB-I 指使用性激素、放置宫内节育器或可能含雌激素的中药保健品等因素引起的 AUB。BTB 指激素治疗过程中非预期的子宫出血，是 AUB-I 的主要原因。引起 BTB 的原因可能与所用的雌、孕激素比例不当有关。避孕药的漏服则引起撤退性出血。放置宫内节育器引起经期延长可能与局部前列腺素生成过多或纤溶亢进有关；首次应用 LNG-IUS 或皮下埋置剂的妇女 6 个月内也常会发生 BTB。使用利福平、抗惊厥药及抗生素等也易导致 AUB-I 的发生。临床诊断需要通过仔细询问用药历史、分析服药与出血时间的关系后确定。必要时应用宫腔镜检查，排除其他病因。

有关口服避孕药引起的出血，首先应排除漏服，强调规律服用；若无漏服可通过增加炔雌醇剂量改善出血。因放置宫内节育器所致，治疗首选抗纤溶药物 3 应用 LNG-IUS 或皮下埋置剂引起的出血可对症处理或期待治疗，做好放置前咨询。

(9) 未分类 AUB(AUB-N)：

AUB 的个别患者可能与其他罕见的因素有关，如动静脉畸形、剖宫产术后子宫瘢痕缺损、子宫肌层肥大等，但目前尚缺乏完善的检查手段作为诊断依据；也可能存在某些尚未阐明的因素。目前暂将这些因素归于未分类 (AUB-N)。

动静脉畸形所致 AUB 的病因有先天性或获得性 (子宫创伤、剖宫产术后等)，多表现为突然出现的大量子宫出血。诊断首选经阴道多普勒超声检查，子宫血管造影检查可确诊，其他辅助诊断方法有盆腔 CT 及 MRI 检查：治疗上，有生育要求的患者，出血量不多时可采用口服避孕药或期待疗法；对于出血严重的患者，首先维持生命体征平稳，尽早采用选择性子宫动脉血管栓塞术，但有报道，术后妊娠率较低。无生育要求者，可采用子宫切除术。

剖宫产术后子宫瘢痕缺损所致 AUB 的高危因素包括剖宫产切口位置不当、子宫下段形成前行剖宫产手术及手术操作不当等，常表现为经期延长。推荐的诊断方法为经阴道超声检查或宫腔镜检查。治疗上，无生育要求者使用短效口服避孕药治疗，可缩短出血时间；药物治疗效果不佳时，可考虑手术治疗。对于有生育要求者，孕前应充分告知有妊娠期子宫破裂风险。手术治疗包括宫腔镜下、腹腔镜下、开腹或经阴道行剖宫产子宫切口憩室及周围瘢痕切除和修补术。

（二）习惯性流产

习惯性流产为自然流产连续 3 次以上者，每次流产往往发生在同一妊娠月份。中医称为"滑胎"。习惯性流产的原因大多为孕妇黄体功能不全、甲状腺功能低下、先天性子宫畸形、子宫发育异常、宫腔粘连、子宫肌瘤、染色体异常、自身免疫等。习惯性晚期流产常为子宫颈内口松弛所致，多由于刮宫或扩张宫颈所引起的子宫颈口损伤，少数可能属于先天性发育异常。此类患者在中期妊娠之后，由于羊水增长，胎儿长大，宫腔内压力增高，胎囊可自宫颈内口凸出，当宫腔内压力增高至一定程度，就会破膜而流产，故流产前常常没有自觉症状。

凡妊娠不到 20 周，胎儿体重不足 500g 而中止者，称流产。习惯性流产是指连续发生 3 次以上者。其临床症状以阴道出血，阵发性腹痛为主。

习惯性流产由于病因不清，无有效分类方法，临床医生多在先兆流产阶段盲目地给予中药、孕激素或绒毛膜促性腺激素，称之为保胎治疗，但因病因不明，其治疗效果可想而知。目前有些国内外医生采用为患者接种丈夫或他人的淋巴细胞来治习惯性流产，但副作用极大，因此临床疗效存在争议。

经宫腔镜检查发现导致不孕及习惯性流产的宫内因素有先天性子宫畸形、黏膜下及壁间内突型子宫肌瘤、宫腔粘连、子宫内膜息肉、宫内异物及输卵管阻塞。

1. 临床表现

习惯性流产的临床表现与一般流产相同，也可经历先兆流产、难免流产、不全或完全流产几个阶段。早期仅可表现为阴道少许出血，或有轻微下腹隐痛，出血时间可持续数天或数周，血量较少。一旦阴道出血增多，腹疼加重，检查宫颈口已有扩张，甚至可见胎囊堵塞颈口时，流产已不可避免。如妊娠物全部排出，称为完全流产；仅部分妊娠物排出，尚有部分残留在子宫腔内时，称为不全流产，需立即清宫处理。

根据习惯性流产发生的时间可将流产分为早期习惯性流产及晚期流产。早期习惯性流产系指流产发生在妊娠 12 周以前，一般多与遗传因素、母内分泌失调及免疫学因素等有关；晚期习惯性流产多指流产发生在妊娠 12 周以后，多与子宫畸形、宫颈发育不良、血型不合及母患疾病等因素有关。

2. 检查诊断

(1) 遗传检查：

对疑有遗传性疾病者，夫妇双方均应做染色体核型检查，或进一步做夫妇的家系遗传学调查和系谱绘制。

1) 系谱分析：通过家系调查，分析遗传性疾病对未来妊娠的影响。

2) 核型分析：同时检测夫妇双方外周血淋巴细胞染色体，观察有否数目和结构畸变及畸变的类型，推测其复发概率。

3) 分子遗传学诊断：目前部分基因遗传病可通过分子遗传学检查做出诊断。

(2) 内分泌诊断：

1) 基础体温测定 (BBT)：基础体温能反映卵巢的功能状态，可用于筛查黄体功能不全。因为黄体功能不全可引起习惯性流产，黄体功能不全者基础体温表现为：高温相小于 lid；高温相体温上升幅度小于 $0.3\,^{\circ}\mathrm{C}$。

2) 子宫内膜活检：个体间月经周期长短变异较大，主要是卵泡期长短不同的结果，而黄体期时限及内膜变化基本一致。黄体末期做子宫内膜活检，如内膜成熟度落后，即可诊断黄体功能不全。内膜活检除做常规的组织学检测外，最好同时做雌激素受体测定。子宫内膜雌孕激素受体含量低，即使黄体功能正常，孕激素充足，内膜成熟度仍落后正常水平，是为假性黄体功能不全。

3) 激素测定：包括雌激素和孕激素、绒毛膜促性腺激素等的定量检测血清孕酮测定：月经周期中外周血中的孕酮主要来自排卵后所形成的月经黄体，其含量随着黄体的发育而逐渐增加，至黄体发育成熟，即黄体中期，血中孕酮含量达高峰，然后不断下降，月经前期达最低水平。整个黄体期中外周血的孕酮含量变化呈抛物线状。黄体功能不全时，孕激素分泌量下降，因而测定外周血孕酮水平可反映黄体的功能状态。血清孕酮水平大于 $3\mu\mathrm{g/mL}$ 表明卵巢已有排卵，黄体中期孕酮水平大于 $15\mu\mathrm{g/mL}$ 表明黄体功能正常，小于此为黄体功能不全。

4) 血清泌乳素 (PRL) 测定：血清泌乳素由垂体前叶分泌，主要功能为产后促进乳汁分泌。同时血清泌乳素对维持正常的黄体功能也有重要作用，过低或过高均可导致黄体功能不全。临床常见的是血清泌乳素分泌过多的高泌乳素血症。血清中血清泌乳素正常值为每毫升 $4 \sim 20\mu\mathrm{g}$，大于 $2\mu\mathrm{g}$ 为升高。血清泌乳素轻度升高与反复流产关系密切。因血清泌乳素过高则严重干扰性腺轴功能，导致无排卵和不孕。

(3) 免疫学检查：

1) 首先应用混合淋巴细胞培养反应 (MLR) 及淋巴细胞毒性抗体测定，鉴别原发性与继发性流产。原发性流产多发生在妊娠 20 周以内，丈夫和妻子比正常配偶共有更多的人类白细胞抗原 (HLA)，妻子不具有抗配偶免疫，对丈夫表现出较微弱的混合淋巴细胞培养反应，血清不含有混合淋巴细胞培养阻断因子，白细胞治疗有效。继发性流产配偶间不共有人类白细胞抗原，妻子有补体依赖或补体非依赖抗配偶淋巴细胞毒性细胞，对一组细胞显示多性抗体，肝素治疗有效。女方对男方的单相混合淋巴细胞培养，并和无关第三者的抗原做比较。如女方对丈夫表现为微弱或缺少混合淋巴细胞反应，提示妻子血中无抗父系抗体，与丈夫有相同的人类白细胞抗原。

2) 抗精子抗体的测定：如抗精子抗体阳性，提示生育力低。抗精子抗体滴度高和宫颈黏液中有抗精子抗体对生育影响大。可用精子凝集试验检测精子凝集抗体，精子制动试验检测精子制动抗体，免疫珠试验检测精子结合抗体。

3) 抗磷脂抗体 (APA) 测定：怀疑患自身免疫性疾病者要检测抗磷脂抗体，可采用酶联免疫吸附法等直接测定女方血清中抗磷脂抗体及其滴度。

4) 自然杀伤细胞活性测定：孕前自然杀伤细胞活性高预示下次妊娠流产的可能性大。

5) 母休抗父系淋巴细胞毒抗体测定：将夫妇双方淋巴细胞加补体共同孵育，然后计数死亡细胞的百分数，如死亡细胞在 90% 以上，为正常妊娠，低于 20% 则多发生反复流产。

6) 血型及抗血型抗体测定：丈夫血型为 A 型或 B 型或 AB 型，其妻子为 O 型又有流产史者，再怀孕时应进一步检查丈夫是否属于 O 型，O 型不引起 ABO 血型不合。反之丈夫为 A 型或 B 型或 AB 型时则应考虑检测妻子有无抗 A、抗 B 或抗 AB 抗体，并做好妊娠监测以防止流产、死产。

(4) 内生殖器畸形的检查：

1) 子宫输卵管造影 (HSG)：子宫输卵管造影是诊断子宫畸形敏感而特异的方法，根据子宫腔形态有无异常或充盈缺损，可判断有无子宫畸形。如造影显示宫颈内口直径大于 6mm，则可有助于诊断宫颈功能不全。

2) 超声检查：超声在诊断宫腔异常方面不如子宫输卵管造影，但在诊断子宫外部形态异常中意义较大。如超声检查配合子宫输卵管造影有助于纵隔子宫和双角子宫的鉴别诊断超声波检查可明确子宫肌瘤的数目、大小及部位。

3) 磁共振成像：在判断内生殖器畸形方面作用很大。

4) 腹腔镜和宫腔镜：两者可直接观察子宫外部形态和宫腔内状况，能明确子宫畸形及其类型。宫腔镜还可确诊宫腔粘连，并能进行一定程度的治疗。腹腔镜还可诊断和治疗盆腔病变，如盆腔粘连、子宫内膜异位症等。

5) 宫颈扩张器检查：用 8 号子宫颈扩张器伸入宫颈内口毫无困难时提示宫颈功能不全。

(5) 病原体感染的检查：

尿、宫颈黏液培养了解有无微生物感染。病原体感染也是引起反复流产的原因，应行宫颈分泌物支原体、衣原体、β- 溶血性链球菌等培养。一般情况下，TORCH 检测（弓形体、风疹病毒、巨细胞病毒、疱疹病毒免疫检测法）及其他病原微生物抗体测定意义不大，除非病史提示有慢性感染者。流产后妊娠物应进行病理检查。

（三）宫腔内异物

各种异常声像学所见宫腔内异常回声或占位性病变均为间接检查结果，宫腔镜检查可为之进行确认、评估、定位，决定能否用宫腔镜技术取出。

经宫腔镜检查发现宫内异物最常见的为宫内节育器（嵌顿、断片残留）及胚物残留，其次为残留胚骨或子宫内膜钙化、断裂的宫颈扩张棒或海藻棒残留和剖宫产遗留的不吸收缝合线。

（四）子宫黏膜下肌瘤切除

子宫肌瘤是女性生殖器最常见的良性肿瘤，在育龄妇女中患病率为 20%～25%，多见于 40～50 岁妇女。其中黏膜下肌瘤占 10%～15%，主要临床表现为月经过多、经期延长。传统的治疗方法多以开腹行子宫肌瘤剔除或切除子宫达到治疗的目的，但这种手术方式对有生育要求或不愿意切除子宫的女性是一种身体上的损伤和心理上的创伤。宫腔镜治疗黏膜下肌瘤是应用宫腔电切镜的单极或双极切除黏膜下肌瘤和内突壁间肌瘤的手术。术后月经量明显减少，仍有生育能力。

（五）子宫内膜息肉切除

子宫内膜息肉是异常子宫出血与不孕症的主要原因。通常的方法是盲目刮宫，但常遇到无法根治的问题，复发率高。宫腔镜子宫内膜息肉切除术（TCRP）是采用宫腔镜环形电极切除子宫内膜息肉及其蒂附着处 2～3mm 的肌肉组织，有的放矢，并不损伤周围正常内膜，是治疗息肉的最佳方法。

（六）宫腔粘连

宫腔粘连是由子宫内膜受损后形成部分或全部粘连的病理现象，90% 以上由刮宫引起，主要表现为腹痛、经量减少及闭经、不孕等。在宫腔镜问世之前，宫腔粘连的诊断依靠病史、体格检查、实验室资料和子宫输卵管造影（HSG）。HSG 对于可疑宫腔粘连能判断宫腔封闭的程度，但不能提示粘连的坚韧度和类型。在宫腔镜的直视下可排除 30% 的异常 HSG 结果，做出终末诊断，是诊断宫腔粘连的金标准，并可通过电切等手术操作进行分离。

（七）子宫纵隔切除

子宫纵隔是最常见的子宫畸形，易发生早产、流产、胎位异常及产后胎盘滞留。在宫腔镜手术问世前，子宫纵隔均需开腹和切开子宫，患者住院时间长，术后恢复慢，术后至少 6 个月才可考虑妊娠，子宫有瘢痕，妊娠能维持至足月者剖宫产率高，以预防子宫破裂和卵巢、输卵管及盆腔粘连。子宫纵隔切除术（TCRS）是用宫腔镜环形电极和针状电极切开，切除或划开子宫纵隔组织以达到恢复宫腔正常形态和生育功能目的的手术。术时无明显出血，术后复发率低，易被患者接受，术后 4 周即可考虑妊娠。

（八）子宫内膜癌

子宫内膜癌是常见的女性生殖道恶性肿瘤。患有子宫内膜癌的人群主要是 45 岁以上围绝经期和绝经后妇女，为了明确子宫内膜的病变，传统的方法是诊断性刮宫，可能遗漏位于宫角深部或黏膜下肌瘤后方的小癌灶，部分子宫内膜区域刮不到，难以做出正确的判断。子宫内膜细胞学涂片有可能提供假阴性结果，尤其是高分化或小的肿瘤。近几十年来众多资料表明，宫腔镜检查直接活检和病理学检查 45 岁以上 AUB 妇女，是筛查高危人群，早期发现和准确诊断子宫内膜癌及其先兆的最佳方法。

二、禁忌症

尚无明确的绝对禁忌证，以下为相对禁忌证。

（一）阴道及盆腔感染

1. 最为常见的症状

(1) 外阴不适：包括不同程度的外阴瘙痒，一般无明显时间性，但在休息状态及心情紧张状态下痒感更加明显。尚有不同程度的外阴灼热感，有的患者出现性生活痛。

(2) 白带异常：白带明显增多，呈稀薄均质状或稀糊状，为灰白色、灰黄色或乳黄色，带有特殊的鱼腥臭味。由于碱性前列腺液可造成胺类释放，故这时的阴道炎表现为性生活时或性生活后臭味加重。月经期阴道 pH 升高，故经期时或经期后臭味也可加重。极少数阴道炎患者会出现下腹疼痛、性生活困难及排尿异常感。阴道黏膜上皮在阴道炎发病时无明显充血表现。

2. 预防

(1) 不宜穿紧身裤和化纤内裤，宜穿透气、干爽的纯棉制品。不要经常使用清洁液，以免菌群失调。除月经期外不要使用护垫。内裤要经常暴晒，或用开水煮。

(2) 坚持合理、卫生的性生活，注意性生活不要过于频繁；房事前后注意用温水清洗外阴。

(3) 糖尿病患者应把血糖控制在正常范围内，不要滥用药品和免疫抑制剂。

(4) 如厕后，应用厕纸由前至后的方向清洁下体，避免把直肠的细菌带到阴道。

(5) 尽量少去游泳，因为念珠菌在水里生存能力很强，女性在游泳过程中感染念珠菌的概率会增大。

子宫穿孔是指宫腔手术所造成的子宫壁全层损伤，致使宫腔与腹腔，或其他脏器相通。子宫穿孔在女性生殖道器械损伤中最为常见。可见于放置或取出宫内节育器、人工流产、中期引产、诊刮术等，探针、宫颈扩张器、吸管、刮匙、胎盘钳或手指都可造成穿孔。穿孔部位可发生在宫底、峡部或宫颈管，其中以峡部最多见。也可穿入阔韧带、膀胱后壁、肠袢，甚至拉出大网膜等，导致内出血、阔韧带内血肿及继发性腹膜炎。必须及时诊断处理，以免发生严重后果。

1. 临床表现

(1) 宫腔手术过程中出现下腹突发性疼痛。

(2) 发觉所用器械进入宫腔的深度明显超过检查时所估计的宫腔深度，且无阻力，感觉不到宫壁的抵抗。

(3) 下腹压痛、反跳痛。

(4) 如穿孔损伤大血管，短时间内即可有内出血的典型表现，并迅速发生休克。

(5) 宫旁包块：如从子宫峡部穿入阔韧带损伤血管，可在阔韧带内形成血肿。

2. 诊断依据

(1) 手术中患者突然感到下腹疼痛，腹部压痛、反跳痛。

(2) 操作时术者突然感到失去宫壁阻力，有无底感，器械进入宫腔的深度远超宫腔实际深度。

(3) 若看到夹出有脂肪组织或肠管，则确诊无疑。

3. 疾病治疗

(1) 治疗原则：

1) 保守治疗：住院严密观察。如宫腔组织已刮净又无内出血症状者，可给宫缩剂和抗生素。如宫腔组织尚未吸净，穿孔较小，无明显内出血，患者情况又良好时，可请有经验的医生避开穿孔处刮净组织后再保守治疗，或抗感染 1 周后再行刮宫术。

2) 手术治疗：如有明显内出血体征或可疑脏器损伤时，应立即手术 (剖腹探查)。

(2) 用药原则：

1) 小的穿孔 (如探针穿孔) 且无其他脏器损伤者以口服甲硝唑、益母草流浸膏或注射缩宫素。

2) 大的穿孔不宜单纯药物治疗，尤其是合并有其他脏器损伤或有内出血时需手术治疗。

(三) 宫颈浸癌

宫颈浸润癌是发生于子宫颈上皮的恶性肿瘤。我国宫颈浸润癌死亡率居恶性肿瘤死亡的第 7 位。早期宫颈浸润癌的 5 年生存率达 90%，晚期仅 10%。普查对宫颈浸润癌的早期诊断和治疗具有肯定的积极作用。宫颈浸润癌的发病率自 45 岁开始逐渐上升，45 ～ 55 岁是高峰发病年龄，第二个发病高峰年龄在 35 岁，平均发病年龄为 48 岁。

1. 病因

(1) 婚育及性生活相关因素：

宫颈浸润癌的发病与早婚、早育、多产、性生活过早过频、性生活紊乱、性生活不洁等婚育及性生活因素相关。宫颈浸润癌发病危险性与性行为有关。配偶的精液中聚胺浓度高，可能增加发生宫颈浸润癌的危险性。由于宫颈浸润癌发病与性生活关系密切，因此已婚妇女应该定期普查，及时诊断和治疗癌前病变。

(2) 感染因素：

1) 人类乳头状瘤病毒 (HPV)。研究证实，HPV 是宫颈浸润癌的主要病因。HPV 感染者患宫颈浸润癌的危险性增加。HPV 感染是性传播疾病，因此多个性伙伴及性生活紊乱容易感染 HPV。HPV 有 60 余种亚型，CIN 以 HPV16、18、6、11 型感染为主，鳞癌以 HPV16、18、31 型为主，腺癌以 HPV18、16 型为主。HPV 感染所致生殖道疣的患者，发生宫颈浸润癌的危险性是正常人的 5 倍。

2) 疱疹病毒 (HSV)。宫颈浸润癌患者 HSV-2 抗体水平高提示该病毒与宫颈浸润癌发病有关。无 HSV 直接致癌作用的依据，研究认为，HSV-2 是宫颈浸润癌发病的协同因素。

3) 其他病原体。有研究提示人巨细胞病毒、梅毒、滴虫、衣原体、真菌等感染也可与宫颈浸润癌发病有关。

(3) 其他：

宫颈浸润癌发病还与宫颈糜烂、裂伤、外翻、内分泌、包皮垢、吸烟、生活经济状况、精神创伤、家族肿瘤史、心理学因素、饮食等因素相关。维生素 C、维生素 A 和叶酸等微量营养素摄入量不足是宫颈浸润癌发病的危险因素。吸烟是宫颈浸润癌发病的协同因素，连续吸烟 ≥ 4 年者患宫颈浸润癌的危险性增加 4 倍，戒烟可减少其发病危险性。

2. 临床表现

早期宫颈浸润癌可能无任何临床症状。然而，部分患者虽然已有白带增多和阴道出血等明显临床症状，但临床分期仍可能为早期病变。患者于病变早期出现临床症状是宫颈浸润癌患者及时就诊的主要原因，也是宫颈浸润癌治疗效果好的重要原因之一。

(1) 白带增多：

80% ～ 90% 的宫颈浸润癌患者有程度不同的白带增多症状。白带性状与一般炎症相似，随着肿瘤进展坏死脱落及继发感染，可出现恶臭的脓血性白带。

(2) 阴道出血：

80% ～ 85% 患者出现阴道出血症状。可表现为接触性、月经期间、绝经后或不规则阴道出血等。年轻妇女出现接触性阴道出血或绝经后出现阴道出血都是值得特别重视的临床症状。巨大菜花状外生型肿瘤及溃疡空洞型肿瘤容易出现阴道大出血。

(3) 其他症状：

肿瘤浸润进展可出现下腹和腰骶部疼痛，下腹及排便下坠感，便血，排便困难，尿频，血尿，下肢水肿等症状。晚期患者还会出现贫血、体重减轻等恶病质症状。

（四）生殖器结核未经抗结核治疗；生殖道结核未经抗结核治疗

抗结核治疗就是指目前针对由结核分枝杆菌引发的肺部感染性肺结核 (PTB)。肺结核是严重威胁人类健康的疾病。结核分枝杆菌 (以下简称结核菌) 的传染源主要是排菌的肺结核患者，通过呼吸道传播。健康人感染结核菌并不一定发病，只有在机体免疫力下降时才发病。

基本原则：抗结核药物大多是作用于酸性环境和细胞内酸性环境的药物，也有作用于细胞外的碱性或中性环境的药物，一个合理正规的化疗方案必然有两种或两种以上的杀菌药，合理的剂量，科学的用药方法，足够的疗程，还要规律、早期用药，才能治愈。缺少哪一个环节都能导致治疗失败。

1. 早期

对任何疾病都强调早诊断、早治疗，特别对一定要早诊断、早治疗以免组织破坏，造成修复困难，早期肺泡内有炎症细胞浸润和纤维素渗出，肺泡结构尚保持完整、可逆性大。同时细菌繁殖旺盛，体内吞噬细胞活跃，抗结核药物对代谢活跃生长繁殖，旺盛的细菌最能发挥抑制和杀灭作用。早期治疗可利于病变吸收消散不留痕迹。如不及时治疗小病拖成大病，大病导致不治愈，一害自己，二害周围人。

2. 联合

无论初治还是复治患者均要联合用药，临床上治疗失败的原因往往是单一用药造成难治患者。联合用药必须要联合两种或两种以上的药物治疗，这样可避免或延缓耐药性的产生，又能提高杀菌效果。既有细胞内杀菌药物又有细胞外杀菌药物，又有适合酸性环境内的杀菌药，从而使化疗方案取得最佳疗效，并能缩短疗程，减少不必要的经济浪费。

3. 适量

药物对任何疾病治疗都必须有一个适当的剂量。这样才能达到治疗的目的，且不会给人体带来毒副作用，几乎所有的抗结核药物都有毒副作用，如剂量过大，血液的药物浓度过高，对消化系统、神经系统、泌尿系统，特别对肝肺可产生毒副反应；剂量不足，血液浓度过低，达不到折菌、杀菌的目的，易产生耐药性。所以一定要采用适当的剂量，在专科医生的指导下用药。

4. 规律

一定要在专科医生指导下规律用药，因为结核菌是一种分裂周期长、生长繁殖缓慢杀灭困难大的顽固细菌。在治疗上必须规律用药，如果用药不当，症状缓解就停用，必然导致耐药性的发生，造成治疗失败，日后治疗更加困难。对规律用药必须做到一丝不苟，一顿不漏，绝不可自以为是。

5. 全程

所谓全程用药就是医生根据患者的病情判定化疗方案，完成化疗方案所需要的时间，一个疗程3个月。全疗程1年或1年半。短化不少于6个月或10个月。

（五）血液病无后续治疗措施者

血液病是原发于造血系统的疾病，或影响造血系统伴发血液异常改变，以贫血、出血、发热为特征的疾病。造血系统包括血液、骨髓单核一巨噬细胞系统和淋巴组织，凡涉及造血系统病理、生理，并以其为主要表现的疾病，都属于血液病范畴。

1. 概述

目前引起血液病的因素很多,诸如化学因素、物理因素、生物因素、遗传、免疫、污染等,都可以成为血液病发病的诱因或直接原因, 由于这些原因很多是近几十年现代工业的产物,从而使血液病的发病率有逐年增高的趋势,可以说,血液病是一种现代病。

血液病临床分为三大类型:红细胞疾病、白细胞疾病、出血和血栓性疾病。临床上常见的疾病有白血病、再生障碍性贫血、骨髓增生异常综合征、血小板减少症、多发性骨髓瘤、淋巴瘤、骨骼纤维化、血友病、地中海贫血等,以往由于缺乏特效疗法,许多疾病被人们称为"不治之症",近年来,随着医学研究的深入发展,特别是在中国,采用中西医结合的方法,血液病的治疗效果有了明显提高,许多疾病得以治愈,达到世界领先水平,显示出中医治疗本病的巨大优势。

现代医学对血液病的治疗多应用激素、化疗等方法,但副作用大,患者治愈率低、易复发。20世纪60年代国外首次将骨髓移植用于治疗白血病,使白血病由不治之症变为可治之症,治愈率有所提高,然而骨髓资源十分缺乏,且捐献的骨髓很大部分与患者的HLA不一致,即使移植成功,5年内复发率也高达70%。中医药有着广阔的资源,20世纪50年代人们探索中医治疗血液病的途径,直至现在许多中医认为其病机在于肾虚。经临床研究,我们发现本病的致病因素多为"邪毒"所致,如放射线、化学药品、农药、病毒、细菌等均为中药"邪毒"范畴,在大量临床研究基础上,我们提出"邪毒伤肾"的理论,创立了"解毒透邪、泻实固本",以促进骨髓造血功能的"血细胞再生激活疗法",打破了以往治疗本病单纯从虚立论的传统观点,对不同疾病采取辨证辨病相结合,针对病因采取不同的治疗方案,为中医治疗血液病提供了系统的理论依据和治疗法则,临床上取得了显著效果,有些疾病的临床治疗效果已远远超出世界发达国家。

2. 种类

(1) 红细胞疾病:

缺铁性贫血、巨幼细胞性贫血、再生障碍性贫血、溶血性贫血、地中海贫血、自身免疫性溶血性贫血、药物性溶血性贫血、阵发性睡眠性血红蛋白尿、急性失血性贫血、慢性病贫血、血色病等。

(2) 白细胞疾病:

白细胞减少症、粒细胞缺乏症、嗜酸性粒细胞增多症、急性白血病、慢性白血病、骨髓增生异常综合征、恶性淋巴瘤(霍奇金淋巴瘤、非霍奇金淋巴瘤)、传染性单核细胞增多症、恶性组织细胞病、多发性骨髓瘤等。

(3) 出血性疾病:

单纯性紫癜、过敏性紫癜、特发性血小板减少性紫癜、血栓性血小板减少性紫癜、血小板无力症、血友病、获得性凝血机制障碍性疾病等。

(4) 骨髓增生性疾病:

真性红细胞增多症、原发性血小板增多症、原发性骨髓纤维化症等。

(5) 血液生成和功能：

血液是血管中流动着的黏稠液体，分为液体成分和有形成分。液体成分指血浆 (50% ～ 60%)，有形成分指血细胞 (40% ～ 50%)。从胎儿期就开始生成原始的血细胞，出生后骨髓成为唯一的造血器官。血液细胞主要指红细胞、白细胞、血小板，以及各种免疫细胞。红细胞主要运输氧和二氧化碳，缓冲体内的酸碱平衡。白细胞则是炎症反应的第一线的卫士，聚集、游走到炎症部位进行吞噬作用。而对于较大的细菌、寄生虫等则靠体内的单核—巨噬细胞系统来完成。血小板参与人体的血凝、抗凝及纤溶的过程。血液中各细胞各司其职，共同使血液系统处于正常的动态稳定的状态。

第三节　宫腔镜电切术的应用

子宫的某些病变，通过宫腔镜可直接行手术治疗，宫腔镜电切术与传统手术相比具有不开腹，明显缩短了术后恢复的时间，子宫无切口，极大地降低了日后剖宫产概率，并且手术预后可以与传统的开腹手术相媲美等优点。

一、经宫颈子宫内膜切除术 (TCRE)

自 20 世纪 80 年代起，经宫颈子宫内膜切除术 (TCRE) 合理地替代了子宫切除术。

(一) 适应证

(1) 久治无效的异常子宫出血，排除恶性疾患。

(2) 子宫 8 ～ 9 周妊娠大小，宫腔 10 ～ 12cm。

(3) 黏膜下肌瘤 4 ～ 5cm。

(4) 无生育要求。

(二) 禁忌证

(1) 宫颈瘢痕，不能充分扩张者。

(2) 子宫屈度过大，宫腔镜不能进入宫底者。

(3) 生殖道感染的急性期。

(4) 心、肝、肾功能衰竭的急性期。

(三) 手术步骤

切除子宫内膜按一定的程序进行，首先用垂直电切环切割宫底部，此处最难切，又易穿孔，因此必须小心从事。

处理完宫底，即用 90° 切割环，先将电切环推出镜鞘伸至远处，然后按切除深浅或长短距离要求，由远及近地做平行方向切割，先行带鞘回拉顺行切除，然后缓慢放松手柄弹簧，电切环移入镜鞘内，再放开踏脚，将组织完全切割下来。对于初学者，切割环的移动限制在 2.5cm 以内，自 9 点开始反时针方向系统切割子宫内膜，首先切净上 1/3，之后中 1/3，如做全部子宫内膜切除，则切除下 1/3 直至宫颈管。技术十分娴熟时，也可用带鞘回拉法顺行切割，即通过移动电切镜增加切割的长度，自宫底部开始到子宫峡部，每次将切除的组织条立即带出。

切除的深度取决于子宫内膜的厚度，目的是切至内膜下 2 ~ 3mm 的浅肌层，此深度足以切净除扩展极深者外的全层子宫内膜，又不致切到较大的血管。将切除的子宫内膜肌条送做组织病理学检查。

宫腔排空后，放回电切镜，加大宫内压，检查盲区和盲点有无残留内膜，降低宫内压，有无大的出血点，前者需切除，后者用切割环或滚球电极电凝。

全部切除包括全部宫腔和上端宫颈管。部分切除是宫腔上 2/3 全层厚度内膜的切除，留下未处理的内膜边缘，宽度近 1cm，位于子宫峡部。常规行部分切除者怕全部切除引起宫颈狭窄，如宫腔内还有功能性内膜，则可继发宫腔积血，临床所见积血多在底部，而非峡部。因此，除希望术后仍有月经外，无必要行部分切除。

TCRE 手术时切割环的高频电热作用，切割后的子宫内壁受热脱水、皱缩，子宫内壁由线状强回声变为 3 ~ 4mm 宽的强回声光带，当切割深度达肌层时，在切割后 15 ~ 40min，强回声光带逐渐消失。功能失调性子宫出血的患者，当切割深度仅限于黏膜层时，形成的强回声光带迅速消失。术中观察强回声光带是否完整是防止漏切的重要指征。观察强回声光带的持续时间是提示切割深度的超声指征。密切监视切割器的位置，防止电切环紧顶或穿出宫壁。当强回声光带的外缘达肌层深部时，提示术者停止局部切割，可有效地预防子宫穿孔。

（四）术后注意事项

(1) 术后诊断腺肌病者需用药物治疗，如内美通、丹那唑、GnRH-α 类药物 1 个月，用丹那唑、内美通者 1 个月后需化验肝功能，若有异常停服。

(2) 术后 2 个月有少量出血、排液均为正常现象，若过多可随诊。

(3) 术后第 3 个月如有出血则为月经。

(4) 术后第 1、第 3 个月到门诊复查，以后每半年复查一次。

(5) 本术有一定避孕效果，但和所有节育措施一样，有很小的失败率，故有异常情况请速来诊。不属于计划生育范围。

(6) 术后禁房事 2 个月。

（五）TCRE 术的评价

TCRE 的成功率为 90% ~ 95%，随着时间的延长，复发或因症切除子宫者略有增加。复发者除外子宫内膜癌后，可行第 2 次或第 3 次手术，最终 90% 的病例可避免子宫切除。TCRE 只要病例选择恰当，成功率几乎 100%，临床满意率每年轻微下降，再次手术率为 6.6%。

二、宫腔镜下子宫内膜息肉摘除术 (TCRP)

子宫内膜息肉是异常子宫出血和不孕症的常见原因。通常的治疗方法是盲目的刮宫术，但常遇到无法去除的问题。

TCRP 是在直视下进行操作，可"有的放矢"地钳抓和从根蒂部切除息肉。对无蒂息肉，常使用环形电极切除，并且不损伤周围正常内膜。无论使用何种方法，必须确保完整切除根蒂，以免日后复发。

（一）适应证

切除有症状的子宫内膜息肉，除外息肉恶性变。

（二）禁忌证

(1) 宫颈瘢痕，不能充分扩张者。

(2) 子宫曲度过大，宫腔镜不能进入宫底者。

(3) 生殖道感染的急性期。

(4) 心、肝、肾功能衰竭的急性期。

（三）术前准备

手术前晚行宫颈扩创术。消炎痛栓 100mg 塞肛，30min 后置宫颈插扩张棒或海藻棒。术晨禁食，不排尿，以便于术中 B 超监视。

（四）手术时期的选择及麻醉

手术应该选择在月经干净后 3 到 5 天的时间内进行，TCRP 手术时间短，可静脉麻醉。若预计手术时间较长，可连续硬膜外麻醉。

（五）手术步骤

首先进行宫腔镜检查，明确息肉数目、大小、根蒂部位。

对于多发息肉也可切割部分息肉后用负压吸引器吸取内膜及息肉，把覆在息肉表面的内膜吸去，只剩下息肉的间质组织，体积及横径明显缩小，根蒂显露，便于切割。

切除组织表面有粗大血管时，应先电凝血管，再切割组织。

术后检视宫腔，电凝出血点止血，出血较多可于宫腔内放置气囊导尿管压迫止血，给抗生素，排空宫腔残留物，同时用宫缩剂、止血剂。

放置气囊导尿管 4 ～ 6h 应取出。

（六）TCRP 术的评价

TCRP 术是唯一能够看清息肉蒂，自其根部切除的方法，并能对宫内占位性病变进行鉴别诊断。Reslova 等研究 245 例 TCRP 术后内膜息肉复发的高危因素，认为 TCRP 是治疗子宫内膜息肉可供选择的一种方法，切除基底层可预防其持续存在及复发。Herman

报告 270 例宫腔镜手术，随访 4 年，TCRP 术仅 4.6% 需二次手术。Bacsko 和 Major 报告 1900 例宫腔镜检查中发现 163 例子宫内膜息肉，第一次刮宫术只发现了 22%，第二次发现 6.6%，163 例全部宫腔镜切除，手术指征 55% 为子宫出血，25% 有异常超声图像，15% 不孕子宫穿孔。切除组织病理学检查结果令人惊讶，因为 22 例为增生期子宫内膜，17 例子宫内膜增生，子宫肌瘤和无激素反应各 5 例，子宫内膜炎、子宫腺肌病、萎缩性子宫内膜和癌前病变各 1 例，他们认为虽然宫腔镜检查结果假阳性率高，如欲达到微创手术和保留器官的目的，TCRP 术是有价值的。近年 Varasteh 等报道 23 例不孕妇女宫腔镜检查发现有子宫内膜息肉，患者年龄 < 45 岁，不孕 > 12 个月，术后随访 > 18 个月，TCRP 术后妊娠与活胎率明显高于不孕而宫腔镜检查提示宫腔正常者，结论认为 TCRP 术可增进有子宫内膜息肉不孕症患者的生育力。

三、宫腔镜下子宫纵隔切除术

子宫纵隔是非常常见的子宫畸形，Zabak 等回顾分析提示子宫纵隔的生殖预后最差，早期流产率高，反复流产和过期流产发生率升高，生殖失败和产科并发症增加。子宫纵隔似乎并非不孕的因素，而在原因不明的继发不孕症中显著增高。如今宫腔镜手术已经替代了传统的开腹手术，被誉为治疗子宫纵隔的标准术式。宫腔镜子宫成型术改善了子宫纵隔的产科预后，其优点为操作容易，复病率低，避免了子宫切除的不良后果，如粘连。TCRS 术的适应证是有自然流产史 2 次以上，术后减少到 15%。不孕妇女还需要腹腔镜诊断，以评估子宫纵隔的类型与处理并存的盆腔病变。

（一）适应证

有症状的子宫完全纵隔、不完全纵隔和不全双角子宫。

（二）术前准备

手术应在月经干净后 3 ～ 7d 施术，手术一般在腹腔镜明确诊断和监护下进行。术前一日下午 4 点口服液体石蜡（医用）30mL，术前晚餐进半流食，晚 7 点放置宫颈扩张棒，术晨禁食水。手术当日应预防应用抗生素。

（三）手术步骤

先行腹腔镜检查，了解患者子宫位置、大小，宫底凹陷情况，并除外双子宫、双角子宫、单角子宫和残角子宫，如为双子宫、双角子宫、单角子宫和残角子宫则不再继续进行宫腔镜手术。

术者在 B 超监护下向膀胱内注入适量的液体以便获得清晰的子宫 B 超图像，助手将灌流液导管、摄像头、电缆线表面用 75% 酒精擦拭两遍后，安装在宫腔电切镜的手柄上。

切除子宫不全纵隔：先观察纵隔形状、位置，子宫内膜较厚视野不清时，可先吸宫薄化子宫内膜。应用环形电极切割纵隔，切割时先将电切环放到纵隔的一侧，在 B 超监护下横行切向对侧，下一刀再由对侧切回。应注意穿透深度及电极的方向，左右对等进行切割，注意观察宫腔的对称性，避免一侧切除过深，导致子宫腔变形。切至纵隔基底部时，必须十分注意，切勿切割过深，伤及子宫底，必要时以针状电极划开纵隔与前后宫壁交界处，以最大限度恢复宫腔正常形状，如有出血，可进行选择性的电凝止血。

切除子宫完全纵隔：完全性子宫纵隔只需切除宫体部分的纵隔，术时可在一侧宫腔内放置一根 4mm 的 Hegar 扩宫器，或用球囊放入一侧宫腔，由对侧宫腔的内口上方对向 Hegar 扩宫器或球囊，切通纵隔，然后取出扩宫器或球囊继续手术，后续步骤与切除子宫不全纵隔相同。

切除双宫颈并子宫完全纵隔：手术方法与宫腔电切镜切除子宫完全纵隔基本相同，手术不破坏子宫的双宫颈结构，注意保留宫颈内口上方 0.5～1.0cm 内的组织。

术终将物镜退至子宫颈内口处，观察子宫腔的对称性，放置宫内节育器 (IUD)。

(四) 注意事项

宫腔内放置的 IUD 于术后 2 月后取出，同时行宫腔镜检查以了解宫腔内情况，必要时再次补切残存纵隔。

术后应用人工周期治疗 3 个月。

(五) 宫腔镜下子宫纵隔切除术 (TCRS) 的评价

宫腔镜治疗有症状子宫纵隔的效果等于或优于传统的开腹子宫成型术，患者不经历开腹术和子宫切开术，减少了盆腔粘连和相应的疼痛，无体力活动受限，并减少了费用。根据 Fedele 等的经验，TCRS 术后 4 周即可妊娠，且无须行选择性剖宫产。TCRS 术后妊娠有子宫破裂的危险，Creainin 和 Chen 报告 1 例 TCRS 术时宫底穿孔，术后双胎妊娠，剖宫产时见宫底部有 7cm 的缺损。Howe 报告 1 例 29 岁妇女，TCRS 术时有小的宫底穿孔，妊娠 33 周子宫破裂，新生儿死亡。Gabriele 等报道 1 例在复杂的 TCRS 术后妊娠，用前列腺素 E_2 引产子宫破裂，急诊剖宫产。2 年后 B 超检查见在相当原剖宫产子宫撕裂处有子宫肌壁病损。Assaf 认为 TCRS 术的关键问题是医生的技术和术中的照顾，精湛和小心的手术术后妊娠率很高。

子宫纵隔伴有宫腔疾患者可同时治疗，手术时先治疗宫腔疾患，然后再进行子宫纵隔切除，这样可以获得一个更良好的宫腔对称视觉效果。有时也可以先行切除子宫纵隔以形成单一宫腔，然后再切除宫腔内病变。

关于术前药物预处理的问题，Romer 报道术前用 GnRH-α 与未用者比较，手术时间、灌流液差值、并发症、术后解剖学结局和妊娠率均无差异。故认为一般无须 GnRH-α 预处理，手术必须在周期的增生期进行。

腔镜是手术治疗有症状子宫纵隔的良好监护手段，并可检查输卵管及腹膜病变。B 超也可用于监护，由于术者在切割纵隔过程中子宫不断移动，将 B 超的扫查探头放于宫腔镜或电切镜同一平面，并于术中连续追踪手术镜比较困难，找到适合观察子宫壁和子宫纵隔的平面也不容易，但在腹腔镜禁忌或不宜采用时，术中 B 超监护可加强 TCRS

术的安全性。超声监护还可发现卵巢明显增大或卵巢囊肿，但与腹腔镜比较，它不具备同时检查盆腔结构和处理盆腔病变的优点。

Grimbizis 等认为 TCRS 术可用以治疗有症状的患者，同时也可对无症状患者做预防性手术，以改善成功妊娠的机会。

四、宫腔镜下宫腔粘连切除术 (TCRA)

宫腔粘连由近期妊娠子宫损伤后瘢痕所致。90% 以上的宫腔粘连由刮宫引起，创伤经常发生在产后或流产后 1 ～ 4 周因过量出血需刮宫者。在此易感期，任何创伤都可引起子宫内膜基底层的脱落，导致子宫壁互相黏着，形成永久性的粘连，子宫腔变形和对称性消失。罕见情况下，腹部子宫成型或肌瘤剔除术缝合错位，术后可引起宫腔粘连。宫腔粘连可能引起痛经，干扰正常生育和月经模式，其治疗方法为手术分离或切除粘连。过去通常采用盲视法，如刮宫、探针和扩张棒分离宫腔粘连等，如此盲目的宫腔粘连分离，不仅不能获得满意的临床效果，术后妊娠结果也令人失望。也有通过子宫切开术，在直视下进行粘连分离，这些方法术后效果不佳，现多已摒弃。宫腔镜宫腔粘连切除术 (TCRA) 是在直视下有针对性地分离或切除宫腔粘连，使患者术后恢复正常月经周期，改善与提高妊娠及分娩结果，因而已成为治疗宫腔粘连的标准方法。

(一) 适应证

有症状的宫腔粘连患者。

(二) 手术步骤

进行腹腔镜检查，了解患者子宫位置、大小，如发现盆腔粘连情况，则一并行腹腔镜盆腔粘连松解术。

术者在 B 超监护下向膀胱内注入适量的液体以便获得清晰的子宫 B 超图像。

置入宫腔电切镜，先观察粘连形状、位置，对膜样粘连只需用诊断性宫腔镜的尖端推压进行分离，不一定需要扩张宫颈，此法适用于新鲜粘连或陈旧的宫颈内口粘连。对波及宫底和宫腔两侧壁的陈旧、复杂粘连，则需要在宫腔镜下用微型剪、电切环切除之。对于宫腔形状基本正常的横向或纵向粘连带，可在 B 超监护下以电切环直接切除之，必要时可逆行切除粘连带，从而恢复子宫腔正常的形状。当宫腔全部闭锁或宫腔形状严重失常时，应自宫颈内口处进行分离，直至打开一个新的宫腔。手术的目的在于最大限度恢复宫腔正常形状，可先用针状电极做子宫腔切开术，再在 B 超监护下以适宜置入的 7mm 或 8mm 电切镜顺行或逆行切除粘连组织，逐步扩大宫腔，直至宫底，并游离出子宫角部；也可用前倾式环形电极直接分离或切除粘连。如有出血，可进行选择性的电凝止血。若存在广泛粘连，要警惕子宫穿孔。术终将镜体退至子宫内口处，观察子宫腔的对称性。

对于宫腔粘连致子宫壁瘢痕化，使宫腔狭小，无月经者，可用针状电极沿子宫长轴划开 4 ～ 5 条，使宫腔扩大，在术后激素治疗下，恢复月经周期。

必要时用腹腔镜监护，宫腔注入美蓝溶液，做输卵管染色通畅试验。

术后宫腔放置 IUD。

（三）术后注意事项

宫腔内放置的 IUD 于术后 2 个月后取出，同时行宫腔镜检查以了解宫腔内情况，必要时再次手术治疗。

术后应用人工周期治疗 3 个月。

（四）TCRA 术的评价

一般 TCRA 术后 90% 可恢复正常月经，其生殖预后不取决于患者的月经情况和粘连的组织学类型，而是与粘连的广泛程度、宫腔闭锁的范围和粘连的类型密切相关。Valle 和 Sciarra 切除 43 例轻度膜样粘连，预后良好，35 例足月妊娠；97 例中度纤维肌肉组织粘连，64 例足月妊娠；47 例重度结缔组织粘连，15 例足月妊娠；总月经恢复率为90%，足月妊娠率 79.7%，明显高于以往盲目操作的效果。Baggish 收集 40 份报道资料，1000 多例宫腔粘连患者中，未经宫腔镜治疗的术后妊娠率约 50%，其中仅半数妊娠至足月；而宫腔镜治疗的患者术后妊娠率达到 75%，而且妊娠失败率低，分娩并发症极少。Pabuccu 等观察 40 例因宫腔粘连导致反复妊娠失败和不孕的患者，宫腔镜切除后，轻度和中度粘连均治愈，而一开始即为严重粘连者，术后 60% 再次形成粘连，术后 81% 恢复正常月经，16 例不孕妇女术后 10 例妊娠，6 例获活婴，认为 TCRA 是安全和有效的改善月经、治疗不孕的方法，治疗前粘连的严重程度与其生殖预后密切相关。Sademisch 告诫不能用盲目的方法分离宫腔粘连，因有子宫穿孔和假道形成的危险。

Capella-Allouc 等报道 31 例永久性严重粘连行宫腔镜粘连松解术，所有病例治疗后至少显露 1 侧输卵管开口，16 例经历 1 次手术，7 例 2 次，7 例 3 次，1 例 4 次。16 例术前无月经者，术后都恢复了月经。28 例平均随访 31 个月，12 例妊娠 15 次，其妊娠结局如下：2 例妊娠早期过期流产，3 例中期妊娠流产，1 例因多发胎儿畸形中期引产，9 例获活婴。术后妊娠率 42.8%，活婴分娩率 32.1%。在 9 例活婴中，1 例因胎盘粘连剖宫产子宫切除，1 例因严重出血和胎盘粘连行下腹动脉结扎。认为严重宫腔粘连综合征宫腔镜手术治疗可有效地重建宫腔，有 42.8% 的妊娠率。然而，这些妊娠有出血和胎盘异常种植的危险。

五、宫腔镜下宫腔内异物取出术 (TCRF)

宫腔内常见异物包括：IUD、胚物、胎骨、存留的缝线等，宫腔镜检查可发现异物，精确定位，将异物取出。

（一）IUD

1. 以下情况均需借助宫腔镜取出或 B 超介入下宫腔镜取出

(1) IUD 尾丝拉断，宫颈、宫腔狭窄或粘连。

(2) 盲视取出困难疑 IUD 嵌顿，仅取出部分 IUD 而部分 IUD 断片宫内残留。

(3) 可逆性输卵管节育器深嵌于子宫角或残留时。

(4) 绝经期妇女，绝经时间越长，生殖器官萎缩越严重，取出 IUD 的困难程度越大，也易致感染。

2. 取出方法

宫腔治疗镜配有鳄鱼嘴钳、异物钳等，可在直视下夹取异物，如力度不够，或有嵌顿，则需换手术宫腔镜，用开放式半环形电切环套入不锈钢圈丝之间钩出。

如 IUD 嵌顿入宫壁内，穿过肌瘤或套于肌瘤上，则用电切环切开嵌顿环周围的肌壁或切除肌瘤后取出之，或在 B 超定位下夹出。

嵌顿深者同时腹腔镜检查，以确定 IUD 是否已经穿出子宫浆膜层。可逆性输卵管节育器的弹簧及尾丝常深嵌于输卵管开口及子宫角内，一旦尾丝拉断，取出极为困难，需用 21Fr 手术宫腔镜，配关闭型电极，伸入子宫角取出，或在其侧方放入取环钩或长弯血管钳，在电切镜的直视下钩出或夹出之。

过期流产、不全流产、粘连胎盘、植入胎盘等胚物存留在宫腔内可引起宫腔粘连、闭经或不规则出血，诊刮可能刮不净残留的胚物或因粘连探不到胚物；宫腔镜诊断并定位活检证实为胚物残留后，可在 B 超介导下用电切环将胚物刮出或切除，取出的组织送病理学检查。此法处理胚物残留操作容易，手术时间短，定位准确，可完全取出残留胚物，明显优于常规诊刮。

(三) 残留胎骨

流产后胎骨残留是罕见的并发症，做大月份人工流产时，有时会发生胎骨残留，常造成出血或继发不孕，有时可占据宫腔的大部分，子宫输卵管造影 (HSG) 无所发现，B 超可见宫腔内有强回声光点，宫腔镜可以直接观察到残留的胎骨。在腹部超声介导下，用宫腔镜的活检钳或环形电极将胎骨取出。新鲜的胎骨残留较易用宫腔镜取出嵌顿于肌层的胎骨残片不能完全取出，因未取净嵌顿胎骨的患者术后有可能妊娠，不必强求取净嵌入肌壁的胎骨，以免夹取时致子宫穿孔。

(四) 存留的缝合线

剖宫产或子宫体切除手术中用不吸收丝线缝合时，有时宫腔镜检查可于宫颈内口处看到残留的丝线头或丝线结，此异物可能引起子宫内膜出血或炎症，宫腔镜下可用鳄鱼嘴钳钳抓取出，或用环形电极将残留的丝线头或丝线结带入镜鞘内夹出。

(五) TCRF 术的评价

宫腔镜直视下取出宫腔异物成功率高。取宫腔异物时均需精确定位，取出时注意防止子宫穿孔，故手术应在 B 超和腹腔镜的监护下进行。腹腔镜超声检查的分辨率高于 B 超，有助于精确了解子宫的形态、大小、辨认病变及切割范围，对 TCRF 患者可准确定位微小病灶，发现或排除侵入宫壁的病变和嵌入宫壁的异物。

六、宫腔镜下宫颈电切术 (TCRC)

宫颈病变包括宫颈肥大、糜烂、息肉、纳囊、陈旧性裂伤，宫颈管息肉样增生，宫颈内膜炎、宫颈上皮内瘤变 (CIN) 等，均可施术。

（一）术前准备

受术者必须有近期的宫颈细胞学和宫颈组织病理学检查结果。

TCRC 在月经干净后近期施术，术晨禁食。

宫颈炎急性炎症期，一般局部应用药物治疗 2 ～ 4 周，控制急性炎症后施术。

（二）手术步骤

(1) 患者取截石位，用常规 0.25% ～ 0.5% 碘伏消毒外阴、阴道，铺巾。在患者臀部或大腿部贴好电刀负极板，打开电箱开关，将电切调至 60W，电凝调至 40W。

(2) 将膨宫液管、摄像头、电缆线表面用 75% 酒精擦拭两遍后，安装在电刀手柄上。

(3) 碘伏棉棒消毒宫颈管，检查宫颈病变，结合术前 CCT(计算机辅助细胞学检测系统) 或 TCT(液基薄层细胞检测) 结果，以及宫颈活检结果，决定切除范围，对于 CIN 患者，宫颈涂 2.5% 碘酊，判断宫颈病变的危险部位，切割下组织与其他组织分开送病理，必要时分点送检。一般切割范围超过正常组织 1mm，切割理想深度为 7mm，若同时存在颈管息肉样增生或息肉，应在宫腔镜直视下切割。对于 CIN2、CIN3 病变直径≥ 2.5cm，应采用冷刀锥切。

(4) 将电切环全部推出，切割前唇时，以阴道窥器后叶为支点，切割后唇时，常无确切支点。切割通常自 6 点钟方向开始，顺时针方向进行，先启动踏脚，并在手中感觉到有切割作用时，再移动切割的手柄或弹簧，顺势将组织按需要切除的深度切下，电切环移入镜鞘内，再放开踏脚，将组织完全切割下来。由内向外，"弧形切割"，切割速度不应过快，否则所使用的凝切混合电流中的电凝作用不能很好发挥功能，引起出血。原则上尽量在直视下用环形电极电凝出血点止血，创面渗血可用滚球电极电凝止血。遇糜烂重、充血的宫颈，可先用滚球电极电凝宫颈后，换环形电极切割，以减少出血。有时表面光滑的上皮下存在多发纳囊，切割可适当外延，破坏纳囊，使治疗更彻底。切割后宫颈呈"浅坛状"或"蘑菇头"状。

（三）术后注意事项

(1) 术后 1 ～ 3d 可能有些下腹痛，建议术后休息 2 周，少活动。

(2) 术后 2 ～ 3 周阴道分泌物为血性，为痂皮脱落出血。

(3) 术后创面渗出，阴道分泌物增多，持续 4 周左右。

(4) 一般术后 8 周创面完全愈合，此前禁房事。

(5) 出血多于月经量时，应做阴道检查，如创面有活动性出血，可在创面局部放置碘伏纱条压迫止血，最长可放置 1 周后取出。若仍不能止血，宫腔镜直视下电凝止血。同时给予止血药、并予抗生素预防感染。

(四) TCRC 术的评价

治疗宫颈病变的手术方法很多，如冷冻、微波、火烫、电灼、电熨、波姆光、激光、利普刀 (LEEP 刀) 等，除 LEEP 刀外，以上各法仅能治疗宫颈阴道段的浅表病变，且无组织送检。LEEP 刀可随选用刀头的形状不同而切除较多组织，但因不能深入宫颈管，不能发现和切除宫颈管的息肉与息肉样增生。故上述所有方法均有漏治或未治愈的病例。TCRC 的镜体可进入宫颈管，在直视下发现并彻底切除病变，切除组织送检。术后宫颈愈合、挛缩，移行带同缩，宫颈光滑，兼有良好的整形作用。TCRC 是其他方法未能治愈的宫颈良性病变的补充或终末治疗方法。

参考文献

[1] 顾美皎. 临床妇产科学 (第 2 版)[M]. 北京：人民卫生出版社，2011.

[2] 申素芳. 妇产科学 [M]. 北京：第四军医大学出版社，2008.

[3] 单鸿丽，刘红. 妇产科疾病防治 [M]. 西安：第四军医大学出版社，2015.

[4] 孙振高. 实用临床妇产科疾病诊疗学 [M]. 北京：世界图书出版公司，2012.

[5] 刘冬满，张靖雪. 妇产科疾病诊疗程序 [M]. 北京：军事医学出版社，2007.

[6] 辛崇敏，刘彦俊，张静. 妇产科诊疗学 [M]. 北京：北京科学技术出版社，2014.

[7] 郎景和. 妇产科学新进展 [M]. 北京：人民军医出版社，2011.

[8] 陈艳. 现代妇产科诊疗 [M]. 北京：中国纺织出版社，2019.

[9] 焦杰. 临床妇产科诊治 [M]. 长春：吉林科学技术出版社，2019.

[10] 李玲. 现代产科护理学进展 [M]. 汕头：汕头大学出版社，2019.

[11] 张海亮. 妇产科常见病诊疗 [M]. 长春：吉林科学技术出版社，2019.

[12] 陈映霞. 妇产科与儿科规范诊疗 [M]. 吉林科学技术出版社，2019.

[13] 刘慧赏. 实用妇产科新实践 [M]. 长春：吉林科学技术出版社，2019.

[14] 郎潞燕. 实用妇产科基础与临床 [M]. 长春：吉林科学技术出版社，2019.